「糖質過剰」症候群

あらゆる病に共通する原因

清水泰行

光文社新書

——If at first the idea is not absurd, then there is no hope for it.——

「もしも最初に馬鹿げた考えでないなら、その考えに望みはない。」

Albert Einstein

アルバート・アインシュタイン

はじめに

予想外の方向に進んだ人類――体を蝕む「ある栄養素」

人類はどこで間違えたのであろう？　高度な知能を持ち、素晴らしい進化を遂げ、文明を築いた少数派の動物が、今では70億人に達し、地球を支配した。

医学は進歩し、様々な薬が開発され、寿命は延びた。しかし一方で、毎日10種類以上の薬を飲んでいる高齢者は珍しくない。食欲の落ちた高齢者では、薬だけで満腹になりそうだ。どれが薬の作用で、どの症状が副作用なのかもわからなくなっているかもしれない。

様々な病気が人類を襲っている。確かに、死ぬことは先延ばしになったかもしれない。しかし、どれほどの高齢者が健康を保っているのであろうか？

それは若い世代にも言える。昔は「社長さん」くらいしか太っていなかった。現在ではそこら中に肥満の人を見かける。今では逆に、社長さんの方がスリムな体型である。子どもまで太っている。
糖尿病や脂肪肝などは増え、生涯でがんで死亡する確率は、男性25％（4人に1人）、女性15％（7人に1人）だ（生涯でがんと診断される確率は、寿命が延びたことや診断技術が向上したことなどにより、男性で62％、女性で47％である。つまり2人に1人程度）。
（国立がん研究センターがん情報サービス「最新がん統計」より
https://ganjoho.jp/reg_stat/statistics/stat/summary.html）

子どもが欲しくても不妊症に悩む夫婦。どんどん増える認知症やうつ病。原因がはっきりしない病気もいくつもある。私が医師になったときには存在しなかったり、数が非常に少なかった病気が、今は感染でもしたかのように増加している。薬をたくさん飲んでいても根本的に治すことができない病気がいっぱいある。病気にならなくても、原因不明の体調不良を感じている人も大勢いる。
一体、何が起きたのであろう。人類は何を間違えたのであろう。

その謎を解くカギは「食事」である。食事の中に含まれるある種の栄養素が、我々人類の体を蝕《むしば》んでいるのである。その栄養素は「糖質」である。

糖質とは、炭水化物から食物繊維を除いたものだと考えればよい。甘い砂糖だけでなく、お米やジャガイモなどのでんぷんも全て糖質である。普通の食生活ではこの糖質を1日当たり300g前後摂取していると考えられる。それは厚労省も推奨している数字だ。

しかし、人類は進化の過程で、これほど多くの糖質を食べた時代はほとんどなく、こんなに食べるようになったのは、つい最近の1万年程度にすぎない。農耕が始まってからのことである。

それまでは狩猟採集が中心であった。動物を狩猟し、その肉や臓器を食べる。採集では木の実や果実、野草などを採っていたであろう。ただ、果実は現在のような非常に甘い果実とは程遠く、小さく、甘みも少なく、食物繊維が非常に多いものだった。つまり、ほとんどが糖質を含まない食材だったのである。

そのような状況に適応してきた人類は、農業を始めたことで、食材を集めなくても自分たちの手で作ることができるようになった。そこから予想外の方向に向かった。

予想外の方向に進んだ人類は、それを修正するどころか、さらに予想外の方向に進んでしまった。まず、農耕で得られる食材を精製し始めた。また、高度な知能が災《わざわ》い（?）して、食べやすいように、美味しく食べられるようにと、栄養素を抽出したり、食材を加工したりするなどの技術を発展させたため、栄養価をどんどん低下させた。そして精製して残った栄養素や増量された栄養素のほとんどが「糖質」であった。しかも、砂糖や果糖を工業的に作り出すことができるようになったため、それを様々な食品に添加し始めたのである。

しかし、先にも述べたように、人類は長い間、糖質を得られる機会が非常に限られていたため、糖質を摂るとそれをエネルギーとして体に溜め込むように進化していた。さらに、わずかな糖質をできる限り多く摂取するために、糖質が吸収されると脳が反応し、報酬系と呼ばれる部位でドパミンが分泌され、喜びを味わうように進化した。

これが現在でも続く人体のメカニズムである。つまり、糖質を摂ると、脂肪に変換してエネルギーとして溜め込み、脳は喜んで、さらに糖質を欲するようになるのである。

様々な病気の根幹にある「糖質過剰」

実は私も以前は肥満気味であった。御多分に漏れず、お腹がポッコリと出ていた。しかし、それは仕方がないと思っていた。普段忙しく仕事をしていて運動もしていないし、年齢と共にだんだんとお腹が出るのは普通の現象だと思っていた。医師なのに……。

しかし、それはただの無知であった。ある日、書店でアメリカの医師のロバート・アトキンスが考案し、出版したアトキンスダイエットの本『アトキンス式　低炭水化物ダイエット』（河出書房新社）を見つけた。そこに書いてあることは衝撃的であった。炭水化物を抜けば痩せられるというのである。しかもそのメカニズムも納得できる。

ただ、そのときはまだ私は糖質依存症であった。白米が大好きだったのである。ラーメンを食べても一緒に白米を食べることが当たり前だった。コーラも大好きだった。夜にコーラがなくなると落ち着かなくなっていた。

しかし、ある日の健康診断で私の人生は変わった。中性脂肪値が大きく基準値をはずれてしまったのである。このままでは孫の顔も見ることができなくなるばかりか、自分の子どもに迷惑がかかるかもしれないと思い、その日から一大決心して食事を変えた。その方法はもちろん、アトキンスの方法をまねた、今でいう糖質制限に似たものであった。

本当のアトキンスダイエットは、最初の２週間、炭水化物（糖質）摂取量を１日20ｇ以下に抑えて、その後、徐々に炭水化物量を増やしていく方法であるが、その当時は糖質制限の知識も少なく、そこまでは糖質をいきなり減らすことはできなかった。しかし、それまでの食事の糖質量の４分の１程度には糖質摂取量を減らした。

それでも食事を変えると、どんどん痩せ、どんどん体調が良くなった。そして、同時に、食事と病気との関係や人間の代謝などにどんどんどん興味が湧いていった。そして勉強すればするほど、これまで大学の医学部で学んだことや、一般的に言われている栄養学的なことが、単に仮説の上だけで成り立っていることや、全く根拠がないものが正しいと信じられていることに気付いた。

そこで、様々な医学や栄養学の矛盾を暴き、生物学的・生理学的に正しいと考えられることを情報として発信すべきだと思い、2015年4月にブログを立ち上げた。自分の体を実験台として、n=1（対象者が1人だということ。通常の研究では対象者が1人では証拠とはならず、大規模な人数を集めたものほど証拠として信頼性が高くなる）ではあるが、これまでの思い込みのような考えに立ち向かおうという思いがあった。

今や糖質制限はどんどん広がりを見せている。以前は「糖質」という言葉さえ聞いたことはなかったのに、今ではテレビでも頻繁に使っている。しかし、残念なことに、昔ながらの知識を変えられずにいる医師や栄養士が多く、医療の現場ではまだ少数派の考え方である。

前著『運動するときスポーツドリンクを飲んではいけない』（廣済堂健康人新書）では、

私がマラソンを趣味としていることもあり、運動と糖質制限という切り口で出版した。今回は医学的な側面を前面に出して、糖質がいかに我々の体を蝕んでいるかを説明したいと思い、書き始めた。

糖質を過剰に摂取したことが原因で起きる病気を、この本では「糖質過剰症候群」と呼んでいる。「糖質過剰病」でもよいが、一応、まだ原因が確定したわけではないので、「症候群」とさせていただいた。正式な病名ではないが、最も根本的な原因を言い当てた病名であり、様々な病気の根幹が同じことだと考えると、最もふさわしい病名だと思う。

果たしてこの本を読み終えた後、あなたはこれまで通り糖質を摂る気になれるだろうか？

この本を手に取っていただいたみなさんが少しでも健康になれたら幸いだ。

目　次

第2章　様々な病気は糖質過剰症候群の一つの病態である——45

第3章　進化から見た人類に適した食事とは——217

第1章　糖質過剰摂取の危険性

糖質過剰摂取が人体に及ぼす影響

「糖質」という言葉は以前はほとんど使われていなかった。英語にも「糖質」に当たる単語はない。しかし、京都の高雄病院理事長で、糖質制限の第一人者である江部康二先生が「糖質制限」を提唱してから、徐々に広がりを見せ、今では普通に使われる言葉となった。

食品の糖質量の表示も、今では珍しくない。以前であればパッケージには「カロリーゼロ」や「低脂肪」の文字が並んでいたのに、今や「糖質オフ」や「低糖質」などの表示が多くなった。

糖質とは、簡単に言えば、炭水化物から食物繊維を引いたものだと思えばよい。砂糖などの甘いものだけでなく、米や小麦などのでんぷんも糖質である。いわゆる主食やイモ類は糖質の塊《かたまり》である。

糖質（炭水化物）は、タンパク質や脂質と並んで三大栄養素の一つであることは確かである。しかし、体への役割を考えると、どうであろうか？　人間や動物が食事をする理由は、体を構築し、生き延びるために必要な栄養素を取り入れるためだと考えられる。そうすると、果たして糖質は、そのような目的のために必要であろうか？

実は糖質は、体を構築するものでもなければ、生き延びるために必須のものでもない。なぜなら、人間の体には、その他の栄養素を使って糖質を作り出すメカニズムがあるからである。だから、糖質は必須の栄養素ではない。しかし、タンパク質や脂質は必須の栄養素である。体のほとんどはタンパク質と脂質で構成されているのである。

では、そのような「必須ではない」糖質を摂取すると、人体にはどのような変化が起きるのであろうか？

一番は血糖値の上昇である。栄養素の中で、直接血糖になるのは糖質のみである。血糖値は糖質が分解されてブドウ糖になり、それが血液に流れている濃度を表している。そして、糖質を過剰に摂取すると、その分血糖値の上昇幅は大きくなる。

すい臓が健康であれば、すい臓のβ細胞からインスリンというホルモンが出て、血糖値を下げてくれる。インスリンは唯一の血糖値降下ホルモンである。インスリンの作用で血中のブドウ糖は筋肉や脂肪細胞などに取り込まれ、エネルギーになるが、すぐに使わない場合は貯蓄型ブドウ糖であるグリコーゲンや中性脂肪に変換されてしまう。グリコーゲンは大量には溜めておけないので、ブドウ糖の多くは脂肪となってしまう。糖質過剰摂取を続けると、インスリンがたくさん分泌され、脂肪が増加し肥満になるのである。

そのまま糖質過剰摂取を続けインスリンが効かなくなってくると、後で説明するインスリン抵抗性という状態になってしまい、血糖値が十分に安全な範囲にまで低下しなくなる。

高血糖の何が悪いのか？

糖質過剰摂取で血糖値が上昇するのは確かである。しかし、高血糖になることは何が悪いのであろうか？　糖質過剰摂取では血糖値が急上昇し、その後、通常の値まで低下するが、そのような急上昇の山ができることを「グルコーススパイク（血糖値スパイク）」という。

このグルコーススパイクが、酸化ストレスを増大させたり、炎症反応を増加させ、血管を傷つける。酸化ストレスは、体の中で発生する活性酸素という有害物質が、抗酸化物質などでうまく除去できる量を上回る場合に起きる。

高血糖は、様々なメカニズムで酸化ストレスを増大させる。少し難しい内容であるが、ここで詳しく述べておく。

例えば、高血糖が起きると、ブドウ糖の一部はポリオール経路という反応を起こす。これはブドウ糖がソルビトールになり、その後、果糖に変換される反応である。このポリオール経路が亢進すると、反応に必要な補酵素（NADPH）がどんどん消費される。

一方この補酵素（NADPH）は、酸化型グルタチオンを還元型に戻すのに必要である。

グルタチオンは体内の重要な抗酸化物質であり、還元型が減少すれば、抗酸化力が低下してしまう。つまり、ポリオール経路が亢進することにより、有効なグルタチオンも減少してしまうのである。だから、グルコーススパイクにより活性酸素を除去する力が弱まってしまうのである。

また高血糖は、グリセルアルデヒド３‐リン酸（ブドウ糖をエネルギーに変換する解糖系などの代謝で重要な中間体）がジヒドロキシアセトンリン酸となり、ジアシルグリセロールとなる経路も亢進させる。このジアシルグリセロールはプロテインキナーゼＣというものの活性を高めて、血管内皮細胞などのＮＡＤ（Ｐ）Ｈオキシダーゼを活性化して活性酸素の産生を増加させるのである。

活性酸素はタンパク質、脂質、酵素などを変性させて、細胞や遺伝子、様々な臓器を傷害する。それが老化、炎症、発がん、動脈硬化などを招き、様々な病気を発症するのである。現在は糖質過剰の食事を頻回に摂っているので、１日に何度もこのグルコーススパイクが起きていることになる。

また、メイラード反応として知られている、糖とタンパク質を一緒に加熱したときに認められる褐色に変化する反応がある。これが「糖化」反応である。糖は非常に反応性が高く、人間の体内でも糖は高濃度になるとタンパク質とくっついて、同じような糖化反応が起きている。そして、その反応の最終的な状態である、終末糖化産物（ＡＧＥｓ）というものができる。糖化したタンパク質や脂質は変性して、機能障害などの有害作用を引き起こすのである。

さらに終末糖化産物（ＡＧＥｓ）も、酸化ストレスを増加させたり、炎症反応を起こす。炎症も活性酸素を増加させる。ＡＧＥｓを作り出す反応は、血糖値に応じて進行するため、高血糖状態が続く糖尿病ではＡＧＥｓがどんどんできる。血液検査で測るヘモグロビンエーワンシー（HbA1c）というものがあるが、あれはヘモグロビンが糖とくっついて糖化したものである。

体のほとんど全ての細胞、組織、酵素などは、タンパク質（アミノ酸）と脂質でできている。つまり、体の中で糖化やＡＧＥｓ化しないものはないと言ってもよい。だから高血糖はどのような機能障害をも引き起こす可能性を持っているのである。

通常の糖質過剰の食事をしていると、高血糖になっても何も感じずにわからないが、糖質制限を始めた後で、たまに糖質を摂ったときに高血糖状態になると、ものすごく気分が悪くなったり頭痛がしたりする。脳に悪いことが起きているかのようである（いや、実際に起きている)。

インスリンは味方？　敵？

血糖値が上昇すると、すい臓からインスリンが分泌される。つまり、糖質を摂取することでインスリンが分泌されるのであるが、インスリンを分泌させる栄養素は他にもある。それはタンパク質だ。

正常な人であれば、タンパク質摂取でのインスリン分泌は、糖質に比べれば非常に少ない。そして同時に、血糖値を上昇させるグルカゴンというホルモンも分泌され、インスリンとグルカゴンでほぼプラスマイナスゼロになるので、タンパク質は血糖値に通常影響を与えない。

実は本来のインスリンの働きは、この「タンパク質摂取時」のためにあるのではないかと考えている。アミノ酸を取り込んだり、タンパク質から筋肉などを合成する際にインスリンが必要だからである。他の動物では血糖値にインスリン分泌が反応しない動物もいるくらいである。

このように、タンパク質摂取でのインスリン分泌や、通常の血糖値安定化に対するインスリン分泌は、体に必要な作用である。インスリンは血糖値を低下させる働きだけが注目されているが、後ほど述べるように、その他の役割も非常に多いと考えられている。そして、インスリンは、「基礎分泌」といって、常に少量分泌され続けてもいる。様々な組織や臓器は、インスリンが作用しないと十分機能しないばかりか、細胞が死に至る場合もある。

このように、インスリンは非常に重要なホルモンなのである。

進化の過程を考えると、そもそも人類は、糖質摂取量も少なく血糖値の変動も少なかったので、インスリンの役割は、現在のように血糖値を下げたり、脂肪を蓄積したりする作用がメインではなく、その他の役割の方がメインだったと考えられる。

現在の糖質過剰摂取に伴うインスリン分泌量は、これまで人類が経験してきたものとは違う。大量のインスリンを分泌しないと血糖値を下げられないほどの糖質量を摂取しているのである。このような大量のインスリンが血中に分泌された状態を、高インスリン血症という。

高インスリン血症もまた、活性酸素を生み出し、酸化ストレスを増大させる。さらにインスリンは、弱いながらも細胞増殖や成長作用を持ち、また、インスリン様成長因子（IGF）という、インスリンに似た強い細胞増殖や成長作用を示す物質を増加させるので、大量にあると、必要以上に細胞が増殖したりする。

その一つが「がん」である。つまり、インスリンはなくてはならないものであるが、ありすぎると非常に害になるものなのである。

人類の体は、このような過剰なインスリン分泌を想定して進化していないので、現在のところ、過剰なインスリンに適応できていない。

高インスリン血症は、空腹時の血糖値や、糖尿病の診断をするための経口ブドウ糖負荷試験（＝ＯＧＴＴ、血糖値を正常に保つ能力や糖尿病の診断に用いられる検査。75ｇのブドウ糖水溶液を飲んだ後の一定時間ごとの血糖値を測定する）で異常が出る前から、実際には多くの人に認められている。アメリカ人４０００人以上のデータで、空腹時血糖値とＯＧＴＴの2時間値が正常範囲の人の、なんと約半数が、高インスリン血症を示しているのである。高インスリン血症になっても全く自覚症状を感じないので、気付かないだけなのである。

(Crofts,C. et al. Idenifying hyperinsulinaemia in the absence of impaired glucose tolerance: An examination of the Kraft database. Diabetes Res Clin Pract. 2016, Aug;118:50-7.)

やっと間違いに気付き始めた――老化を促進するのも糖質過剰

以前は「脂質」の摂りすぎが健康に悪いと考えられてきた。アンセル・キーズ（１９０４

〜2004年）という博士が脂質悪玉説を唱えて、それがアメリカで支持された。そしてそれが世界に広がったのである。

しかし、その仮説のもととなった研究は、都合の悪いデータを除外した、いわば捏造《ねつぞう》されたデータをもとにしたものだった。医学界だけでなく栄養学の世界も、食品業界も製薬業界もその仮説に乗っかったため、人類は正しい仮説だと信じ込んでしまった。

しかし、脂質の摂取量を減らしたにもかかわらず、人類はどんどん肥満になっていき、病気が増加した。これまでは存在しなかった病気まで生まれてきた。何かが間違っている。そう思い始めた人が現れ、脂質が犯人ではなく糖質が犯人だと発言し始めた。人類はやっと間違いに気付き始めたのである。

日本では前出の江部康二先生が、最も声を大にして糖質犯人説を唱えた一人である。もちろん、100％証明されたわけではない。しかし、江部先生をはじめ世界中の人たちが、自分の体を使って糖質制限の有益性を証明し始めたのである。今ではいくつもの論文が出るほど糖質制限はエビデンス（科学的根拠）が構築されつつある。私もn＝1であるが自分の体で糖質制限の有効性を証明し、ブログの記事として載せている。

また、多くの病気が「加齢」ということで済まされてきて、抗《あらが》えない印象が与えられ、その背景にある原因に目が向けられない状況があったとも考えられる。しかし、加齢と言われている根本の多くは、ＡＧＥｓの蓄積、それに伴う酸化ストレスの増加やミトコンドリア機能障害であり、ある程度は抗えないものではあるが、糖質制限でかなり軽減できるものである。糖質過剰摂取による高血糖、高インスリン血症が、老化を促進しているからである。

医師、栄養士はなぜか変わらない

しかし、一番肝心の医師や栄養士の、糖質制限に対する反応はいまだに鈍い。アメリカやヨーロッパでは、ようやく糖質制限が糖尿病の栄養療法の一つとして認められたが、日本糖尿病学会はいまだに（２０１９年４月現在）カロリー制限だけを栄養療法の基本としている。

なぜ医師たちは、これほどまでに変わらないのであろうか？「食事なんかで病気が治るはずはない」とでも思っているのであろうか？　薬こそが治療だと信じているのであろうか？

大きな一つの原因として、医学部の教育があると思われる。医学部教育ではほとんど栄養の勉強はしない。だから医師になった後でも、ほとんどの医師は栄養に精通していない。

また、例えば普通の人では、肥満になることで２型糖尿病や心臓発作や、関節痛または体重に関連する他の様々な病気になるとわかっていれば、「肥満を防ぐために何ができるか？」

と根本の原因に対処することを考える。しかし、医学部教育では、肥満が代謝性の病気を引き起こし、2型糖尿病、心臓発作などを起こすとわかっている場合でも、教えられていることは、「患者が糖尿病を発症したり心臓発作を起こした後、医師はどのような薬や手術を患者に選択すべきか?」なのである。

つまり、最初に予防ありきではなく、問題が起きた後の治療最重視の教育である。

そして、医師は患者に「痩せてくださいね」とは言うかもしれないが、「どうやって」体重を落とすかは教えない。教えないというよりも、具体的な方法を知らないから、教えることができない。医学部教育でも体重の減量法の授業は全くない。だから患者は医師に聞くだけ無駄である。

患者に痩せる方法を聞かれれば、「カロリーを少なくして、運動しなさい!」程度の、効果がないとわかっている、アドバイスにもならないことしか言わない。患者が本当に知りたいのは実際に効果のある方法であるはずだ。しかし、そのような適当なアドバイスをした後、しばらく経っても体重が減らない場合には、医師は患者の努力不足を責めるのである。

「もっとカロリーを減らせ! もっと運動しろ!」だって? できるわけがない。「患者に言う前に、お前のお腹が出ているじゃないか! そんなお前に言われたくないわ!」と心で叫んでいる患者もいるかもしれない。

さらに、栄養士も変わっていない。厚生労働省が推奨する食事をそのまま患者や一般の人に勧めるだけで、その食事が正しいのかどうか疑いもしていない。糖質を過剰摂取すれば血糖値が上がること、それに伴って肥満が起きることは紛れもない事実であり、ちょっと実験すればわかるはずである。自分の食事を変えて自分の体を使ってもわかるはずである。

しかし、彼らにとっては、学校で習ったり教科書に書いてあったことが全てなのか、食事の専門家でありながら、言葉は悪いが、健康を害する食事を人に勧めてメシを食っているのである。

栄養の専門家なら、厚労省にも医師にも「Ｎｏ！」を突き付けるべきだと考える。糖質をたくさん摂り、脂質を少なくするほど中性脂肪値が高くなるという論文はいっぱい存在する。糖質がインスリンを分泌させ、脂肪を蓄積するなんて、栄養学の常識ではないか？　早く声を上げて欲しい。

医学はほとんどが仮説

多くの人は、血中のコレステロールが増加すると、血管が詰まってしまうと信じている。

それは血管の閉塞の原因と考えられているアテローム（粥状《じゅくじょう》）性動脈硬化症のプラークという塊の中にコレステロールがいっぱい溜まっているからである。

しかし、血中のコレステロールの増加がアテローム性動脈硬化症を引き起こすという事実は発見されていない。つまり仮説である。しかし、この仮説が当たり前のような前提で、様々な議論がなされているのが現状である。

そして医師たちは、食事からコレステロールの摂取量を減らすように勧め、コレステロール値が高いと薬を処方するのである。この仮説のもとになった研究は、元々コレステロールを食べないウサギに無理やりコレステロールを与えた実験からのものである。人間では証明されていない。もちろんご存じのように、現在では食事に含まれるコレステロール量は血中のコレステロールと関係していないことがわかっている。だから厚労省のコレステロール摂取量の制限も撤廃されている。

実は医学はほとんどが仮説である。仮説に仮説を重ねて成り立っていることが非常に多い。生物学的事実や生化学的事実もたくさんわかってきてはいる。しかし、それらはおそらく、人間の体の中で起きている現象のほんの一部にすぎない。その一部わかった事実に照らし合わせて、わからないことを仮説として組み立てていく。

「フレンチパラドックス」というのを聞いたことがある方も多いと思う。フランス人は乳製品や豚肉などからの動物性脂肪、飽和脂肪酸の摂取量が非常に多い。それにもかかわらず、心臓の冠動脈疾患が比較的少ない。これを「フレンチパラドックス」と言って、何か他の要因が働いて心臓を保護しているのではないかと考えられた。

その候補として大きな話題になったのが、赤ワインだ。赤ワインに含まれるポリフェノールのレスベラトロールという成分が、冠動脈疾患のリスクを低下させると考えられた。

このような「パラドックス」は、医学の世界ではよく起きる。ある前提があって、ある結果が起きるという仮説が非常に強く信じられている場合、その結果に矛盾のあることが起きると、それを「パラドックス」と言って疑問を持ち、多くの場合それがなぜ起きるかを他の要因にあると考え、一生懸命にそれを探す。そして、都合の良いように解釈しながら仮説を整えるのである。しかし、実際には元々の前提が仮説であり、その前提の仮説が間違いであるとはなかなか気付かないのである。

フレンチパラドックスも、前提である「動物性脂肪や飽和脂肪酸が心血管疾患の原因である」という仮説が間違っているというのに気付かなかった。現在では、飽和脂肪酸と心血管疾患の関連は認められない、という十分なエビデンスが存在している。34万７７４７人を対象にした前向きの疫学研究のメタアナリシスでは、食事による飽和脂肪酸の摂取は、心臓の冠動脈疾患のリスクが1・07倍、脳卒中が0・81倍、心血管疾患が1・00倍と、どれもリスク増加と関連していなかったのである。

(Siri-Tarino,PW. et al. Meta-analysis of prospective cohort studies evaluating the association of saturated fat with cardiovascular disease. Am J Clin Nutr. 2010, Mar; 91(3): 535-546.)

フレンチパラドックスは、そもそもの前提の間違いに気付かずに、無理やり赤ワインにその解決の糸口を求めたのである。もちろん、レスベラトロールには様々な有益な効果があると考えられているが、いまだに人間の臨床研究では、それが有益であるという十分なエビデンスは出ていない。

(Bonnefont-Rousselot,D. Resveratrol and Cardiovascular Diseases. Nutrients. 2016, May; 8(5): 250.)

ネズミは高脂肪食で太り、人間は高糖質食で太る

様々な研究をするうえで、人間を実験台にすることは、どうしても倫理上、許されていない。だから、動物実験で様々なことを解明しようとするが、所詮、動物は動物であり、人間とは違う。

よく、ニュースなどで「研究で○○は△△であることが判明した」と話題になるが、多くはネズミによる研究である。栄養に関する研究もネズミで行われていることが多く、それをそのまま話に持ち出す人もいるが、ネズミと人間は元々食べるものが大きく異なり、体内での代謝も大きく異なる。

ネズミによる研究の結果が全く役に立たないわけではなく、非常に示唆に富んだものもあると思っているが、人間にそのまま当てはめるわけにはいかない。ネズミは高脂肪食で太るが、人間は高糖質食で太る。人間は高脂肪低糖質食を食べれば痩せるのである。

また、動物実験の設定も非常に難しい。人間の通常の食事ではありえないほどの量を動物に与えたり、単一では絶対に摂取しないものを単一の物質として投与する場合もある。食事では様々な栄養素の相互作用もあるので、やはりこれらの研究の場合も仮説に留まる。

もちろんなかには人間を使った研究もあるが、やはり限界がある。だから、様々な研究が仮説になってしまうのである。

しかし、よく考えれば、何十年にもわたって「人体実験」が行われてきた。脂質悪玉説という仮説の人体実験である。そして、脂質の摂取量を減らし、その代わりに糖質を増やした食事を摂った結果が、現在の悲惨な状況である。人類はこの仮説が間違っていることを、多くの犠牲者を出して証明したのである。

ほとんど全ての論文の結論では、相関関係は認めるが因果関係はわからないとなってしまう。そして、「さらなる研究が必要である」という言葉で終わってしまう。一向に前に進まない。

様々な病気において、はっきりとした因果関係がわかるまで、あなたは待てるであろうか？　因果関係をしっかりと証明する研究をデザインすることは、人間を対象にするのであればおそらく無理である。だから、自分が生きている間に病気の因果関係が証明されることはほぼないと言ってよいだろう。

刑事裁判であれば「疑わしきは罰せず」の原則でもよいが、自分の体のためであれば、「君子危うきに近寄らず」の姿勢の方が身のためだろう。糖質は人体に必須のものでも何でもなく、危険なものであるから、近寄る必要はない。

多くの病気の原因は一つにつながっている

様々な研究で事実がわかったこともある。その事実に基づけば、仮説がかなり正しいと確信できることもある。その断片的にわかっている事実やかなり正しいと思われる仮説をジグソーパズルのように組み立てていくと、それをつなぐ重要なピースがあることが強く推測される。それが「糖質過剰摂取」である。

そのピースが完全に正しいと決定できているわけではない。しかし、証拠が出るのを待っているわけにはいかない。どんどん病気が拡大しているからだ。人間で実験することもできない。

このピースを大胆に埋めることで、全てがつながるのである。しかし、エビデンスに欠けるということで、ずっと放置していては、いつまで経ってもジグソーパズルは完成しない。

この本の中身も、ベースは医学論文ではあるものの、仮説である。どんなことをしても因果関係を100％示すことは難しい。しかし、このジグソーパズルの最後のピースを当てはめてみて出来上がった絵を見たときに、ちゃんとした違和感のない絵であれば、それは正しいと思うはずである。

現在では様々な病気が存在している。糖尿病、狭心症や心筋梗塞などの心臓病、脳卒中、がん、脂質異常症、さらには認知症、うつ病、骨粗しょう症、片頭痛など……命に関わるものから、命には関わらなくても日常生活に影響を与えるものまで、様々だ。

現代の医療では、その多くの病気の原因は、それぞれあると考えられている。研究の結果は、それぞれの病気の間に「関連を認める」という言葉で終わってしまう。病気同士が関連しているのは確かだ。しかし、原因の原因までずっと追っていくと、それらの原因が大本の原因である「糖質過剰摂取」一つにつながっていく。そこから考えていくと、多くの病気はつながりがあり、どうして様々な病気が併発することが多いのかが簡単に理解できる。それは、根本的な原因が同じだからだ。だから、私はそれらの病気をまとめて「糖質過剰症候群」と呼ぶことにする。

「糖尿病にならなければセーフ」ではない!

ではなぜ、様々な病気が併発することもあれば、併発しないこともあるのか?

ある人ではAという病気にBが併発する。ある人ではAという病気にCという病気が併発する。ある人はAという病気だけだ。そこを解くカギは明らかにはなっていないが、おそらくは遺伝的な側面と、様々な組織、臓器の感受性の違いだと思われる。

何に対する感受性か？　それは血糖とインスリンである。どちらも一定量は必須の物質であるのだが、これらが多くても少なくても、問題が起きるのである。血糖とインスリンが多い場合や少ない場合に対する感受性が、非常に個人差が大きいことと、その人の個々の臓器によってもその感受性が異なると思われる。インスリンが多すぎることに弱い臓器もあれば、インスリンが少ないことに弱い臓器もある。

糖尿病を例にとって考えてみる。糖尿病になると様々な病気を併発すると言われ、だから糖尿病は怖い病気であると考えられている。しかし、この考え方は間違っている。

糖尿病にならなければ糖尿病に併発しやすい病気にならないかと言えば、そうではないからだ。糖尿病も、糖尿病に併発しやすい病気も、根本的な原因は糖質過剰摂取である。糖尿病は糖質過剰症候群の一つの病態なのである。糖質過剰摂取により起こり得るたくさんの病気の中の一つにすぎないのである。

だから、糖尿病を発症することは、糖質過剰症候群における必須の条件ではなく、糖尿病がなくてもそのほかの併発しやすい病気になってしまう。根本原因が同じだからである。

そしてまた、糖尿病になっていればアウト、なっていなければセーフという問題ではない。病気はそもそも、診断基準で病気かどうかが判断されるので、その診断基準に合致しなけれ

資料1　糖尿病患者の発症前の空腹時血糖値の推移

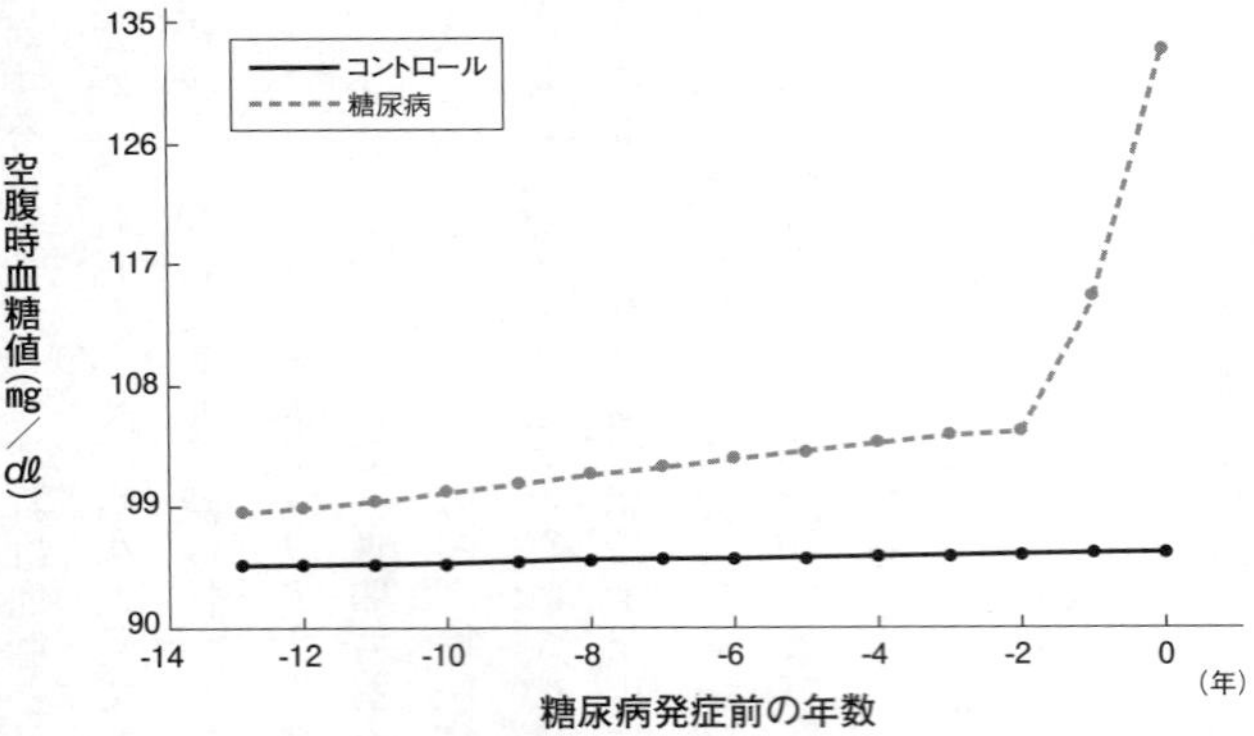

出典：Tabák, AG. et al. (2009)（単位は日本のものに変換）

ば、その病気とは診断されない。

時折、「糖尿病の疑いがある」と言われて詳しい検査をした結果、診断基準では糖尿病と判定されず、安心してしまう人がいる。しかし、人間の体の個人差は、その診断基準には反映されていない。Aさんの場合、悪い物質が10のときに病気を発症するとする。Bさんの場合には悪い物質が5でも発症するとする。診断基準で、「悪い物質が7以上であればその病気だと診断する」と決められていれば、Bさんは病気ではないとされる。

診断基準やガイドラインを妄信している医師は「おかしいなあ、Bさんの悪い物質は5しかないのに……？　なぜ症状が出るのだろう」と思ってしまう。診断基準は統計的な数字などから医師が勝手に決めたものであり、その基準に当てはまらない人がゼロなわけではない。しかも、血液検査などの通常行われる検査でわかることは、人間の体で起きていることのほんの一部である。

ロンドンの６０００人以上のデータの分析で、糖尿病になってしまった人の過去の10年以上の空腹時の血糖値の推移をみると、基準値の範囲でありながら、糖尿病にならない人よりわずかに高かったことがわかった（資料１）。これは診断基準に当てはめて考えていたのでは、捉えることができない。

(Tabák,AG. et al. Trajectories of Glycemia, Insulin Sensitivity and Insulin Secretion Preceding the Diagnosis of Type 2 Diabetes: The Whitehall II Study. Lancet. 2009,Jun 27; 373(9682): 2215–2221.)

さらに、空腹時血糖値が、糖尿病の診断基準では境界型にも当てはまらない、正常高値（１００～１０９㎎／dℓ）というレベルにあっても、脳の特殊な検査（ＰＥＴ検査）をすると、脳のブドウ糖の代謝が低下し、アルツハイマー病のようなパターンを示す。検査に引っかからないから安心ではないのである。

(Ishibashi,K. et al. Relationship between Alzheimer disease-like pattern of 18F-FDG and fasting plasma glucose levels in cognitively normal volunteers. J Nucl Med. 2015,Feb;56(2):229-33.)

健康診断で全ての項目が基準値範囲内であっても、「健康」を保証しているわけではないのである。

体の異常はホメオスタシスにより巧妙に隠されている

人間の体は、何とかいつもの状態を維持しようとする「ホメオスタシス」という機能を持っている。だから、体のどこかに異常が起きても、それを修復したりするだけでなく、体として問題ないように他の機能が補ったりする。

人間の体を「製品を作る工場」にたとえてみよう。様々な部品を組み合わせて製品を作る際に、ある部品に問題が起きたとする。その部品を問題ない部品に取り換えることができればよいが、できない場合、製品として何とか問題のないレベルにするために、他の部品などを使って、問題を覆い隠してしまう。

そうすると、見た目はいつもと同じ製品が出来上がるが、実は中の一部の部品には欠陥がある。完成品を検査しても異常が見つからないのであれば、その製品は使われることになる。

そして、そのまま使い続ければ、いつか故障を起こすのである。

人間の体のホメオスタシスというのは、一種このような悪質な隠匿《いんとく》体質のある工場のようなものである。完成品の検査は、人間の血液検査などである。そこで異常がない場合、普通は「健康」とみなされる。人間の体は非常に優秀なので、非常にうまく問題を隠匿する。だから、検査で異常が出るようになったときには、すでにその部品の欠陥・故障は、かなり進行した状態である可能性が高い。検査で引っかかってから慌てても、取り返しがつかない場合もあるのである。

そもそも「健康」というものは空想、妄想にすぎない。ただの思い込みでしかない。人間の体は日々、刻々と変化している。体の中で勝手にシステムが働き、異変に対応しながら見かけの「健康」を保っている。

外見上に悪いところがなく、自分で感じる体調が問題なければ、それを「健康」と見なしているだけのことであり、体内に悪いところがあっても、小さすぎて気付いていないだけなのかもしれない。体内のクレーム処理班が適切に対応できている状態を「健康」だと考えているにすぎない。

問題がゼロであるわけではない。病気はどこかの異常が起きたらすぐに発症するとは限らない。何年、何十年も経ってから、初めて異常を自覚することができ、病気が発症することもある。

人間は生き物であり、進化の過程があって現在に至っている。そして、いまだに不明なことも多い非常に複雑なメカニズムが、自分の知らないうちに働くことで生きている。だから、検査などだけではなく、進化と、今の時点でわかっている生物学、生理学、生化学的事実に照らし合わせて、病気というものを考える必要がある。

次章では様々な病気と糖質過剰摂取との関係を、数多の論文を参考にしながら、詳しく見ていくこととする。

第2章　様々な病気は糖質過剰症候群の一つの病態である

インスリン抵抗性とは

この章では、様々な病気と、糖質過剰摂取との関係を見ていくことにするが、その前に、この後、何度も出てくることになる「インスリン抵抗性」という言葉について、説明しておこうと思う。

「インスリン抵抗性」とは、簡単に説明すれば、「インスリンが組織や臓器に十分に作用しない状態」である。

この「インスリン抵抗性」がどうして起きるか、のメカニズムはまだ解明されていない。そこで、今、考えられる仮説を3つ紹介し、まずはイメージをつかんでもらおう。

インスリン抵抗性の原因——仮説①「磯野家仮説」

まず初めに、最もよく使われる一つ目の仮説を、わかりやすいように（？）サザエさん一家で説明する。

サザエさん一家は波平、フネ、サザエ、マスオの大人と、カツオ、ワカメ、タラちゃん、タマ（猫）の子どもたちが一緒に住んでいる。子どもたちのいたずらを「血糖値」、サザエなどの大人が叱るのを「インスリン」と考える。

カツオはいたずら好きである。カツオがいたずらをすると、サザエが叱る。最初のうちは、ちょっと叱ればカツオはおとなしくなっていた。しかし、いたずらをすると、毎度のようにサザエがガミガミ怒るので、カツオは叱られるのに慣れっこになってしまって、ちょっと叱られたぐらいではいたずらを止めなくなってしまった。これが「叱り抵抗性」（インスリン抵抗性）である。

しかし、これは子どもたちのうち、まだカツオだけに起こっている状態なので、局所性の叱り抵抗性（局所性のインスリン抵抗性）である。カツオに手を焼いたサザエは、マスオに一緒に叱るようにお願いする。叱る量（インスリン分泌）が増えるのである。しかし、だんだんとワカメまでいたずらをはじめ、それを見ていたタラちゃんやタマまでもいたずらをするようになった。

手に負えなくなったサザエやマスオは、フネや波平にもお願いして、叱ってもらうことにした。磯野家の大人たちは一日中、叱り続けているので、子どもたちは全員、叱られるのにすっかり慣れてしまった。これが子ども全員叱り抵抗性（全身性のインスリン抵抗性）である。どんなに叱っても、子どもたちはいたずらを止めない状態（高血糖）である。つまり、叱りの作用不足（インスリンの作用不足）に陥ってしまったというわけだ。

途中から、ちょっと違う展開になるパターンを考えてみる。カツオに続いてワカメもいたずらをするようになるところまでは同じであるが、タラちゃんは一人、叱られるか叱られないかですぐにいたずらを止める。タラちゃんは叱られ感受性が高い（インスリンの感受性が高い）のである。大人たちはカツオとワカメを叱り続けるため、叱る量は多いのだが、感受性の高いタラちゃんは、いたずらを止めているのに叱られる声が聞こえて、だんだんと過敏な反応をするようになる。ちょっとサザエが声を出しただけでものすごくおとなしくなるようになる。インスリンが過剰に作用している状態である。

しかし、それによって、タラちゃんの心の悪魔はどんどん育つ。ある日、磯野家の大人たちが叱っていると、いつもおとなしいタラちゃんが暴走を始めた。銃を乱射して一家を皆殺しにしたのである。これが「がん化」である。大人の叱りが、タラちゃんの心の中の悪魔（がん）をドンドン育て、タラちゃんの心が爆発してしまったのである。

インスリンは作用不足も問題であるが、過剰に作用してしまうのも問題なのである。

もう一つ付け加えよう。最初のパターンで、子ども全員叱り抵抗性（全身性のインスリン抵抗性）になったところに戻る。磯野家の大人たちは子どもたちを手に負えなくなり、外部の人に助けを求めるようになる。糖尿病で、内服薬では血糖値がコントロールできなくなった状態である。サザエはノリスケに、子どもたちを叱りつけるようにお願いする（インスリン注射）。しかし、所詮、同じような叱りが増えるだけで、ほとんど効果は得られない。ちょっとは効果があっても、すぐに効果は減少し、タイ子さんにまでお願いしなければならなくなる。インスリン抵抗性がある状態では、インスリン注射があまり意味がないのと同じである。

子どもたちは実は、ただいたずらをしていたわけではなく、毎晩のように飲んで帰ってくる波平やマスオに対して抗議をするためにいたずらを続けていることがわかった。たまには遊びに連れていってもらいたかっただけなのである。それに気付いた磯野家の大人たちは、子どもたちを毎週末にいろいろなところへ連れていくようになった。すると、いたずら（高血糖）がなくなり、叱り（インスリンの過剰分泌）も必要なくなる。その後は、ちょっとカツオがいたずらをしても、サザエがひとこと言うだけで収まり（インスリン抵抗性が低下）、磯野家に平和が戻ったのである。

どうだろう、少しはインスリン抵抗性についてイメージが湧いたであろうか。（余計にわかりにくくなってしまった？）

つまり、この仮説は、インスリンが過剰に分泌され過ぎたことにより、その大量のインスリンに曝《さら》された組織や臓器はインスリンが効きにくくなって、インスリン抵抗性が起きるということである。確かにこのような考えがよく使われており、わかりやすいものだと思う。

仮説②「満員電車仮説」

二つ目の仮説は「満員電車仮説」である。

電車の乗客をブドウ糖、電車の車掌や駅員をインスリンと考える。ガラガラの電車であれば、駅で乗客はすんなりと電車に入っていく。車掌はドアを開けて、駅員は注意して見守る程度である。この状態がインスリン感受性が良い状態である。

しかし、通勤ラッシュの満員電車の場合、駅でドアが開いても、乗客はなかなか電車に乗り込めない。駅員が必死に乗客を押して電車に詰め込もうとするが、なかなか全員が乗り込むことは難しい。これがインスリン抵抗性の状態である。

特に、糖尿病の人の肝臓の細胞では、グルカゴン分泌の調節異常により糖新生（人や動物がグルカゴンなどの分泌をシグナルとして、乳酸やアミノ酸、脂質からできるグリセロールなど糖質以外の物質からブドウ糖を合成すること）が続いているので、細胞はブドウ糖でいっぱいで、脂肪の合成も増加しているので、エネルギーが溢《あふ》れんばかりになっている。

そこに、インスリンの働きで必死にブドウ糖を詰め込もうとしても、無理がある。

また、筋肉細胞では、糖質過剰摂取で活動性が少ない場合、グリコーゲンは使われずに蓄積したままであり、また、筋肉内の脂肪も豊富に溜まっている。そうすると、ブドウ糖を押し込むためにインスリンがいくら頑張っても、十分には取り込まれないのである。

運動をすると、インスリン感受性が増加する（インスリン抵抗性が改善される）が、これは、筋肉内のグリコーゲンや脂肪が消費されるため、それを補充しようとして起きると考えられる。運動で失われたグリコーゲンを補充するために、すぐに糖質を摂取した場合、次の日の朝のインスリン抵抗性は増加することがわかっている。つまり、筋肉の細胞内が満員電車状態になっていれば、インスリンが分泌されてもブドウ糖の取り込みは悪くなるのである。

（Taylor,HL. et al. Post-Exercise Carbohydrate-Energy Replacement Attenuates Insulin Sensitivity and Glucose Tolerance the Following Morning in Healthy Adults. Nutrients. 2018,Feb; 10(2): 123.）

仮説③「糖化仮説」

さて、もう一つの仮説は、普通に説明する。糖質過剰摂取では高血糖になる。高血糖は、

資料2　高血糖によるインスリンやインスリン受容体の糖化

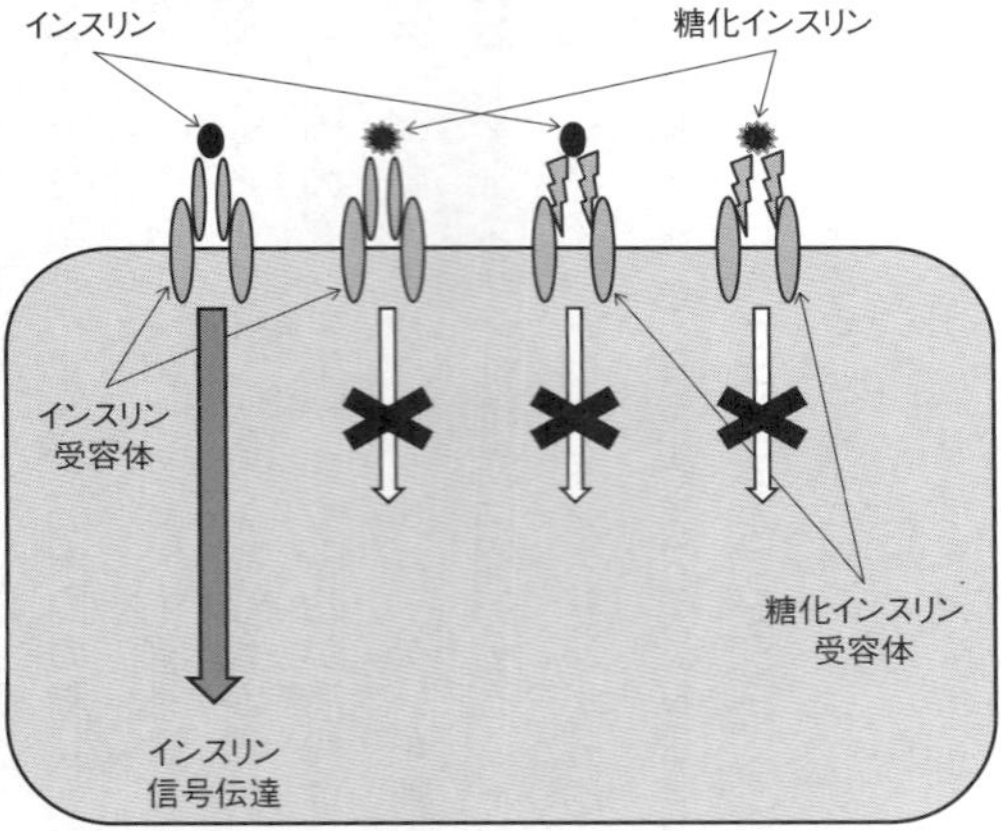

第1章でも書いたように、タンパク質などと反応して糖化を起こす。

インスリンは、ペプチドホルモンである。ペプチドとは、アミノ酸のつながりが、タンパク質よりも少し少ないものを指していると考えてよい。タンパク質もペプチドも、アミノ酸のつながったものである。だから、タンパク質もペプチドも、ほぼ一緒の仲間である。

そのペプチドホルモンであるインスリンは、高血糖で糖化されてしまう。インスリンがくっついて作用するインスリン受容体もタンパク質であるため、これも高血糖で糖化されてしまう。

糖化したホルモンも糖化した受容体も、機能障害を起こす可能性がある。つまり、糖化インスリンも糖化インスリン受容体も、本来の機能が果たせなくなり、インスリンの作用不足が起きるのではないかと考えられる。インスリン抵抗性の本体はこちらの仮説なのだと私は考えている。

例えば、インスリン受容体に問題がない状態であっても、糖化インスリンが受容体にくっついてしまえば、正常のインスリンがくっつく受容体が少なくなってしまう。その分インスリンの作用が減弱する。

また、インスリンに問題がなくても、糖化インスリン受容体が増加すれば、たとえインスリンがそこにくっついても、正常な信号が伝わらない。そうすると血糖値がうまく低下しなくなるので、さらにインスリン分泌が増加する。そのまま、高血糖が続けば、さらにインスリン受容体やインスリンそのものの糖化が進み、インスリン抵抗性が高くなるのである（資料２）。

３つのインスリン抵抗性の仮説を述べたが、実際には、これら３つの仮説が全て組み合わさっているのでは、と考えている。

【肥満と糖尿病、そしてメタボ】――最もわかりやすい糖質過剰症候群

糖質を過剰に摂取すると、何が体の中で起きるか? それは第1章でも書いたように、インスリンの過剰な分泌である。元々インスリンは、タンパク質の代謝が主な役割であったと考えられるが、現在では糖質の処理がメインになってしまっている。

インスリンは、血液の中のブドウ糖を筋肉や脂肪細胞に取り込ませる役割がある。そして、インスリンが分泌されると、その作用で脂肪の分解は抑制される。筋肉や脂肪組織に取り込まれたブドウ糖は、エネルギーとしてすぐに使われないと、グリコーゲンや脂肪に変換されて蓄えられてしまう。それが積もり積もれば「肥満の出来上がり」である。

運動不足が肥満の原因だとする人もいるが、運動で痩せることは非常に難しい。100kmのウルトラマラソンのレースを走っても、脂肪の量は数百グラムしか減らない。また、運動してエネルギー消費量が増加すると、食欲も増し、エネルギー摂取量も増加する。運動の効果が食事の効果を超えることはないであろう。

また、よく言われるのは「カロリーの摂りすぎ」である。これは「カロリーはカロリー」という考えに基づいたもので、どんな栄養素であってもカロリーが同じであれば体重に与える効果も同じだと考えている古典栄養学の最も基本的なものである。

もちろん、それはウソである。糖質のカロリーも、脂肪のカロリーも、タンパク質のカロリーも、同じカロリーであればどの栄養素をどのような割合で摂っても同じ体が出来上がるであろうか？　そんなバカげた話はない。

タンパク質は、主に体を作り上げたり、様々な体内の物質のもととなる必須の栄養素である。脂質も、体を作り上げたり、ホルモンなどを構成したりする必須の栄養素であるとともに、主要なエネルギー源である。しかし、糖質はただのエネルギー源でしかない。エネルギーとしてすぐに使われなければ、脂肪に変換される。そして、前にも述べたように、糖質は必須の栄養素ではない。糖質を全く摂取しなくても、人間は全く問題なく生きることができる。なぜなら糖質は、自分の体の中で作ることができるからである。

こんな基本的なことを無視した「カロリーはカロリー」という考えをいまだに信じている人が実に多く、だからこそ、食品を販売する企業も、「低カロリー」と大きくパッケージに書いているのである。

カロリーは同じでも栄養素が違えば体の反応は変わる

さらに、同じエネルギー摂取量でも、糖質の割合を少なくして、その分脂質の割合を高く

資料3　食事中の炭水化物の割合の多寡とエネルギー消費量の関係

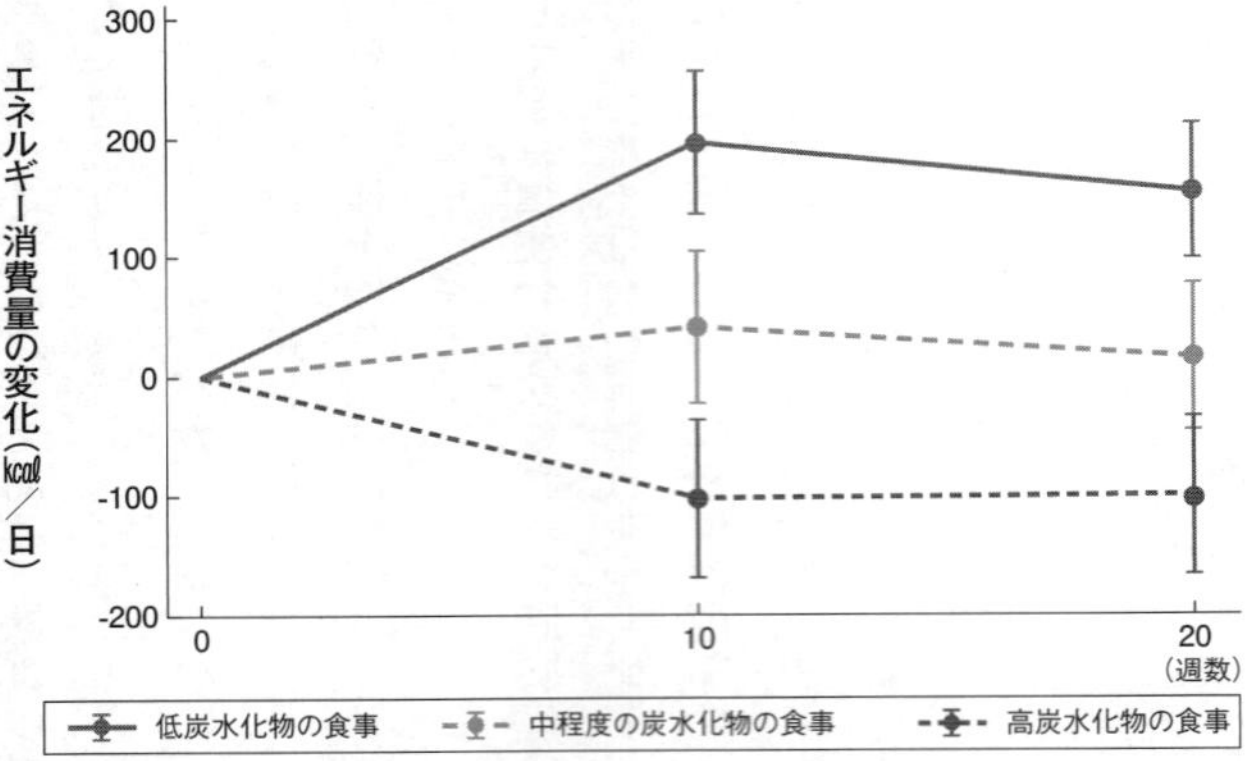

出典：Ebbeling, CB. et al. (2018)

すると、エネルギー消費量が増加する。

上の図（資料3）で、低炭水化物（低糖質）の食事とは、すなわち高脂質食のことである。高炭水化物（高糖質）の食事とは、すなわち低脂質食のことである。

低炭水化物の食事は、エネルギー消費量を増加させ、高炭水化物の食事は、エネルギー消費量を低下させる。カロリーは同じでも栄養素の割合が変われば、人間の体は異なる反応を示すのである。

カロリーはどの栄養素でも同じではないのである。カロリーを計算すること自体があまり意味がないとも言える。

(Ebbeling, CB. et al. Effects of a low carbohydrate diet on energy expenditure during weight loss maintenance: randomized trial. BMJ. 2018,Nov 14;363:k4583.)

低カロリー食品の落とし穴

食品のカロリーを低下させるのに最も簡単な方法は、脂質の量を減らすことである。脂質は1g当たり9キロカロリーと考えられている。では、その代わりに何を増やすか？　そう、糖質である。糖質は1g当たり4キロカロリーと脂質の半分以下である。脂質の代わりに糖質を入れれば、甘くおいしくなるだけでなく、「カロリーオフ」となる。

しかし人間の体は、カロリーが少なくなったのに、糖質が増えたおかげで、インスリンをたくさん分泌しなければならなくなり、体に蓄えられる脂肪が増加するのである。低カロリーの食品は決して減量に向いているものではなく、事実は逆で、糖質が多くなる分、体重の増加に寄与するのである。

糖質が入っていなければ、インスリンは分泌されず、摂取した脂質や体の中の脂肪はエネルギーとして使われる。しかし、糖質と脂質を一緒に摂取すると、インスリンの作用で脂質は溜め込まれ、体の脂肪の分解は起こらず、糖質も脂肪に変わる。糖質制限での食事が、高脂質の食事であるにもかかわらず、大きく体重が減少するのは、このような理由によるのである。

バターを練り込んだクロワッサンや、バターを塗った食パン、オリーブオイルたっぷりのパスタなど、糖質と脂質を同時に摂取する食事は、どんどん体の脂肪を増やしていく。よく、肥満の人がマヨネーズを愛用していることが多いので、マヨネーズが肥満のもとのように考えられているが、それは間違っている。肥満になる人が、糖質たっぷりの食品の上にマヨネーズをかけて食べているので、体重が増加するのである。マヨネーズ単品であれば太らない。マヨネーズに罪はないのである。

もう一度確認する。脂質を摂取するから体の脂肪が増えるのではない。糖質を摂取してインスリンが分泌されるから、摂取した糖質が脂肪に変換され、摂取した脂質がそのまま体の脂肪になるのである。

私は糖質制限をしているが、１００g以上の脂質を食べても体脂肪は増加しない。糖質の摂取量に応じてインスリンが分泌され、それに応じて体の脂肪はどんどん増加するのである。

ここまで見てきたとおり、肥満は糖質過剰症候群の最も代表的なものである。

【糖尿病】――糖質を摂らなければ、起きない病気

そして、もう一つの代表的な糖質過剰症候群の病気は、糖尿病（この後も「糖尿病」が示しているのは、特にことわりがない限り、２型糖尿病を指す）である。

糖尿病は、血液の中のブドウ糖の濃度、つまり血糖値が上昇することにより、様々な悪影響をもたらす病気である。血糖値が高くなることで診断がなされるので、血糖値が上がらなければ糖尿病にはならない。そして、血糖値を上げるのは糖質の摂取によってだけである。だから、糖質をほとんど摂取しなければ、糖尿病にはならないのである。非常に簡単なことである。

しかし、第1章でも述べたように、２０１９年４月現在、日本糖尿病学会は、１日の摂取エネルギーの50％～60％を糖質から摂るように指導している。いまだに栄養指導は「カロリー制限」である。先ほど述べたように、カロリーで食事を考えてもダメなことは明白であるのに、医学も栄養学も、恐ろしいほどカロリーに執着している。

その恩恵は医療が受ける。なぜなら糖尿病が良くならずに患者が減らないからである。しかし、その被害は患者が受ける。病院の指導や治療は正しいと信じているからである。

しっかりと糖質制限をすると、ものすごい勢いで糖尿病が改善する人は少なくない。イン

スリンを注射していた人でも、インスリンを止められたり、内服薬を減量、中止できる人も続出する。

しかし、糖尿病の専門医の多くは、頑《かたく》なに糖質制限を否定し続ける。本音では認めた方が良いと思っている人も多いかもしれないが、一応専門医だから、日本糖尿病学会の方針には従わなければならないのであろうか？　病気は医師が治療するもので、食事法でなんて治せるはずがないなどという、ちっぽけな考えなのであれば、すぐに考え直してほしいものである。誰が治そうと、どんな方法で治そうと、患者の利益が最優先のはずなのに。

糖質制限の効果、そして不利益

すでに、糖尿病に対する糖質制限の安全性と有効性を裏付ける十分な証拠がある。

３００人以上が参加した、糖質制限を1年間続ける研究では、体重は12％減少し、ヘモグロビンエーワンシー（HbA1c）は7・6％から6・3％に低下、空腹時血糖値は22％低下、空腹時インスリン値は43％低下、インスリン抵抗性を表すＨＯＭＡ‐ＩＲも55％低下したのである。そして、糖尿病薬の処方は、メトホルミン（糖新生を抑制する）という薬以外の薬は56・9％から29・7％に減少し、インスリンを使用していた47・6％の人がインスリンを中止でき、46％が減量することができたのである。

(Hallberg,SJ. et al. Effectiveness and Safety of a Novel Care Model for the Management of Type 2 Diabetes at 1 Year: An Open-Label, Non-Randomized, Controlled Study. Diabetes Ther. 2018,Apr; 9(2): 583–612.)

さらに、リポタンパク質（後述）のうちＨＤＬコレステロールは18％増加、中性脂肪は24％低下し、心血管疾患のリスクに最も関連すると考えられる中性脂肪／ＨＤＬコレステロール比は29・１％も低下したのである。また、ＬＤＬの大きさは大きくなり、小さなＬＤＬは減少した。どれも好ましい変化である。

(Bhanpuri,NH. et al. Cardiovascular disease risk factor responses to a type 2 diabetes care model including nutritional ketosis induced by sustained carbohydrate restriction at 1 year: an open label, non-randomized, controlled study. Cardiovasc Diabetol. 2018; 17: 56.)

糖尿病が糖質過剰症候群であることには間違いない。しかし、それを簡単に認めて糖質制限をみんなが行うと、多くの人が不利益を被る可能性がある。一番は医師や病院である。ずっと患者として通ってくれるはずだった糖尿病の患者が激減する。農家の中で、米や小麦、ジャガイモ、とうもろこしなどをメインに作っているところは、他の作物を作るように変えなければならなくなる。それらの食材を使って商売をしていたところも方向転換をしなければならなくなる。ケーキ屋さんもおにぎり屋さんもつぶれる。しかし、実際はそのようなことはおそらく起きない。それについては後で述べる。

肥満も糖尿病も、糖質過剰症候群が全身に及んでいることを示している。だから、肥満の人や糖尿病の人に、他のどんな糖質過剰症候群の症状が表れたとしても、全く不思議ではない。

【メタボリックシンドローム】

つぎに、メタボリックシンドロームである。その診断基準を考えてみると、表（資料4）のようになっている。

1の腹部肥満を必須項目として、2～4のうち2項目以上当てはまると、メタボリックシンドロームとなる。

腹部肥満は内臓脂肪の蓄積であり、糖質の過剰摂取で起こる。糖質の中でもとりわけ果糖は、内臓脂肪に直結している。中性脂肪値も糖質過剰摂取で上昇し、HDLコレステロール

資料4　メタボリックシンドロームの診断基準

1. 腹部肥満	ウエストサイズ　男性85cm以上 女性90cm以上
2. 中性脂肪値・ HDLコレステロール値	中性脂肪値　150mg/dℓ以上 HDLコレステロール値　40mg/dℓ未満 （いずれか、または両方）
3. 血圧	収縮期血圧（最高血圧）　130mmHg以上 拡張期血圧（最低血圧）　85mmHg以上 （いずれか、または両方）
4. 血糖値	空腹時血糖値　110mg/dℓ以上

値も糖質過剰摂取で低下する。

糖質制限をすると、中性脂肪値が劇的に下がり、ＨＤＬコレステロール値が上昇する。そしてほとんどの人の中性脂肪値が80㎎／dℓ以下、ＨＤＬコレステロール値が60㎎／dℓ以上になる。

次のページの図（資料5）は、私が独自に集めた、糖質制限を実行している人と一般的な日本人の、中性脂肪値とＨＤＬコレステロール値の比較である。これほどまでに大きな違いがあるのである。

血糖値は、もちろん、糖質過剰摂取により上昇する。

血圧に関しても、糖質過剰摂取でインスリン分泌が多くなるほど、交感神経系は活性化

資料5　糖質制限をしている人と一般的な日本人の、中性脂肪値とHDLコレステロール値の比較

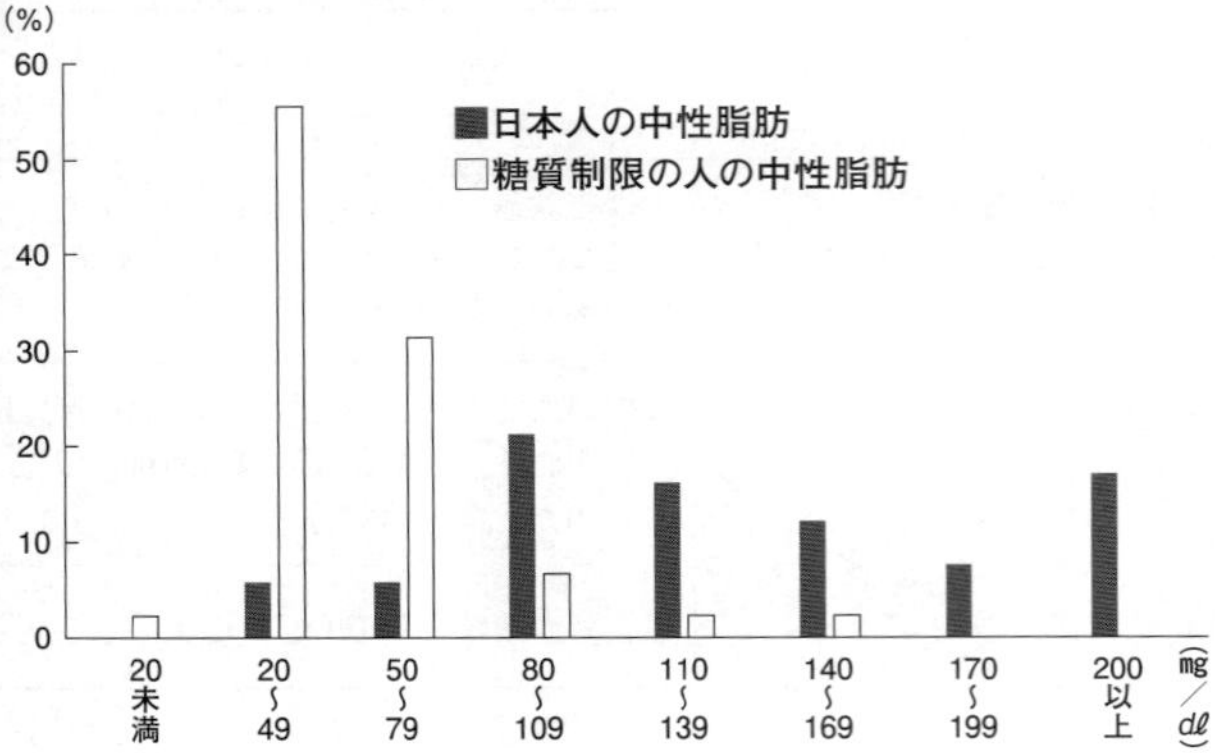

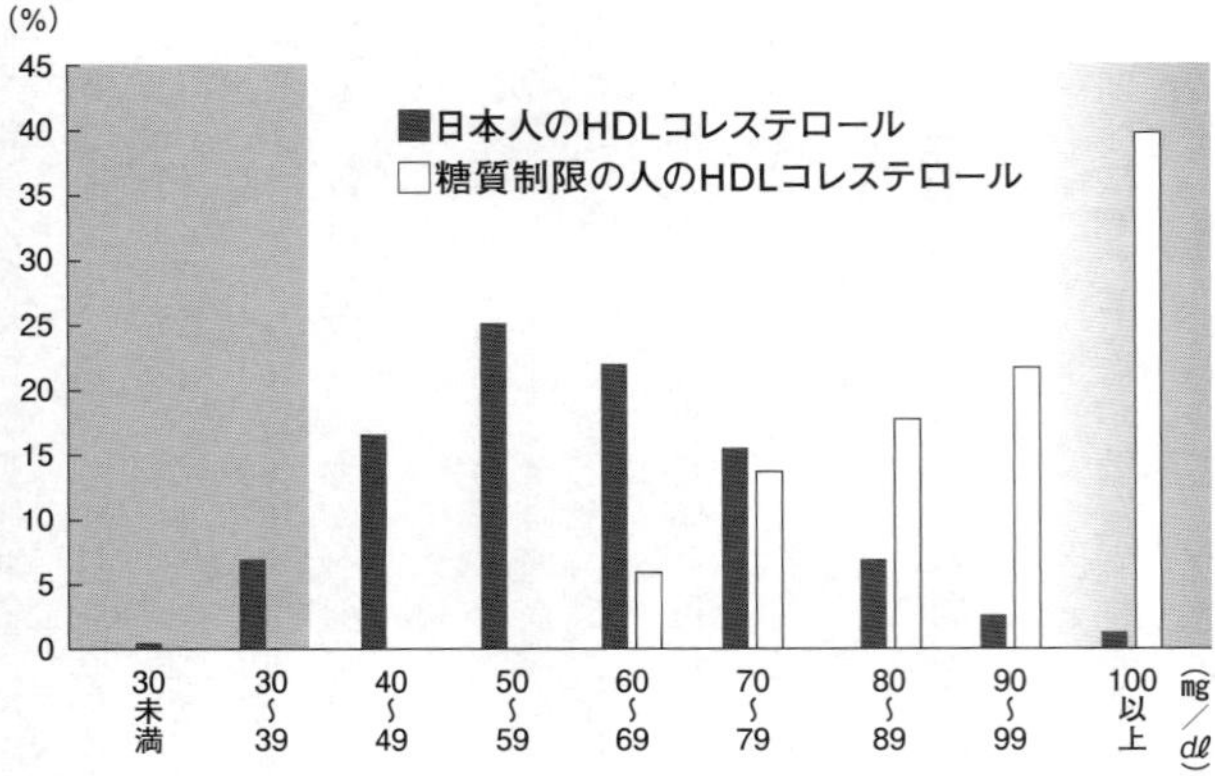

出典：糖質制限の人のデータは「ドクターシミズのひとりごと」（著者のブログ）で収集されたもの。
日本人のデータは厚生労働省「平成26年 国民健康・栄養調査」より

され、インスリンとＩＧＦ－１（ＩＧＦ－１については後ほど詳しく述べる）は、レニン－アンジオテンシン－アルドステロン系というメカニズムを活性化することにより、血圧を上昇させる。

糖質過剰摂取では血管の拡張能が低下し、高血糖は動脈硬化を促進するので、高血圧も糖質過剰摂取で起こる。特に果糖の影響は大きいと思われる（資料６）。塩分が高血圧の原因と思われているが、１万２０００人以上を対象にした１８５の研究の分析により、実際には塩分制限によって高血圧が防げるという証拠は非常に乏しいことが判明し、塩分制限はレニン－アンジオテンシン－アルドステロン系を活性化してしまうことがわかっている。

（Graudal,NA. et al. Effects of low sodium diet versus high sodium diet on blood pressure, renin, aldosterone, catecholamines, cholesterol, and triglyceride. Cochrane Database Syst Rev. 2017,Apr 9;4:CD004022）

（DiNicolantonio,JJ.and Lucan,SC. The wrong white crystals: not salt but sugar as aetiological in hypertension and cardiometabolic disease. Open Heart 2014;1:e000167.）

つまり、メタボリックシンドロームの項目は、ほとんど全てが糖質過剰摂取によるものと考えられる。メタボリックシンドロームも糖質過剰症候群の一つである。しかし、メタボリ

資料6　果糖による高血圧発症のメカニズム

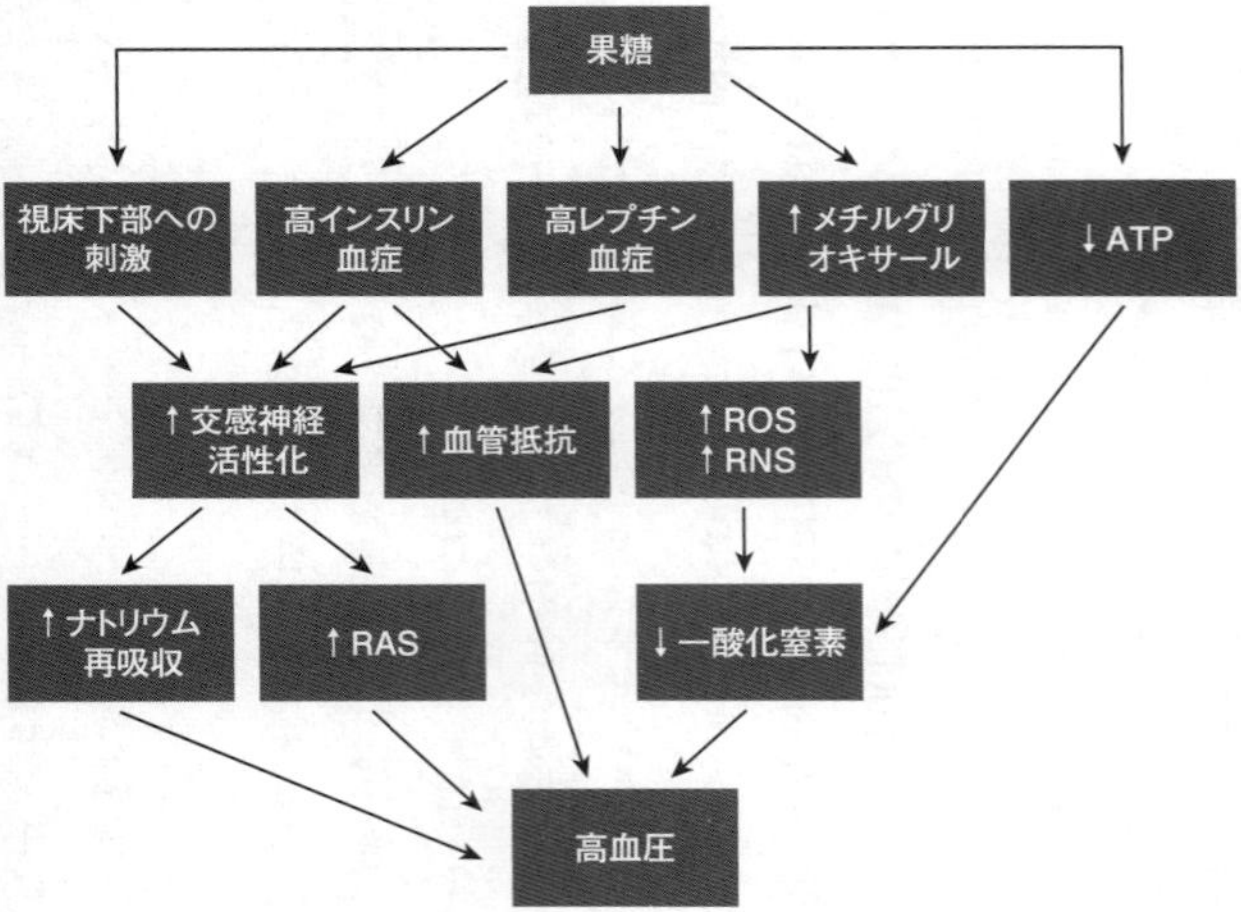

RAS：レニン-アンギオテンシン系　RNS：反応性窒素種　ROS：活性酸素種

出典：DiNicolantonio, JJ. and Lucan, SC. (2014)

ックシンドロームと糖質過剰症候群の違いもある。それは、糖質過剰症候群では「腹部肥満」が必須ではない。また、その他の項目もあることもあれば、ないこともある。

つまり、痩せていたとしても糖質過剰症候群になる可能性は十分にある。メタボと違い、見た目ではわからないのだ。

【認知症】——どんどん増加

認知症のほとんどを占めるアルツハイマー病。いまだ完全な解明はされていない。そして特効薬もない。製薬会社はこぞって治療薬の開発に臨んだが、うまくいかず、開発の撤退が相次いでいる。おそらくはこの本を読んでいる人が生きているうちに薬が開発される可能性は限りなくゼロに近いであろう。薬が発明されるまで待っていては犠牲者が増えるばかりである。

現在、手に入る認知症の薬は、進行を遅らせるように思われている。もちろん、それを飲んでいれば治るわけではない。しかし、認知症の薬の添付文書には「本剤がアルツハイマー型認知症の病態そのものの進行を抑制するという成績は得られていない」と断り書きがされている。今の認知症の薬には、アルツハイマー病の進行を遅らせる効果は確認されておらず、病気によって衰えてしまった神経細胞の働きを助けることで、認知機能が落ち込むのを一時的に緩やかにしているのにすぎないのである。

海外ではすでに、この認知症の薬を医療保険から外している国もあるほどである。しかも副作用に悩む人も少なくない。そして、この薬を飲んでいる間にも、裏では認知症は進行し続けるのである。

物忘れなどに気付いて、専門医を訪れても、様々な検査をされ診断をされて、このような薬を処方されるだけである。決して認知症を治してはくれない。

では、認知症の脳はどのようになっているのであろう。アルツハイマー病の原因は、おそらく一つではなく、様々な因子が重なって起きていると考えられる。最も有名な因子としては、アミロイドβという有毒なタンパク質が脳に溜まって、それが脳をダメにするというものがある。また、脳にとって非常に重要なエネルギー源であるブドウ糖が、アルツハイマー病では脳に取り込まれにくくなっていることもわかっている。しかも、脳のブドウ糖の取り込みの低下は、ＡＩ（人工知能）を使えば、アルツハイマー病と診断される6年以上も前から検査で異常が認識できるのである。

(Ding,Y. et al. A Deep Learning Model to Predict a Diagnosis of Alzheimer Disease by Using 18F-FDG PET of the Brain. Radiology. 2019,Feb;290(2):456-464.)

「第3の糖尿病」とも言われるアルツハイマー病

エネルギーがなければ脳は機能しない。そこに深く関わっているのがインスリンである。インスリンは通常の量が分泌されていれば、非常に有益な、というより、欠かせないホルモンである。しかし、インスリンが過剰になったり、逆に十分な効果が果たせないと、様々な有害作用が起きるのである。

その代表的な状態が、先ほど説明したインスリン抵抗性である。脳に溜まる有毒なアミロイドβを分解する酵素は、インスリンを分解する酵素でもある。インスリンが多すぎると、その分解に精一杯となり、アミロイドβまで手が回らない。そうすると、アミロイドβはどんどん蓄積するのである。

また、インスリンやＩＧＦ（インスリン様成長因子）は、アミロイドβ前駆体タンパク質（前駆体とはその物質が生成する前の段階の物質のこと）の産生や輸送などに重要な役割があると考えられており、脳のインスリンおよびＩＧＦの信号の伝達の障害は、アミロイドβ前駆体タンパク質の発現増加およびアミロイドβの増加をもたらす。

(de la Monte,SM. Contributions of Brain Insulin Resistance and Deficiency in Amyloid-Related Neurodegeneration in Alzheimer's Disease. Drugs. 2012,Jan 1; 72(1): 49-66.)

このため、アルツハイマー病は「３型糖尿病」とも言われている。

脳のインスリン値は血液中よりも高い――糖尿病の患者に認知症が多い理由

脳のインスリン値は、血液中よりもかなり高いと考えられている。ということは、いまだ議論が続いているが、脳のインスリンはすい臓から分泌されたものだけではなく、脳でも産生されていると思われる。インスリン産生は、神経細胞を支持・固定し栄養の供給などをするグリア細胞よりも神経細胞のほうが高く、特に嗅球《きゅうきゅう》、大脳皮質、扁桃体、海馬、視床下部および網膜において、より高いレベルのインスリンが確認されている。

(Faiq,MA. and Dada,T. Diabetes Type 4: A Paradigm Shift in the Understanding of Glaucoma, the Brain Specific Diabetes and the Candidature of Insulin as a Therapeutic Agent. Curr Mol Med. 2017;17(1):46-59.)

脳のインスリン値が高いということは、脳においてインスリンは非常に重要な役割があり、神経細胞の構造や機能、生存に大きく関わっている可能性が非常に高いと思われる。逆に言えば、インスリンの分泌低下や作用低下は、神経細胞に大きなダメージを与える可能性が高いのである。つまり、脳のインスリン抵抗性は神経変性を起こす可能性が高くなる。

神経細胞は非常に高いエネルギー代謝を持ち、ミトコンドリアの活性も非常に高いと考えられ、ミトコンドリア機能不全により活性酸素が発生しやすくなる。インスリン抵抗性はこのミトコンドリア機能不全をもたらす。

また、通常に働くインスリンには神経保護作用があると考えられている。しかしインスリン抵抗性ではインスリンへの反応性が低下し、その保護作用が低下するのである。

インスリンを分泌させるのは、主に高血糖である。糖質を大量に摂取すると血糖値が上昇し、血糖値を下げるためにインスリンが大量に分泌されるのである。前述のように、それが繰り返されると、インスリン抵抗性が起きてしまう可能性が高くなる。

また、高血糖自体も炎症を引き起こし悪影響を与える。インスリンがきちんと働けば、抗炎症効果が期待できるが、インスリン抵抗性ではその効果も低下する。

インスリンは微小循環血流を増加させ、組織の血液の流れが途絶える虚血を防ぐという作用もある。つまり、インスリンが有効に働かない場合の被害は甚大なのである。

糖尿病の患者に認知症の患者が多いのは、このようなことが脳で起きているからである。

糖質を多く摂り、血糖値が高い人ほど認知症に

さらに、日本人1000人以上の大規模な調査である久山町研究（1961年から九州大学が行っている福岡市の隣の久山町の住民を対象とした疫学調査）によれば、糖尿病があるとアルツハイマー病の危険性は2倍以上であることがわかった。

また、お米の摂取量が少ないほど認知症になりにくいという結果もある。お米は糖質の塊である。

次の図（資料7）は認知症に対するそれぞれの食材の与える影響の強さを表す。0より大

資料7　食材が認知症に与える影響

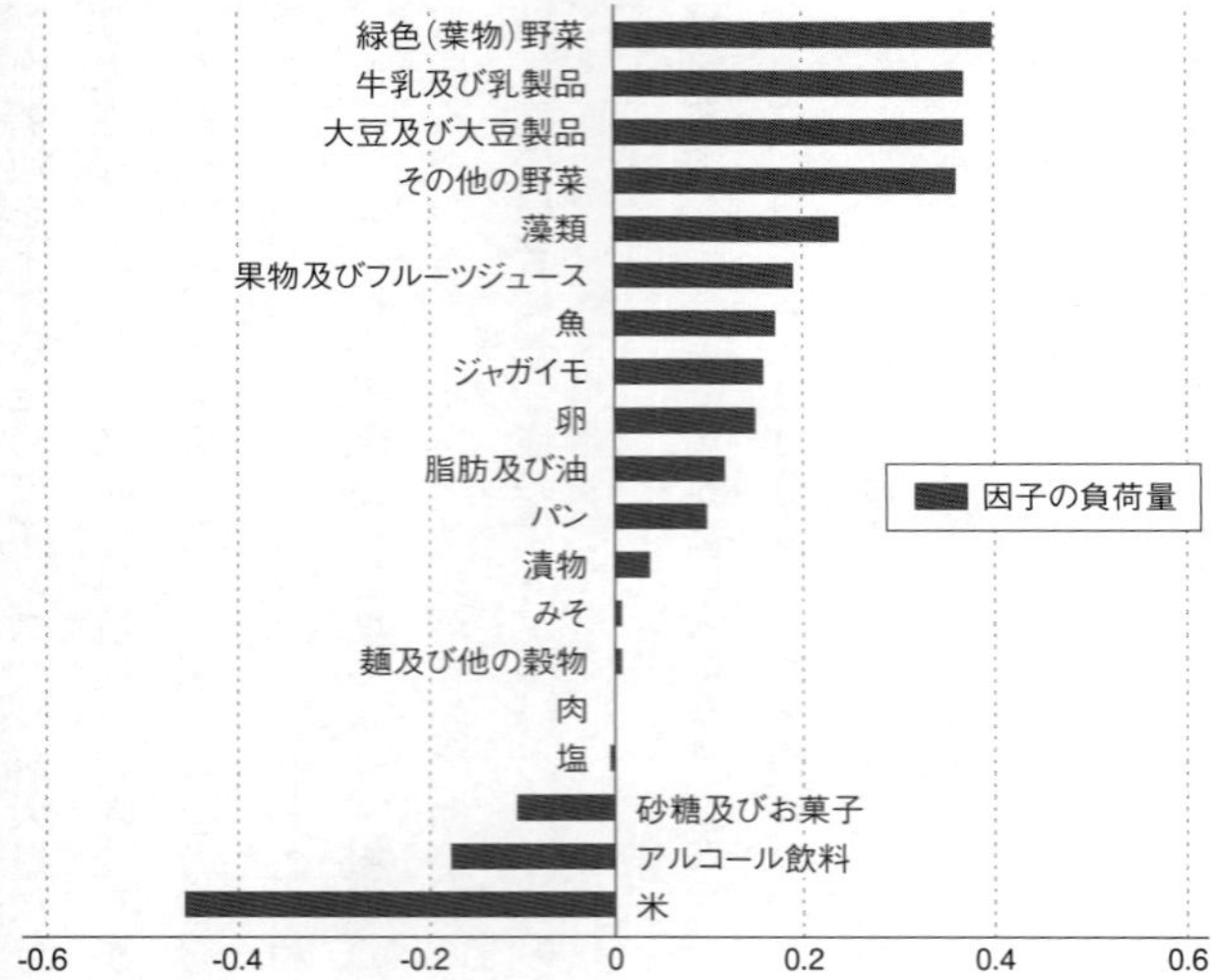

出典：Ozawa, M. et al. (2013)
（図は論文中の数値の表を著者がグラフ化したもの）

きいプラスの因子は、その食材を多く食べるほど認知症のリスクを低下させ、マイナスの因子は、その食材を多く食べるほど認知症のリスクを増加させると考えられる。お米はダントツで、マイナスの影響が大きいのである。

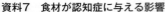

（Ozawa,M. et al. Dietary patterns and risk of dementia in an elderly Japanese population: the Hisayama Study. Am J Clin Nutr. 2013;97:1076–82.）

また、経口ブドウ糖負荷試験（ＯＧＴＴ）による検査で、２時間後の血糖値が１２０㎎／dℓ未満

資料8　経口ブドウ糖負荷試験の結果とアルツハイマー病のリスクの関係

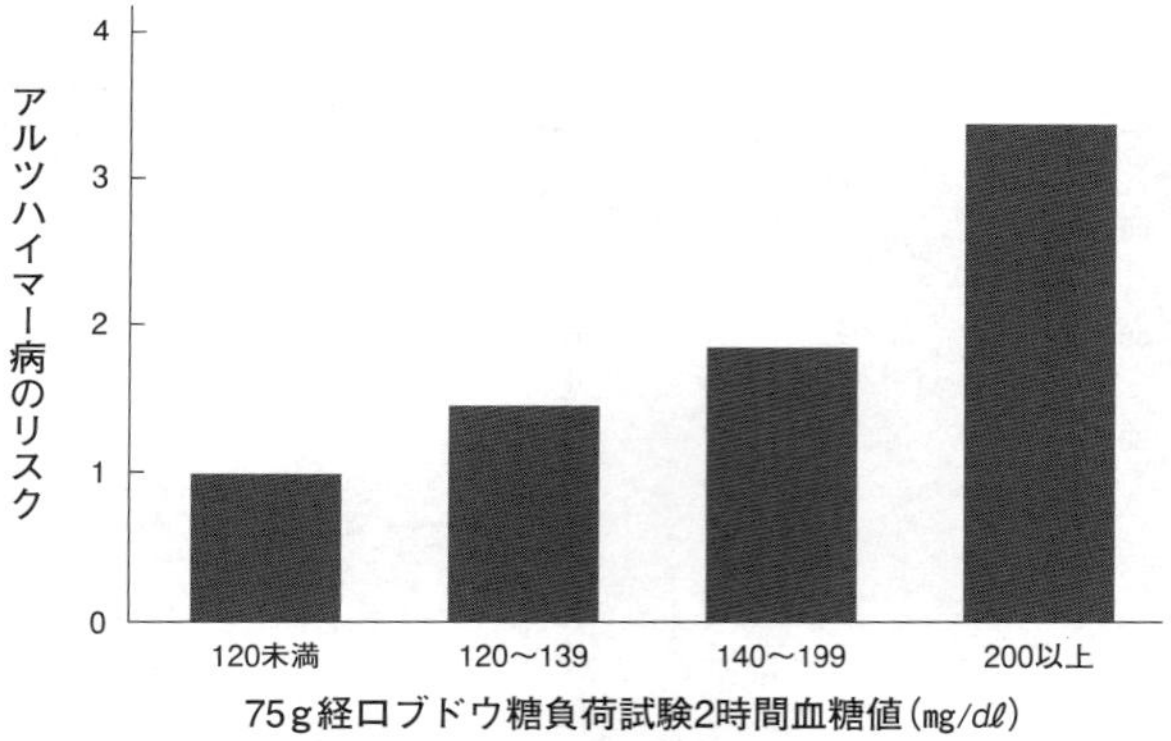

出典：Ohara, M. et al. (2011)
（図は論文中の数値の表を著者がグラフ化したもの。単位は日本のものに変換）

の人と比較すると、血糖値が２００㎎／dℓ以上になった人ではアルツハイマー病の危険性が３倍以上になるという結果も出ている（資料８）。食後高血糖の恐ろしさである。

（Ohara,T. et al. Glucose tolerance status and risk of dementia in the community: the Hisayama study. Neurology. 2011,Sep 20;77(12):1126-34.）

さらに、約４０００人の中で、認知症になった人７８５人の空腹時血糖を、認知症と診断されたときの14年前までさかのぼって調べてみた研究では、認知症になっていない人よりもすでに高くなっていることが判明している。認知症は１年や2年で起きる病気ではない。10年や20年かかって初めて発症するのだ

資料9　認知症患者の診断前の空腹時血糖値の推移

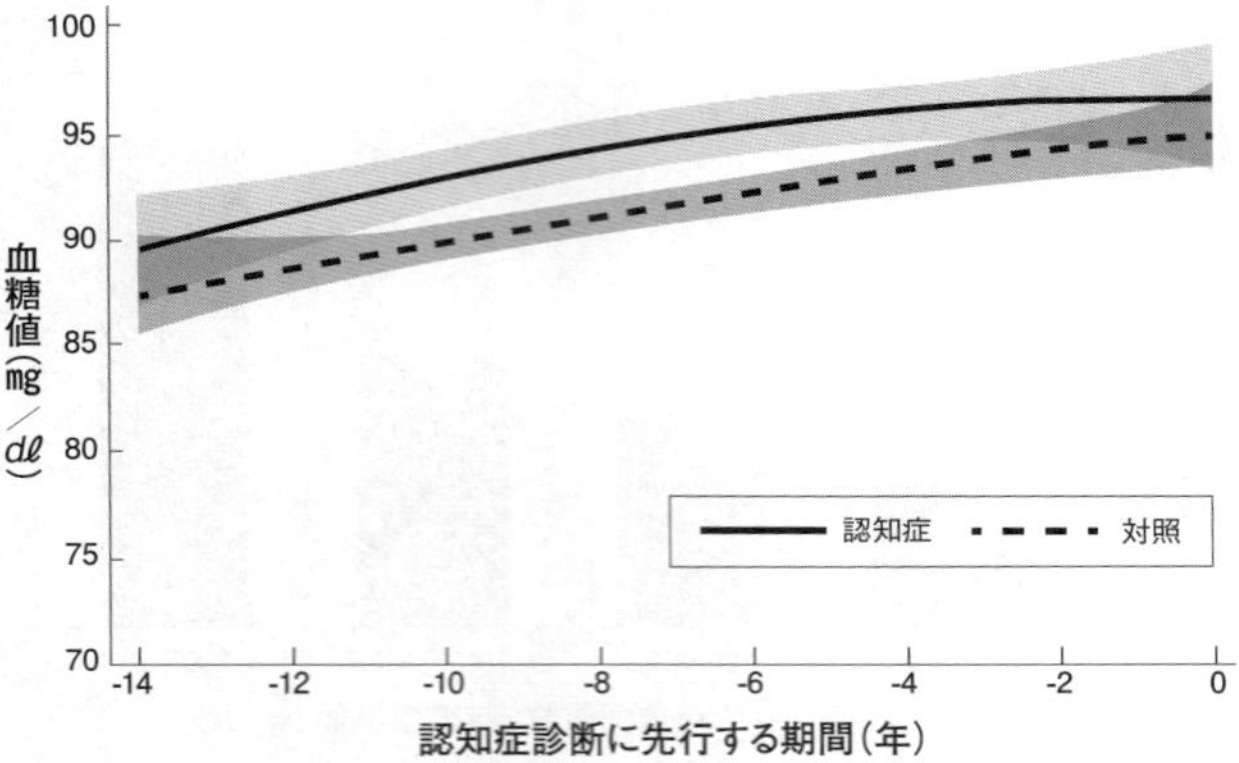

出典：Wagner, M. et al. (2018)

（資料9）。

（Wagner,M. et al. Evaluation of the Concurrent Trajectories of Cardiometabolic Risk Factors in the 14 Years Before Dementia. JAMA Psychiatry. 2018,Oct 1;75(10):1033-1042.)

さらに、糖質の多い飲料の摂取量が1日1杯未満の人と比較し、摂取量が多い人ほど脳が小さくなったという研究まである。その飲み物がフルーツジュースでも、同じであったのである（資料10）。

（Pase,MP. et al. Sugary beverage intake and preclinical Alzheimer's disease in the community. Alzheimer's Dement. 2017, Sep;13(9):955-964.)

資料10　糖質入り飲料の摂取量と総脳容積との関係

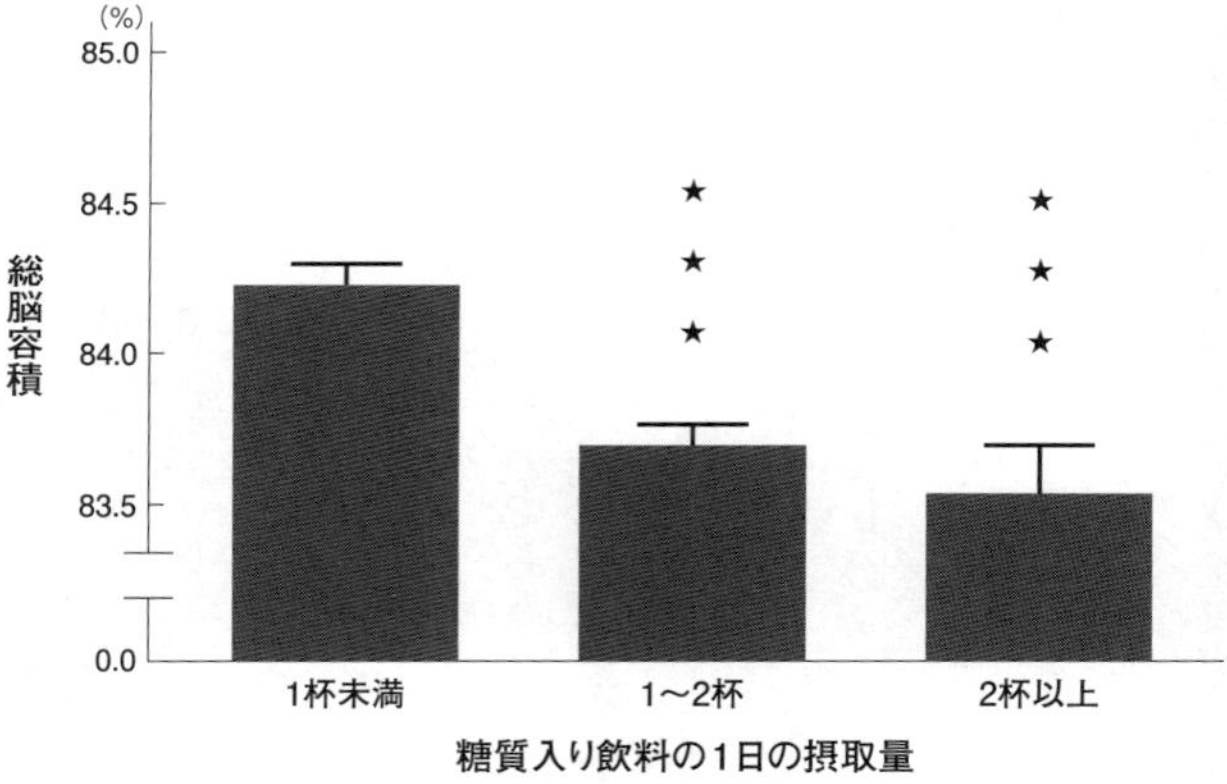

出典：Pase, MP. et al. (2017)

もう挙げればきりがない。アルツハイマー病が糖質過剰症候群の一つの病態であることを否定する方が難しい。

ただ、脳のインスリン抵抗性とそれ以外の臓器のインスリン抵抗性は、独立していると考えられる。糖尿病や肥満がないアルツハイマー病患者でも、死後の脳を調べるとインスリン抵抗性が起きていることが判明している。(de la Monte,SM. Alzheimer's disease is type 3 diabetes-evidence reviewed. J Diabetes Sci Technol. 2008,Nov;2(6):1101-13.)

だから、アルツハイマー病が糖尿病に併発することはもちろん多いが、糖尿病がなくても認知症になる。糖質過剰摂取をやめない限り、認知症の増加は止まらない。

日本の認知症の割合はＯＥＣＤ加盟国35か国中第１位なのである。日本の人口に対する認知症有病率は２・33％で、ＯＥＣＤ平均の１・48％を大きく上回っている。
(Health at a Glance 2017〔図表でみる医療 ２０１７年版 ＯＥＣＤ〕より
http://www.oecd.org/health/health-at-a-glance-19991312.htm)
このように見てくると、お米崇拝文化に別れを告げるべきであるとわかってくる。主食という言葉を忘れなければならない。本来の人間の主な食材は、動物の肉や魚、採集した野草や野生の果実などだったのである。

【うつ病、その他の精神疾患】

アルツハイマー病とうつ病などの情動障害は、実はリンクしている。うつ病がアルツハイマーの初期症状と考える人もいる。
(Chen,P. et al. The temporal relationship between depressive symptoms and dementia: a community-based prospective study. Arch Gen Psychiatry. 1999,Mar;56(3):261-6.)
もちろん、うつ病が必ず認知症を併発するということはないが、両方とも糖質過剰症候群の一つの病態であることを考えると、うつ病とアルツハイマー病の両方を患《わずら》うことは十分考えられる。

うつ病ではインスリン抵抗性を認めることが多い。認知症のところでも書いたが、脳にとってインスリンは非常に重要な役割を担っていると考えられる。脳のインスリン抵抗性が、記憶の面では正常を保ちながらも、脳の機能の異常をもたらし、それがうつ病や他の情動障害として表れても全く不思議ではない。

アルツハイマー病と情動障害のどちらも、脳のブドウ糖の取り込みにおいて、海馬や帯状回など同じ脳の領域で低下するパターンを示している。認知症の発症から10年前のうつ病のエピソードでさえ、アルツハイマー病が起こる可能性を2倍高める。別の病気だと捉える方が難しいかもしれない。うつ病はアルツハイマー病の前駆状態である可能性が高い。

(Rasgon,N.and Jarvik,L. Insulin Resistance, Affective Disorders, and Alzheimer's Disease: Review and Hypothesis. J Gerontol A Biol Sci Med Sci. 2004,Feb;59(2):178-83.)

うつ病は、以前「心の風邪」などというキャンペーンが張られ、広く受診が勧められ、薬がどんどん処方された。製薬会社の戦略だ。その戦略に加担したのはもちろん医師である。

しかし、抗うつ薬は2割程度の人にしか効果を示さず、逆に精神的に悪化する人もいた。心の風邪という、わかりやすいキーワードを使っているが、実際のところは風邪などでは全くない。風邪は数日で放っておいても治る。完全に治癒する。しかし、うつ病はそのようにはならない。完全に症状が消える状態になることはあるが、治癒ではなく完全寛解である。つまり、何かのきっかけで再発の可能性が十分ある。確かに、風邪のように誰でも発症する可能性があるが、そんなに簡単に自然治癒などしない。

うつ病の原因として、セロトニン仮説というものがある。しかしこの仮説はかなり怪しい。抗うつ薬がセロトニンを増加させてうつに対する効果を示しているというデータは、製薬会社が隠していた非公開のデータを合わせて分析すると、ほとんどがプラセボ効果だったのである。しかも、いくつかの抗うつ薬はセロトニンを上昇させ、いくつかはセロトニンを低下させ、セロトニンには全く影響を及ぼさないものもあるのである。

(Kirsch,I. Antidepressants and the Placebo Effect. Z Psychol. 2014;222(3):128-134.)

この仮説のでたらめさがわかるであろう。仮説だけでなく、セロトニンを増加させると言われている薬が実際にはセロトニンを増加させないだけでなく、低下させることもあるのであれば、詐欺に引っかかったようなものである。

糖質とうつ病、糖尿病と精神疾患の強い関係

うつ病の原因は完全にはわかっていないが、脳の炎症が強く疑われている。その炎症を起こすのも、糖質過剰摂取による高血糖である。８万人以上の閉経後の女性を分析した研究では、血糖値の上がりやすい食事や、食品に添加された糖が多いほど、うつ病を発症する可能性が高かった。

（Gangwisch,J.E. et al. High glycemic index diet as a risk factor for depression: analyses from the Women's Health Initiative. Am J Clin Nutr. 2015,Aug;102(2):454-63.）

さらに糖質の摂取量の増加は、脳由来神経栄養因子（ＢＤＮＦ）と呼ばれる、神経細胞の維持、成長などの役割を担う、脳に非常に重要なタンパク質のレベルを低下させて、うつ病のリスクを高める可能性がある。

（Sen,S. et al. Serum Brain-Derived Neurotrophic Factor, Depression, and Antidepressant Medications: Meta-Analyses and Implications. Biol Psychiatry. 2008,Sep 15; 64(6): 527–532.）

（Knüppel,A. et al. Sugar intake from sweet food and beverages, common mental disorder and depression: prospective findings from the Whitehall II study. Scientific

Reports7, Article number: 6287 (2017).）

糖尿病とうつ病は、非常に高い割合で併発する。２型糖尿病患者は、そうでない患者に比べ、３年間にうつ病を発症するリスクが50％高く、逆にうつ病の患者は、３年間で糖尿病を発症するリスクが21％高いだけでなく、肥満や不健康な行動、炎症が進行しやすいという報告がある。

（http://www.diabetes.org/newsroom/press-releases/2018/expanded-access-to-prevention-programs-and-acknowledging-increased.html）

２型糖尿病だけでなく、１型糖尿病でも、血糖値のコントロールが悪いと、うつ病のリスクは高くなる。重度の高血糖がある場合、うつ病のリスクは２・43倍になり、逆にうつ病になった後６か月以内に重度の高血糖を起こすリスクは７倍以上にもなる。

（Gilsanz,P. et al. The Bidirectional Association Between Depression and Severe Hypoglycemic and Hyperglycemic Events in Type 1 Diabetes. Diabetes Care. 2018,Mar;41(3):446-452.）

糖尿病とうつ病は別々の原因ではない。また糖尿病がうつ病を誘発しているわけではなく、根本原因が同じなだけである。うつ病も糖質過剰症候群の一つの病態である。もちろん、うつ病には他の因子も関わってくるだろう。

双極性障害の患者の中で、糖尿病の罹患率は通常の２〜３倍である。糖尿病ではない人と比べると糖尿病の人の方が情動障害を発症することが多い。

また、統合失調症は糖尿病のリスク増加と関連している。統合失調症ではインスリン抵抗性が高く、肥満が多く、通常より糖尿病のリスクが２倍から５倍高い。

(Suvisaari,J. et al. Diabetes and Schizophrenia. Curr Diab Rep. 2016,Feb;16(2):16.)

精神疾患とインスリン抵抗性、糖尿病の関連は非常に多く報告されているが、現代医療は全く別の疾患と捉えて治療を行っている。脳のインスリン抵抗性が起きれば、脳は通常の機能を果たせず、どのような精神疾患を発症しても不思議ではない。

全身のインスリン抵抗性が起きる前に、脳だけが脳の局所的なインスリン抵抗性を示し、精神的な異常を呈している状態では、後ろに糖質過剰摂取があることに気付かないのも無理はない。

うつ病をはじめ、ほとんどの精神疾患は糖質過剰症候群であるといえる。

資料11　食事中の脂質と糖質の割合とsdLDLとの関係

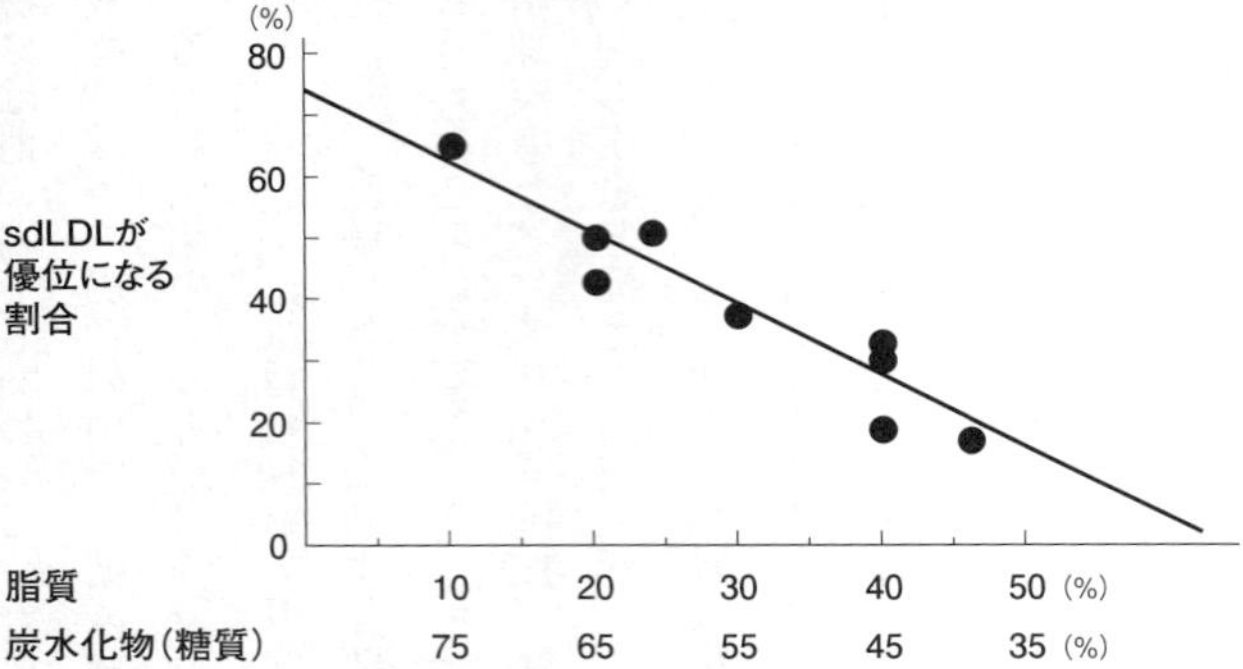

タンパク質の割合を15%に固定して、脂質と糖質の割合を変化させたときの、sdLDLが優位になる割合を示している。

出典：Krauss, RM. (2001)

【心臓や脳などの血管の病気】

古い考えでは、脂質の摂りすぎが脂質異常症を招くと考えられてきた。

しかし、いくつもの研究により、糖質の摂取量が増えるほど中性脂肪が増加し、ＨＤＬコレステロールが減少することがわかっている。つまり、脂質異常症（高脂血症）も糖質過剰症候群なのである。

タンパク質の摂取量を一定とすると、脂質摂取量を増やすと糖質摂取量は減少する。それに伴い、小さな高密度ＬＤＬ（ｓｄＬＤＬ）というリポタンパク質を有する人が減少することがわかっている（資料11）。

（Krauss,RM. Atherogenic lipoprotein phenotype and diet-gene interactions. J

Nutr.2001, Feb;131(2):340S-3S.)

ＬＤＬやＨＤＬはリポタンパク質の一種である。リポタンパク質とは、コレステロールや中性脂肪を全身に届ける非常に重要なものである。前出の小さな高密度ＬＤＬ（ｓｄＬＤＬ）は酸化しやすく、真の「悪玉」である酸化ＬＤＬになり、アテローム性動脈硬化症の原因とも考えられている。ｓｄＬＤＬは高血糖であると糖化ＬＤＬになりやすく、これも酸化ＬＤＬになりやすい。

ただ、糖質制限をするとＬＤＬコレステロールが増加する人がいる。この理由はまだはっきりしていないが、そうした人の場合、ＬＤＬコレステロールは増加しても、そのほとんどは大きなふわふわした「善玉」ＬＤＬである。

(Creighton,BC. et al. Paradox of hypercholesterolaemia in highly trained, keto-adapted athletes. BMJ Open Sport & Exercise Medicine. 2018,4:e000429.)

ＬＤＬ全てが「悪玉」ではなく、ｓｄＬＤＬや酸化ＬＤＬが「悪玉」なのである。コレステロール自体は非常に重要な物質であり、忌み嫌うものではない。逆にコレステロールが高い方が長生きだという証拠がいくつもある。

例えば、次の図（資料12）は、日本人の１万６４６２人を対象に、約11年追跡した総コレ

資料12　コレステロール値と心血管疾患による死亡リスクの関係

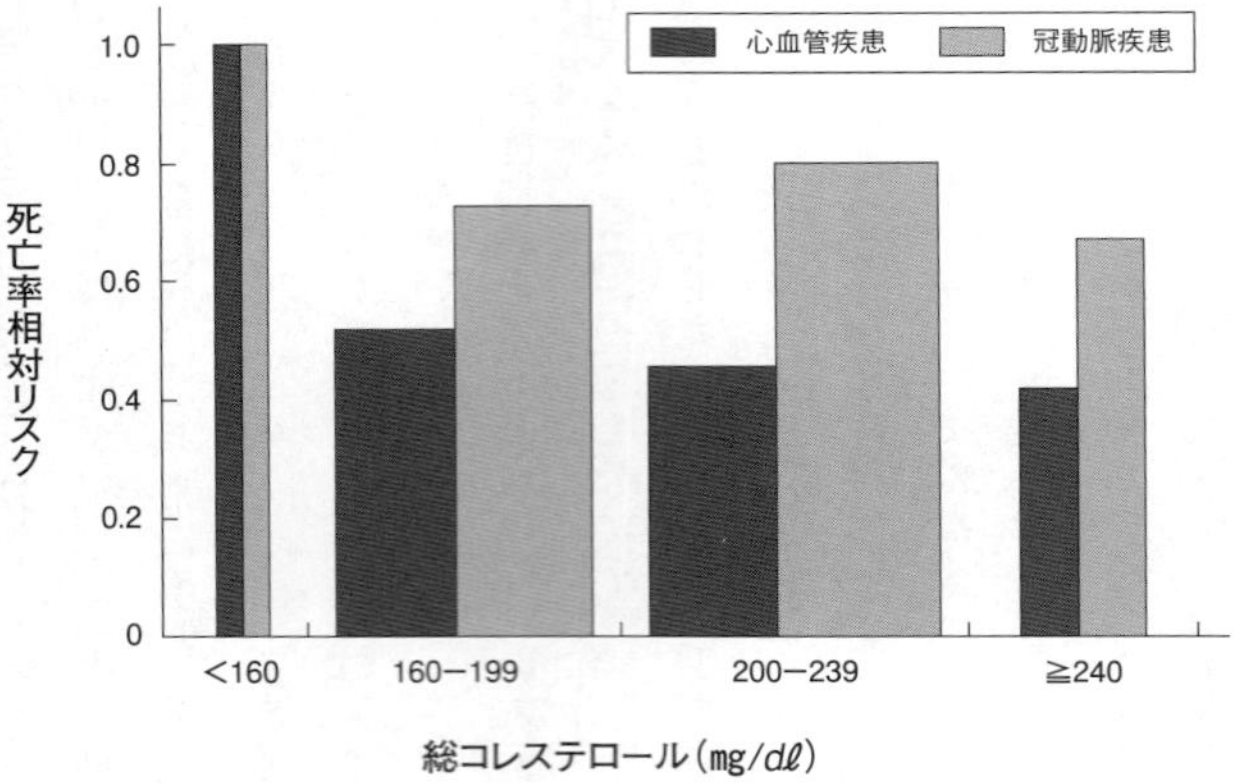

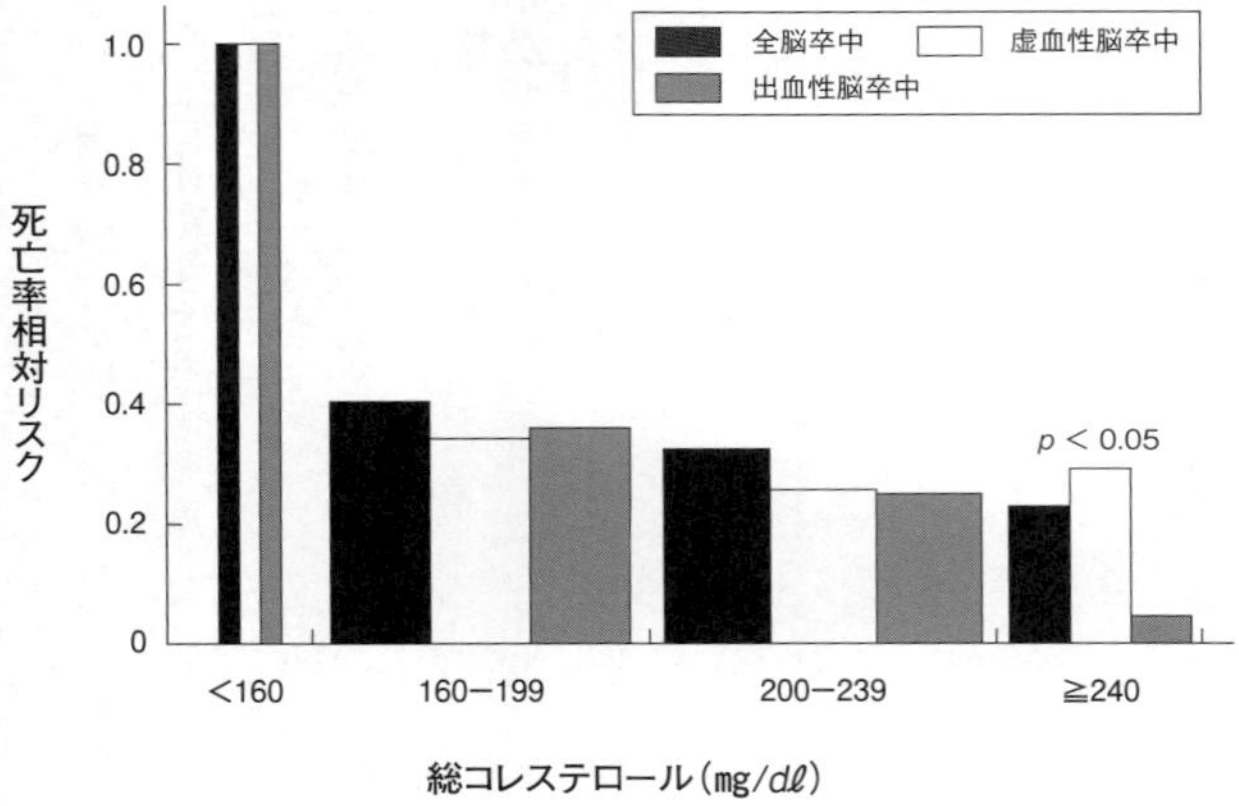

出典：Okuyama, H. (2018)

ステロール値とそれぞれの死亡のリスクの関連を示している。総コレステロールが１６０㎎／dℓ未満に比べて、それ以上の人の方が明らかに死亡率が低い。

（Okuyama,H. et al. A Critical Review of the Consensus Statement from the European Atherosclerosis Society Consensus Panel 2017. Pharmacology. 2018,101(3-4):184-218.）

また、次頁の図（資料13）は、日本人の３万８０２人の男性と6万４１７人の女性を平均10・３年間追跡した研究で、全原因死亡率とＬＤＬコレステロール値の関連を示している。こちらもＬＤＬコレステロール値が80㎎／dℓ未満の人と比較して、それ以上の方が死亡リスクが明らかに低い。

（Ravnskov,U. et al. Lack of an association or an inverse association between low-density-lipoprotein cholesterol and mortality in the elderly: a systematic review. BMJ Open. 2016,Jun 12;6(6):e010401.）

（Hamazaki,T. et al. Towards a Paradigm Shift in Cholesterol Treatment. A Re-examination of the Cholesterol Issue in Japan. Ann Nutr Metab.2015,66(suppl 4):1-116.）

さらに、コレステロールが低いとうつ病になりやすく、自殺のリスクも高くなる。

87頁の表（資料14）は、うつ病と寛解時での総コレステロール、ＬＤＬコレステロールの

資料13　LDLコレステロール値と全原因死亡リスクとの関係

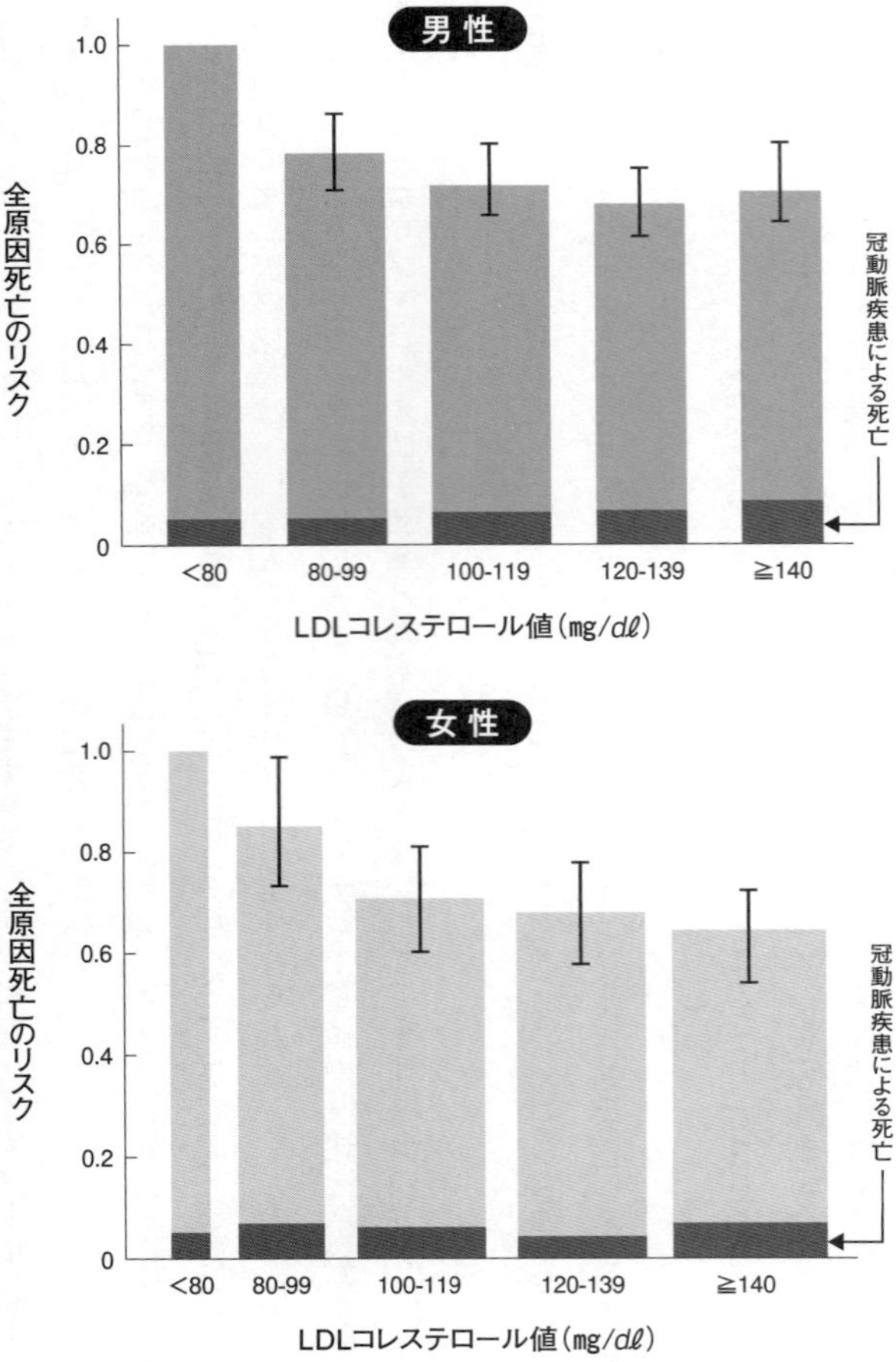

出典：Hamazaki, T. et al. (2015)

資料14　うつ病と寛解時のコレステロール値の比較

	総コレステロール（mg/dℓ）	
	うつ病	寛解
自殺念慮なし	237	272
自殺念慮あり	170	229
自殺企図後	155	229
	LDLコレステロール（mg/dℓ）	
	うつ病	寛解
自殺念慮なし	137	154
自殺念慮あり	97.2	126
自殺企図後	92.8	116

出典：Rabe-Jabłońska, J. and Poprawska, I. (2000)

値を示している。うつ病時よりも寛解時の方がコレステロール値は高く、自殺念慮がある場合や自殺企図の後と比較すると、自殺念慮がない方がコレステロール値は高い。

（Rabe-Jabłońska,J. and Poprawska,I. Levels of serum total cholesterol and LDL-cholesterol in patients with major depression in acute period and remission. Med Sci Monit. 2000,May-Jun;6(3):539-47.）

コレステロールは、善玉と悪玉にわかれるのではなく、それを運ぶＬＤＬやＨＤＬなどのリポタンパク質の「質」の問題なのである。

糖質を過剰に摂取して血糖値が増加すると、ＬＤＬの質が低下するだけでなく、ＨＤＬも機能障害に陥る。こうして「悪玉」のリポタンパク質が増加するのである。糖質制限をするとリポタンパク質の質は向上し、ＨＤＬコレステロールも増加し、中性脂肪は激減する。このことにより様々な心臓や血管の病気のリスクを低下させると考えられる。

糖質の中でも最も毒性が高いと考えられているのが果糖である。果糖を過剰摂取すると、中性脂肪値が増加し、ｓｄＬＤＬや酸化ＬＤＬまで増加する。最も心臓や血管を痛めつける糖質が果糖だ（資料15）。

（Stanhope,KL. et al. Consuming fructose-sweetened, not glucose-sweetened, beverages increases visceral adiposity and lipids and decreases insulin sensitivity in overweight/obese humans. J Clin Invest. 2009,May;119(5):1322-34.)

スタチンは心血管疾患のリスクを低下させない

これまでの医療はＬＤＬコレステロールを最も重要視してきた。しかし、このＬＤＬコレステロールを中心とした脂質異常症の定義自体が怪しい。

それはＬＤＬコレステロールを下げる薬であるスタチンの影響だと考えられる。スタチンは世界中で最も売れている薬の一つである。スタチンを投与すると、確かに数値としてのＬ

資料15　ブドウ糖飲料や果糖飲料摂取によるsdLDL値や中性脂肪値の変化

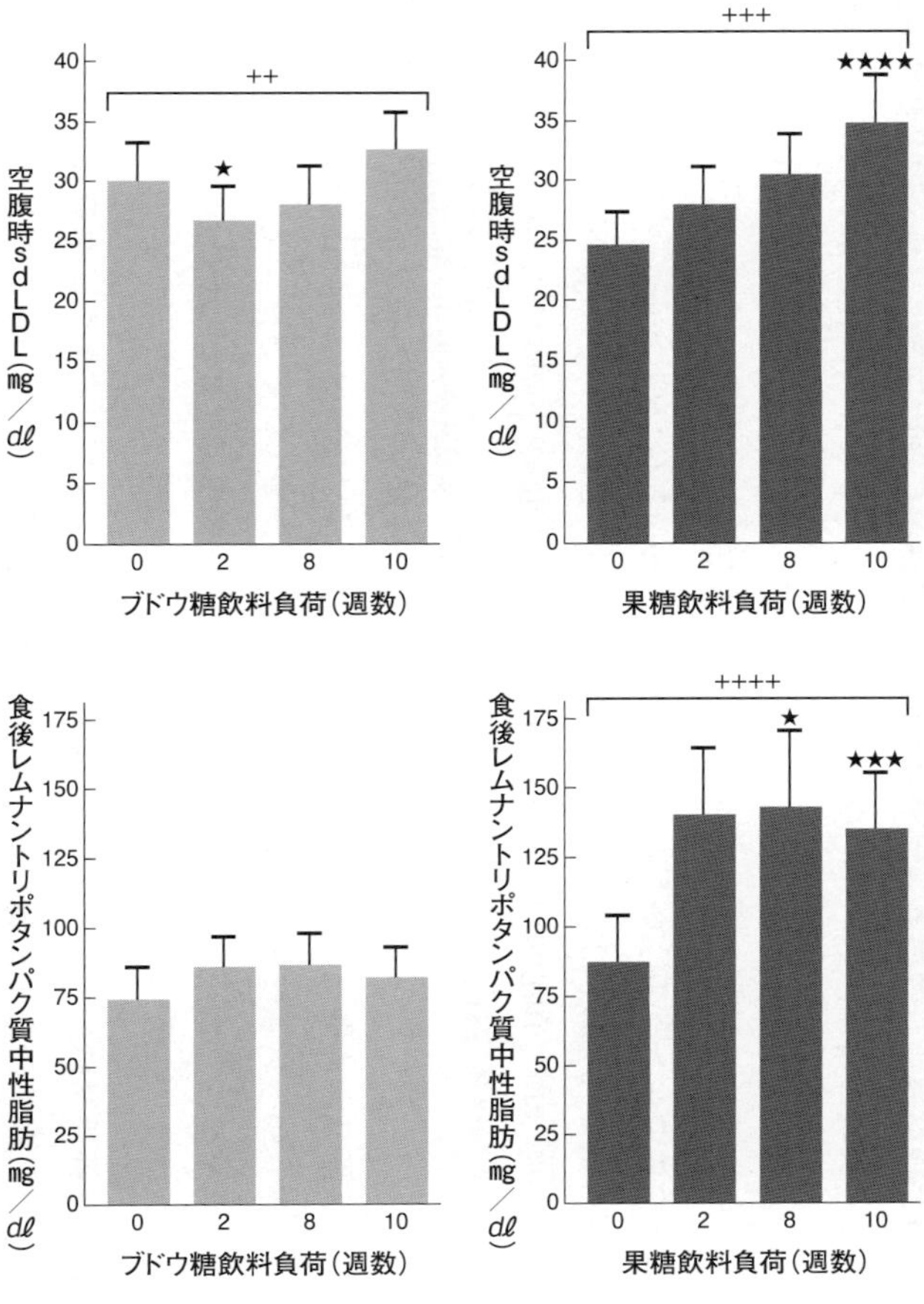

出典：Stanhope, KL. et al. (2009)

ＤＬコレステロールは低下するので、医師も患者も治療している気分になれる。しかし、予防的なスタチンの投与で心臓や血管疾患のリスクが低下するという十分な証拠は現在のところない。

確かに、スタチンのＬＤＬコレステロール低下作用以外の作用により、恩恵を被る人もいるかもしれない。ただ、この薬ほど無駄に使われている薬はないと思っている。それどころか、様々な副作用が起こり、スタチンには人間の重要な機能まで低下させる可能性がいくつも指摘されているのである。最も重要なミトコンドリアの機能不全さえも起こす可能性が高いのだ。

(Okuyama,H. et al. A Critical Review of the Consensus Statement from the European Atherosclerosis Society Consensus Panel 2017. Pharmacology. 2018,101(3-4):184-218.)

そして、スタチンは糖尿病を引き起こすリスクにもなっている。日本人３０００人以上を対象とした研究によると、スタチンの使用は、糖尿病を新たに発症するリスクを１・９倍から２・６倍増加させるのである。

それだけでなく、先ほど述べたアルツハイマー病の原因の一つであるアミロイドβの沈着も増加させる。スタチンを使用している人は、高コレステロール血症の治療を受けていない人やコレステロール値が正常な人よりも、脳のアミロイドβの沈着が多かったのである。

（Ooba,N. et al. Lipid-lowering drugs and risk of new-onset diabetes: a cohort study using Japanese healthcare data linked to clinical data for health screening. BMJ Open. 2017,Jun 30;7(6):e015935.）

（Glodzik,L. et al. Effects of vascular risk factors, statins, and antihypertensive drugs on PiB deposition in cognitively normal subjects. Alzheimers Dement（Amst）. 2016,Apr 19;2:95-104.）

LDL値は心疾患との関連が薄い――砂糖の摂取や高インスリンと関連する

13万6905件の入院の分析によると、狭心症や心筋梗塞で入院した人のLDLコレステロールは、ほとんどの人は基準値の範囲であった。決してLDLコレステロール値が異常に高いわけではない。さらに、LDLコレステロールが非常に低い人でさえ珍しくない。つまり、LDLコレステロール値は心臓の疾患との関連が非常に薄いのである。

次の図（資料16）は、狭心症や心筋梗塞で入院した人のLDLコレステロール値の分布を示している。基準値の範囲に入っている人が最も多く、基準値未満の人でもかなりの割合の

資料16　狭心症や心筋梗塞で入院した人のLDLコレステロール値の分布

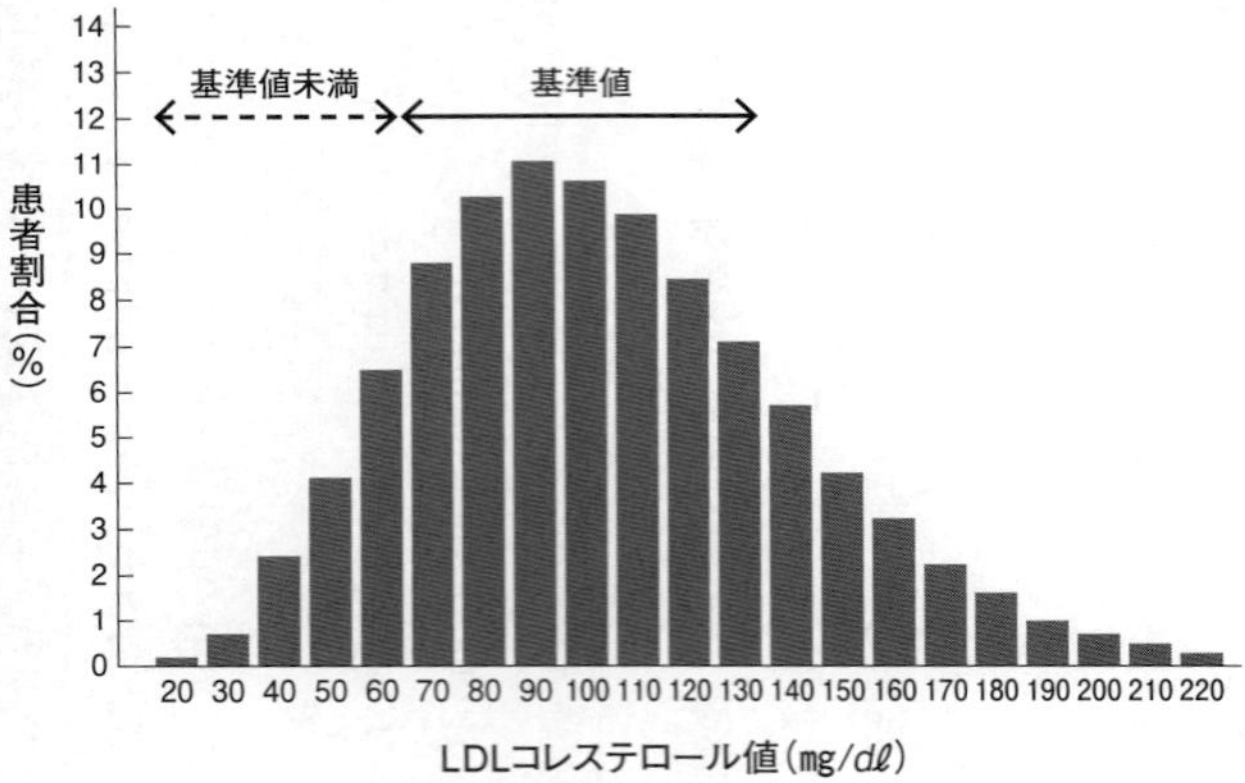

出典：Sachdeva, A. (2009)

人がいる。ＬＤＬコレステロールの値と心疾患とは全く無関係にしか見えない。

(Sachdeva,A. et al. Lipid levels in patients hospitalized with coronary artery disease: an analysis of 136,905 hospitalizations in Get With The Guidelines. Am Heart J. 2009,Jan;157(1):111-117.e2.)

ＬＤＬコレステロールが異常に高くなる遺伝的な病気の家族性高コレステロール血症でさえ、ＬＤＬコレステロールが心血管疾患の原因ではないという研究も多くある。

(Ravnskov,U. et al. Inborn coagulation factors are more important cardiovascular risk factors than high LDL-cholesterol in familial hypercholesterolemia. Med

資料17　糖質制限による体重や血圧、血液検査値などの変化

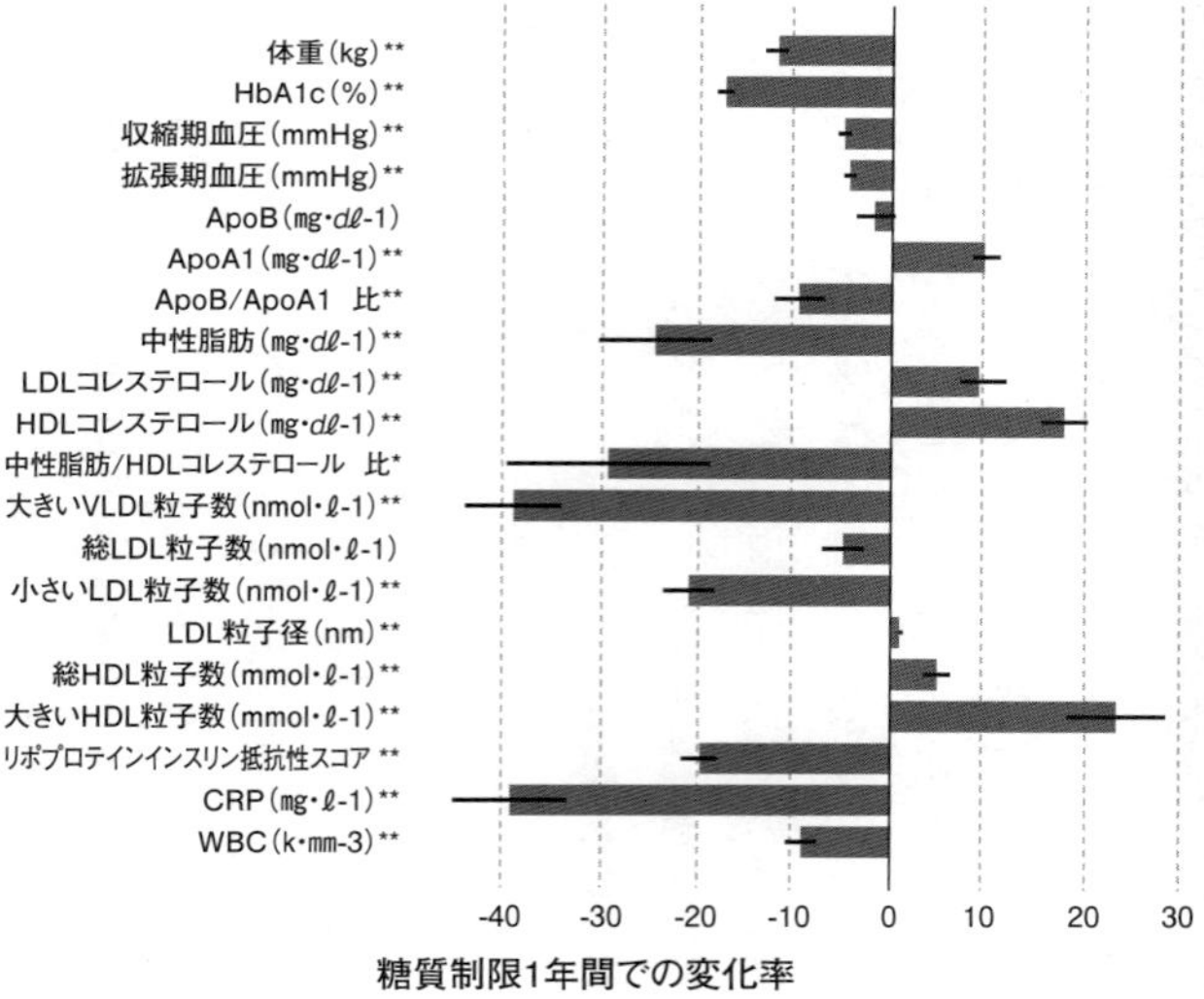

出典：Bhanpuri, NH. et al. (2018)

Hypotheses. 2018,Dec;121:60-63.）

　糖質制限によって変化する血中の脂質のパラメーターを、心血管疾患のリスクに照らし合わせると、ＬＤＬコレステロール以外は全てリスク低下の方向に大きく動く。ＬＤＬコレステロールよりもリスク低下に大きく関連すると考えられているパラメーターも良い方向に改善する。ＬＤＬコレステロールの増加だけを見て糖質制限を批判するのは、的を射ていない（資料17）。

（Bhanpuri,NH. et al. Cardiovascular disease risk factor responses to a type 2 diabetes care model including nutritional ketosis induced by sustained carbohydrate restriction at 1 year: an open label, non-randomized, controlled study. Cardiovasc Diabetol. 2018,May 1;17(1):56.）

１日のエネルギー量に対する砂糖の割合が高くなるほど、心血管疾患での死亡率が高くなる。１日のエネルギー量に対する砂糖の割合が10％未満の人と比較すると、25％以上の人では心血管疾患での死亡率が２・75倍になるのである。

（Yang,Q. et al. Added Sugar Intake and Cardiovascular Diseases Mortality Among US Adults. JAMA Intern Med. 2014,174(4):516-524.）

さらに、空腹時の高インスリン血症は、虚血性心疾患の独立した予測因子である。

図（資料18）は、一般的に虚血性心疾患のリスク因子と考えられる中性脂肪と、リポタンパク質のＬＤＬを構成しているアポリポタンパクＢが高い場合と低い場合の、インスリン値による虚血性心疾患の起こる可能性だ。中性脂肪およびアポリポタンパクＢの高低にかかわらず、インスリン値が十分に低い場合には、虚血性心疾患は非常に起こりにくいのである。

（Després,JP. et al. Hyperinsulinemia as an Independent Risk Factor for Ischemic Heart Disease. N Engl J Med. 1996,334:952-958.）

資料18　インスリン値の高低による、中性脂肪および
アポリポタンパクBと虚血性心疾患との関係

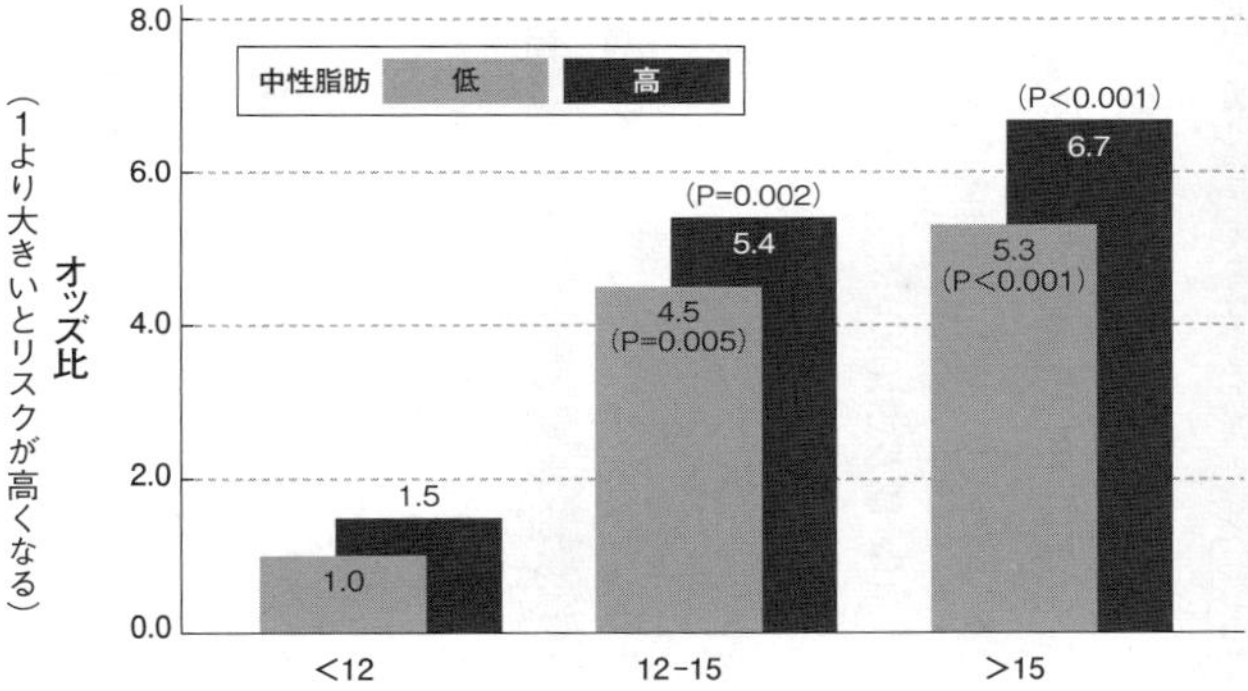

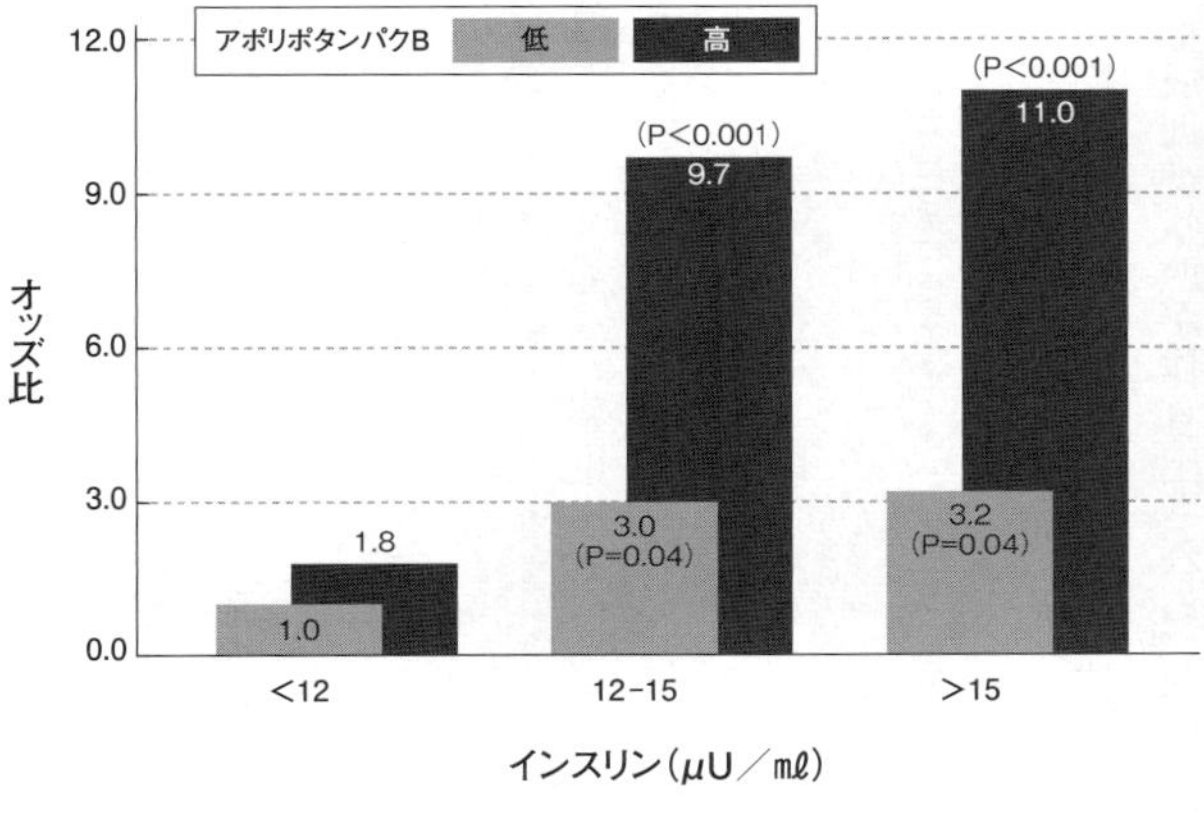

出典：Després, JP. et al. (1996)

糖化は血栓をできやすくする

心血管疾患の非常に大きな原因の一つは、凝固系という、血液を固める機能が増加することである。通常は、血液が固まる凝固系と、その塊である血栓を溶かす線溶系のバランスがとれており、血管が詰まらずに済む。

しかし、この凝固系の中心となるフィブリノゲンが増加すると、血管が詰まりやすくなる。糖尿病ではフィブリノゲンの増加を認めることが多い。高血糖やインスリン抵抗性は酸化ストレスを増加させ、フィブリノゲンの生成を促進するだけでなく、糖化したフィブリノゲンは線溶系の影響を受けにくくなり、血栓ができやすくなる。

(Ceriello,A. Fibrinogen and diabetes mellitus: is it time for intervention trials? Diabetologia. 1997,Jun;40(6):731-4.)

(Hoffman,M. Alterations of fibrinogen structure in human disease. Cardiovasc Hematol Agents Med Chem. 2008,Jul;6(3):206-11.)

高血糖は他の凝固系も活性化し、高インスリン血症は線溶系を抑制する。高血糖と高インスリン血症がどちらも存在すると、相加的に血栓形成促進状態が作り出される。そこに高血糖によって炎症ももたらされ、さらに血栓形成が増強し、心筋梗塞や脳梗塞が発症するリスクが高くなるのである。

(Vaidyula,VR. et al. Effects of Hyperglycemia and Hyperinsulinemia on Circulating Tissue Factor Procoagulant Activity and Platelet CD40 Ligand. Diabetes.2006,Jan; 55(1): 202-208.)

心筋梗塞や脳梗塞などの血管の疾患の予防のため、血液をサラサラにする薬を飲んでいる人もいるだろう。しかし、高血糖や高インスリン血症を起こさない方がよほど重要である。そのためには糖質過剰摂取をやめる、つまり糖質制限を行うことである。

高血糖は血管内腔を守るグリコカリックスを減少させる——むくみや冷え性の原因にも

さらに、心血管疾患の発症には、もう一つ重要な因子がある。最近、血管の内腔で非常に重要な役割を担っているものがあることがわかってきた。それは「グリコカリックス」である（資料19）。血管の内腔にはグリコカリックスというものが、毛のようにびっちりと生えている。このグリコカリックスが血管の内腔の滑らかさを保っているのであるが、グリコカリックスは高血糖により減少することもわかっている。

資料19　血管の内腔に生えているグリコカリックス

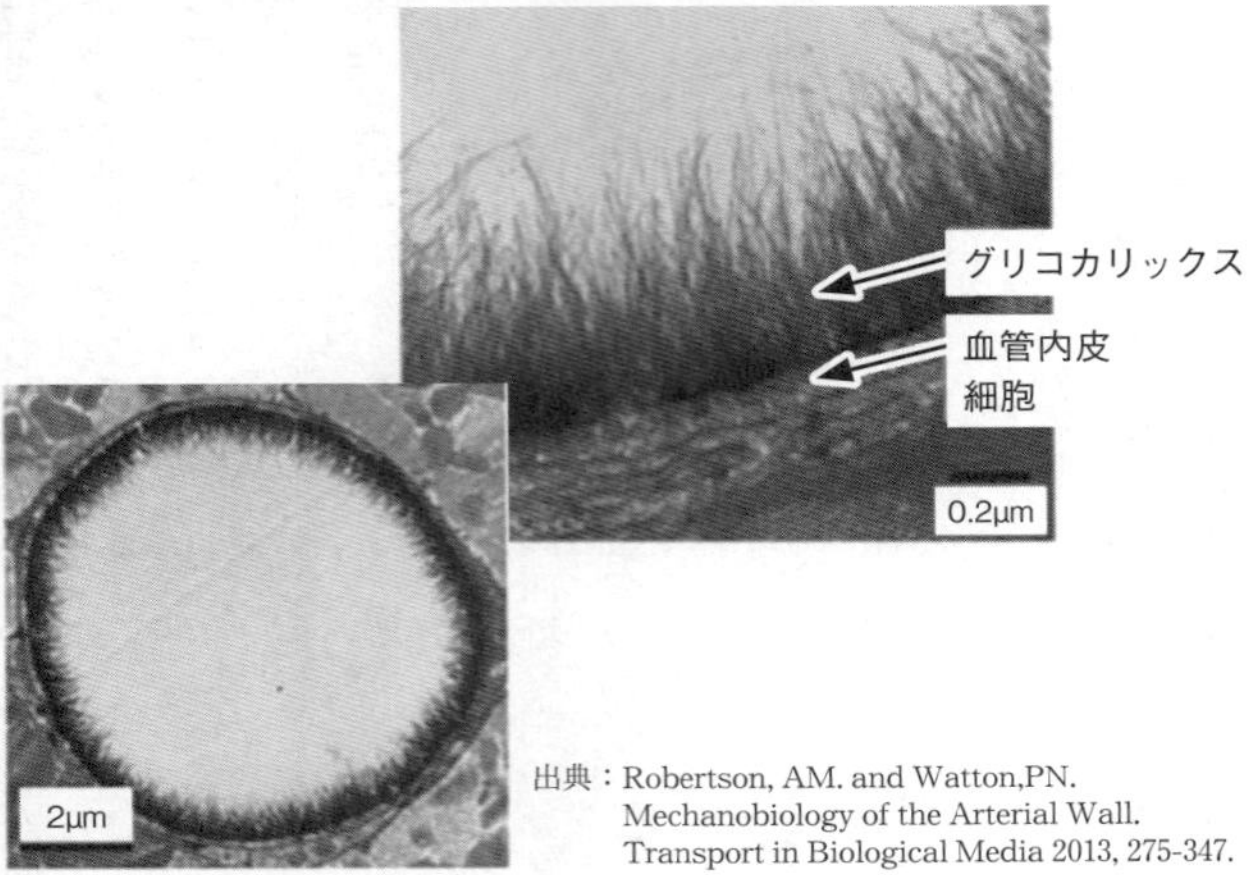

出典：Robertson, AM. and Watton,PN.
Mechanobiology of the Arterial Wall.
Transport in Biological Media 2013, 275-347.

次頁の図（資料20、21）で示すように、グリコカリックスは高血糖や糖尿病の人では正常の半分ほどになる。

（Nieuwdorp,M. et al. Loss of endothelial glycocalyx during acute hyperglycemia coincides with endothelial dysfunction and coagulation activation in vivo. Diabetes. 2006,Feb;55(2):480-6.）

（Nieuwdorp,M. et al. Endothelial Glycocalyx Damage Coincides With Microalbuminuria in Type 1 Diabetes. Diabetes.2006,Apr; 55(4): 1127-1132.）

しかも、一度減少したグリコカリックスが回復するのには、8～12時間も必要だとも言われている。

資料20　血糖値とグリコカリックスの量の関係

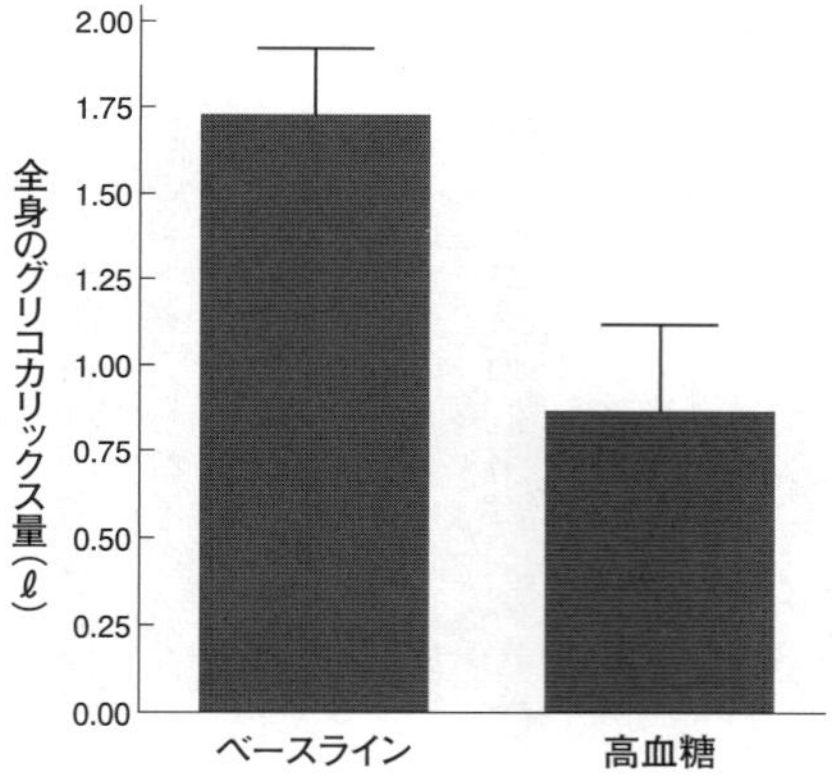

出典：Nieuwdorp, M. et al. (2006, Feb)

資料21　1型糖尿病の有無とグリコカリックスの厚さの関係

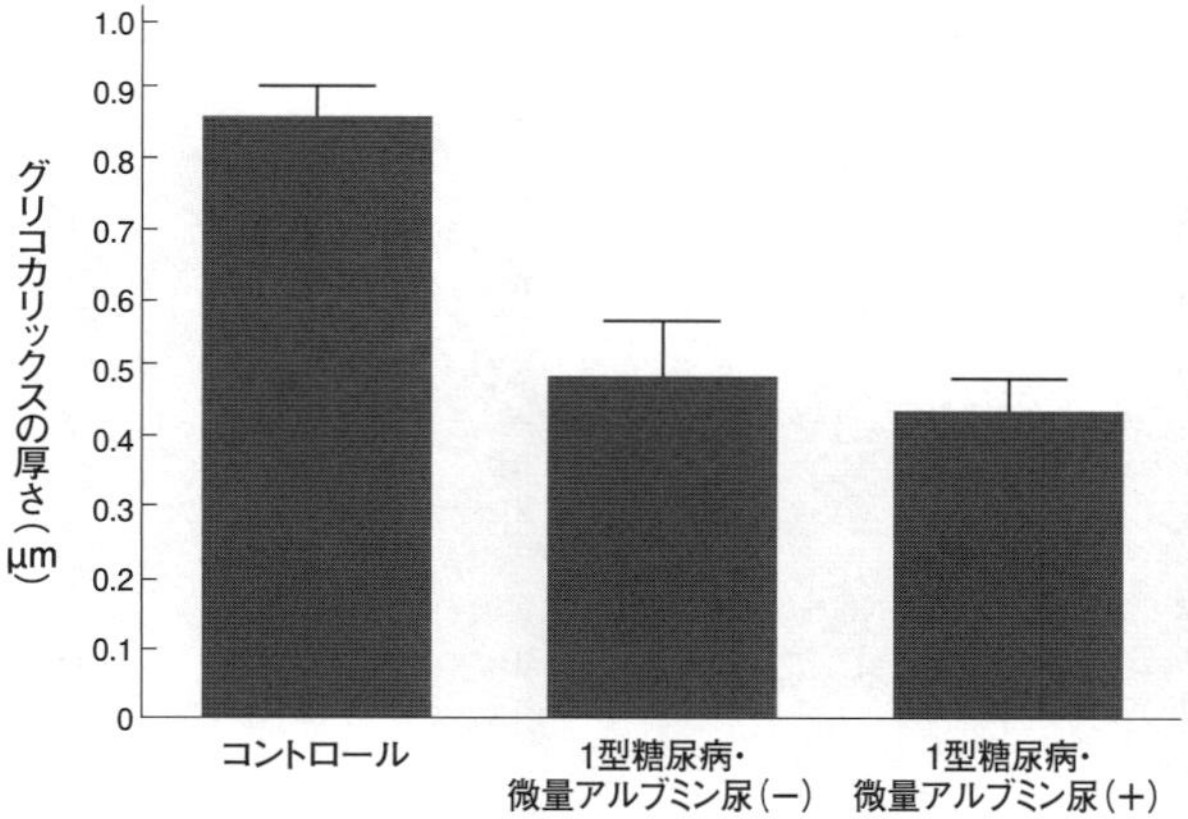

出典：Nieuwdorp, M. et al. (2006, Apr)

グリコカリックスが減ると、血管は傷害を受けやすくなり、心血管疾患をもたらすと考えられている。食後高血糖が血管を傷つけるということは、グリコカリックスを減少させたことにより起きると考えられる。

グリコカリックスの役割は、血管透過性障壁の維持、血管拡張作用のある一酸化窒素生産の仲介、スーパーオキシドジスムターゼなどの抗酸化物質による血管保護、凝固阻害因子の保持、白血球接着の防止、炎症反応の調節などと考えられている。

グリコカリックスの低下は、外傷や手術などでも起きるが、高血糖や酸化ストレス、炎症でも起きる。つまり、自分でコントロールできるのは高血糖の防止だけである。

酸化ストレスや炎症は、高血糖、高インスリン血症によって起きるものも多いので、糖質過剰摂取を止めるとグリコカリックスを保護しやすくなる。

グリコカリックスがダメージを受けた場合の影響としては、血管透過性が亢進し、それによる浮腫、血小板凝集、凝固の亢進、炎症、血管反応性の喪失などがある。足がむくみやすい人は、もしかしたら糖質過剰摂取でグリコカリックスが減少し、血管透過性が亢進しているのかもしれない。

さらに、冷え性で悩んでいる人も多いと思うが、微小血管の血液の流れは、グリコカリックスが少なくなると低下してしまう。オランダでの６６７３人を対象とした研究で、グリコカリックスの減少と微小血管の血液の流れの低下の関連を認めたのである。

(Lee,DH. et al. Deeper penetration of erythrocytes into the endothelial glycocalyx is associated with impaired microvascular perfusion. PLoS One. 2014,May 9;9(5):e96477.)

つまり、心血管疾患のような大きな病気だけでなく、日常感じるむくみや冷え性の大きな原因の一つも、糖質過剰摂取といえる。

また高血糖は、下肢などの静脈が血栓で詰まる深部静脈血栓症を2倍以上起こりやすくし、整形外科の人工膝関節置換術の手術時に肺の血管が詰まってしまう肺塞栓症のリスクを３・２倍増加させる。

(Hermanides,J. et al. Venous thrombosis is associated with hyperglycemia at diagnosis: a case-control study. J Thromb Haemost. 2009,Jun;7(6):945-9.)

(Mraovic,B. et al. Preadmission hyperglycemia is an independent risk factor for in-hospital symptomatic pulmonary embolism after major orthopedic surgery. J Arthroplasty. 2010,Jan;25(1):64-70.)

動脈硬化や心血管疾患も、コレステロールが原因ではなく、糖質過剰症候群である。

【非アルコール性脂肪肝】――全世界で増加

現在、脂肪肝が非常に増加している。脂肪肝のうち、アルコールをそれほど飲まないのに肝臓が脂肪肝になってしまうのを「非アルコール性脂肪肝」と言う。

糖質は肝臓での脂肪合成を促進するが、糖質の中で果糖が最も肝臓での脂肪合成を増加させ、肝臓に蓄積する脂肪を増やす。果糖が摂取エネルギーの5%の食事と比較すると、果糖が25%の食事では、たった9日間で37%も肝臓の脂肪が増加するのである。

(Schwarz,J.M. et al. Effect of a High-Fructose Weight-Maintaining Diet on Lipogenesis and Liver Fat. J Clin Endocrinol Metab. 2015,Jun;100(6):2434-42.)

狩猟採集生活で食べるものが少なく、飢えた状態であれば、果糖はグリコーゲンの形でエネルギーを溜め込むのに有益であるが、現在のような食べるものが豊富にある生活では、果糖は脂肪になってしまい、脂肪肝を作り出す。

左の図(資料22)は、世界各国の非アルコール性脂肪肝の有病率である。

(Sayiner,M. et al. Epidemiology of Nonalcoholic Fatty Liver Disease and Nonalcoholic Steatohepatitis in the United States and the Rest of the World. Clin Liver Dis.

資料22　各国の非アルコール性脂肪肝の有病率

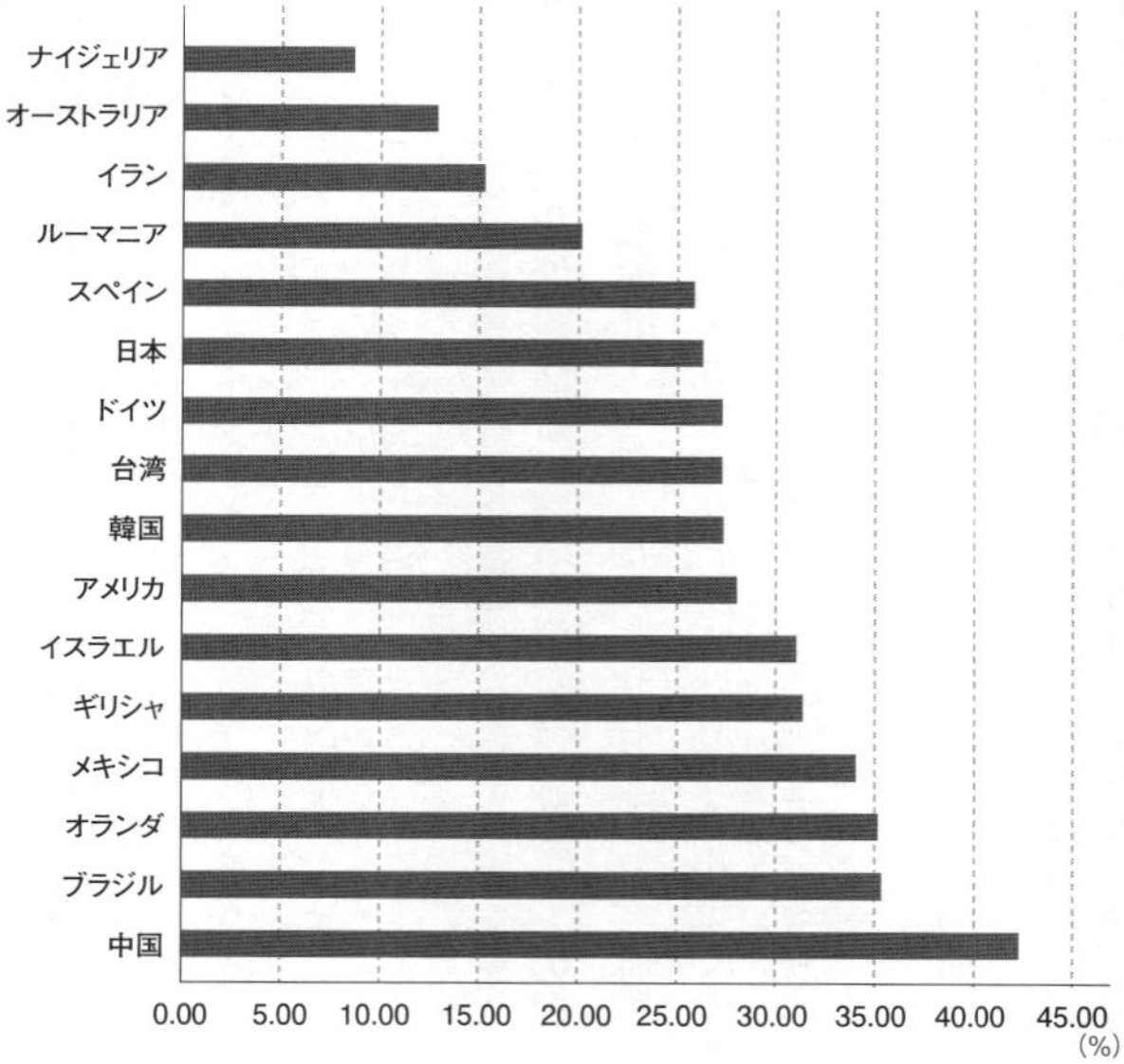

出典：Sayiner, M. et al. (2016)

2016,May;20(2):205-14.)

世界全体での有病率は25％であり、過体重や肥満の人の60％、そして過体重の子どもでさえ30％が非アルコール性脂肪肝であると言われている。日本も決して低い割合ではない。

非アルコール性脂肪肝の経過は、単純な脂肪症のうち10～30％の症例で非アルコール性脂肪肝炎（NASH）に進行し、NASHを患う患者の10～15％が肝線維症およびその後の肝硬変を発症、そしてその10～25％が肝臓がん、40％が肝不全になると言われている。アメリカでは現在、若い世代の肝臓移植が激増している。ＮＡＳＨで行われた肝臓移植の数は、２００２年での肝臓移植全体の０・53%から、２０１２年には４・46%と9倍に増加している。

(Doycheva,I. et al. Nonalcoholic Steatohepatitis is the Most Rapidly Increasing Indication for Liver Transplantation in Young Adults in the United States. J Clin Gastroenterol. 2018, Apr;52(4):339-346.)

非アルコール性脂肪肝と、糖尿病やがん、脳萎縮との関係

糖尿病の60%が非アルコール性脂肪肝であり、肝臓の生検を受けた糖尿病の65%にＮＡＳＨを認める。非アルコール性脂肪肝は心血管疾患での死亡率が高くなる。

(Zobair,M. et al. The Epidemiology of Nonalcoholic Steatohepatitis. Clinical Liver Disease. 2018, Apr;11(4) :92-94.)

非アルコール性脂肪肝の発症は糖質摂取量と関連している。２週間にわたり、50%の糖質を含んだ低カロリー食と比較して、糖質摂取量を１日26ｇにした糖質制限食の場合では肝臓の中性脂肪は大きく減少し、低カロリー食では28%の減少だったが、糖質制限食で55%も減

少した。

（Gonzalez,C. et al. Hepatic Steatosis, Carbohydrate Intake, and Food Quotient in Patients with NAFLD. Int J Endocrinol. 2013,2013:428542.）

（Browning,JD. et al. Short-term weight loss and hepatic triglyceride reduction: evidence of a metabolic advantage with dietary carbohydrate restriction. Am J Clin Nutr. 2011,May; 93(5): 1048-1052.）

またもちろん、インスリン抵抗性、メタボリックシンドローム、肥満との関連も認める。

非アルコール性脂肪肝は男性の大腸直腸がん、女性の乳がんのリスクを約2倍に、男女合わせた肝臓がんのリスクを16倍以上に増加させる。

（Kim,GA. et al. Association between non-alcoholic fatty liver disease and cancer incidence rate. J Hepatol. 2018, Jan; 68(1) :140 - 146.）

非アルコール性脂肪肝があると脳が萎縮する。つまり、脂肪肝があれば早く脳が老化するのである。

７６６人を対象に、その中の１３７人の非アルコール性脂肪肝の人を調べてみた研究では、非アルコール性脂肪肝に伴う推定脳老化年数は、非アルコール性脂肪肝がない人と比較すると、60歳未満の人では7・3歳も脳が老化しているという結果であった。60～74歳では4・3歳、75歳以上では1・5歳の老化であった。

脂肪肝が脳を萎縮させるのではない。脳を萎縮させる原因と脂肪肝の原因が同じであるからである。

(Weinstein,G. et al. Association of Nonalcoholic Fatty Liver Disease With Lower Brain Volume in Healthy Middle-aged Adults in the Framingham Study. JAMA Neurol. 2018,75(1):97-104.)

さらに糖質過剰摂取をしている人がアルコールを摂取すれば、糖質とアルコールによって肝臓はダブルパンチを受けてしまう。糖質制限するだけではなく、アルコールはほどほどにした方がよい。

【がん】――がん細胞は糖質好き

左の図(資料23)はがんの罹患率である。

現在、がんの死亡率は医療の進歩により減少傾向にあるが、罹患率はどんどん増えている。よく、寿命が延びたからがんが増えたと言う人もいるが、75歳未満のがん患者もどんどん増

資料23　がんの罹患率の推移

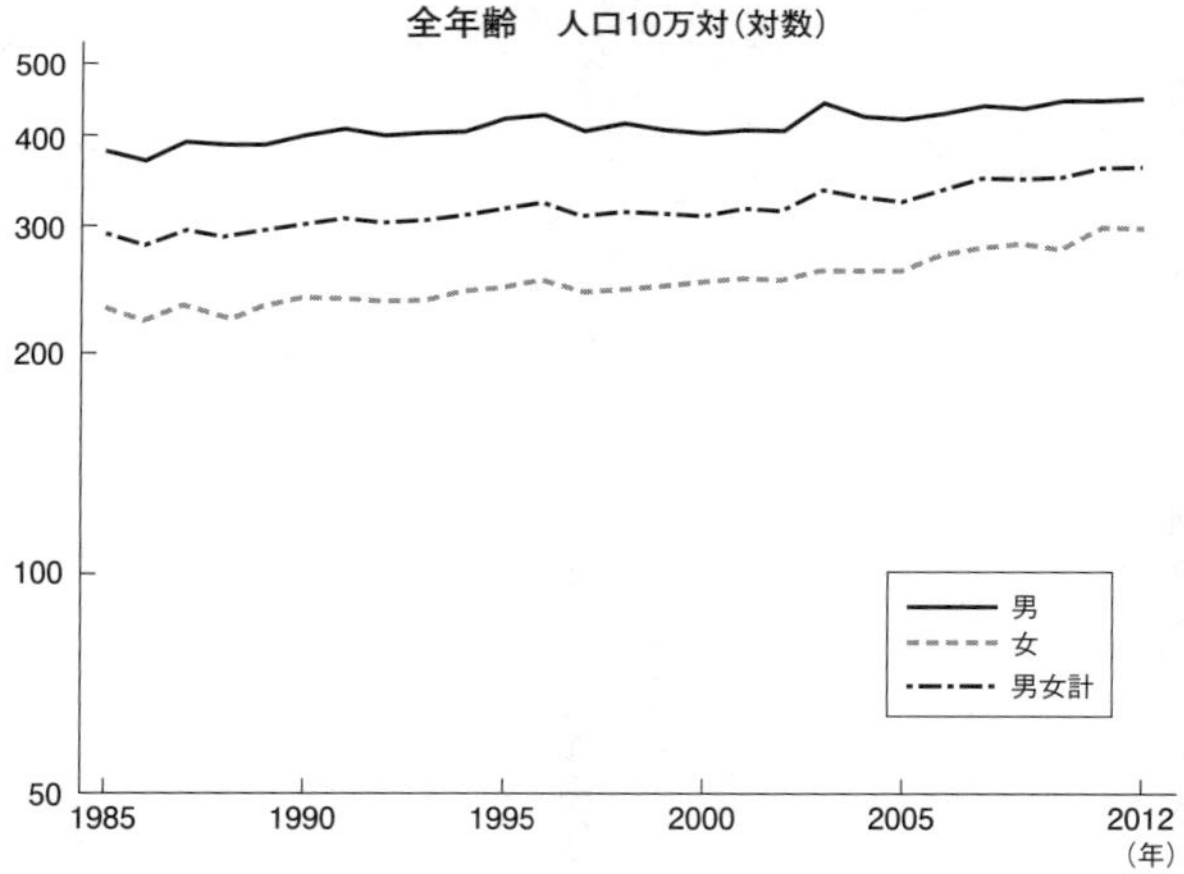

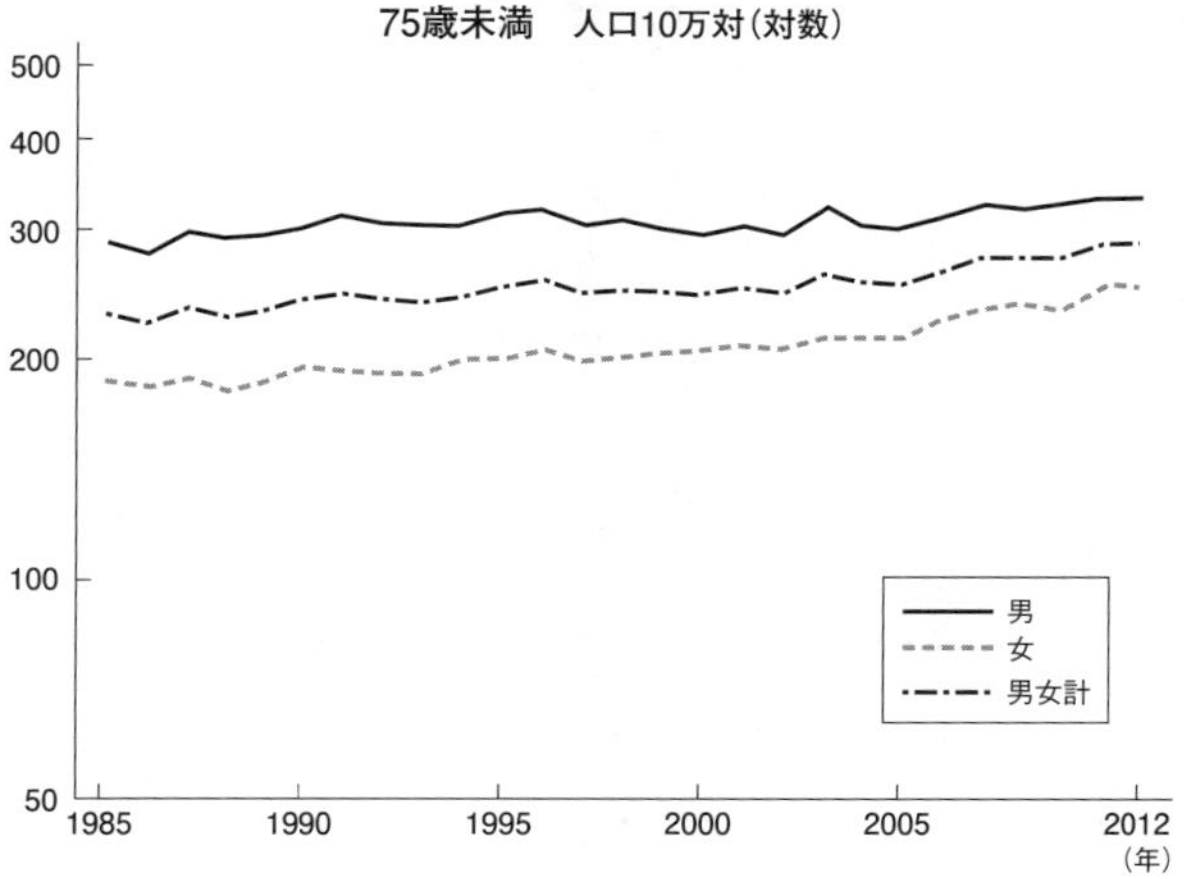

出典：国立がん研究センター「がんの統計'17」

えているのである。

がんのエサは糖質である。ただ、がん細胞によっては、糖質がなくなると他のものをエネルギーにできるようになるがん細胞もあるようで、全てのがんを最終的に完全に殲滅《せんめつ》することは難しいかもしれないが、糖質をできる限り減らせれば、がん細胞はかなり弱ると考えられ、かなりの長期間がんと共存できる可能性がある。場合によっては他の治療との併用で、がん細胞が消えることも期待できる。

しかし、なにより、がんを発症しないようにすることが最も大切である。

がん細胞は、ブドウ糖を使って、「嫌気的解糖」という非常に効率の悪いエネルギー生産を行っている。それでいて、がん細胞はどんどん増殖するので、通常の細胞の何倍ものブドウ糖を必要とする。だから、糖質過剰摂取はがん細胞から見ると大歓迎なのである。

がんを早期発見するための検査でもあるPET検査というものがある。この検査は、がん細胞がブドウ糖を好んで大量に取り込むことを利用した検査である。がん細胞の糖質好きは医療では常識である。

高血糖や高インスリン血症、HDLコレステロール値の低下は、発がんリスクを増加させる。これらはすべて糖質過剰摂取で起きる。

(Jafri,H. et al. Baseline and on-treatment high-density lipoprotein cholesterol and the risk of cancer in randomized controlled trials of lipid-altering therapy. J Am Coll Cardiol. 2010,Jun 22;55(25):2846-54.)

症例報告ではあるものの、ケトン食によりがんの進行をコントロールすることが可能だというくつもの報告がある。ケトン食は糖質制限食の糖質をさらに少なくし、極端に高脂肪食にした食事だと考えればよい。ケトン食を食べると、体の中に大量のケトン体（脂肪が分解されてできる物質）が合成される。人間の正常細胞はケトン体を十分にエネルギーにできるが、がん細胞は通常ではケトン体を使えないのである。

高血糖による免疫機能の低下ががんを暴走させる

ご存じの方も多いと思うが、２０１８年のノーベル医学・生理学賞を受賞した本庶佑《ほんじょたすく》・京都大学特別教授が発見した、免疫を担うT細胞の表面にある「ＰＤ‐１」というタンパク質がある。このＰＤ‐１と、がん細胞の表面にある「ＰＤ‐Ｌ１」がくっつくと、免疫にブレーキがかかり、免疫機能が抑制される。

この発見により開発されたニボルマブ（商品名：オプジーボ）は、このＰＤ‐１の働きを阻害する免疫チェックポイント阻害薬と言われる薬の一種である。

ＰＤ‐１とくっつくＰＤ‐Ｌ１は、がん細胞以外にも、体の多くの免疫を担う細胞表面にも存在している。正常な状態でもＰＤ‐１やＰＤ‐Ｌ１は存在しているが、細胞表面にＰＤ‐Ｌ１がたくさん存在すれば、ＰＤ‐１とくっつきやすいと思われる。

つまり、がん細胞は多くのＰＤ‐Ｌ１を発現するメカニズムを持っていると考えられる。

がん細胞の代謝の調節の中心的な役割の一つを担っていると考えられるのは、解糖系（ブドウ糖からピルビン酸となる過程でエネルギーを作り出す代謝）で最終的な反応に必要な、ピルビン酸キナーゼＭ２（ＰＫＭ２）という酵素である。このＰＫＭ２は高血糖に曝されると活性が低下する。

一方、免疫のマクロファージという細胞にも、ＰＤ‐Ｌ１は存在している。マクロファージは細菌やウイルス、死んだ細胞などの異物を取り込む食作用を示すだけでなく、抗原提示という機能を持つ。抗原提示とは、取り込んだ異物を分解した一部を細胞の表面に提示し、それを免疫反応の司令塔であるＴ細胞などが認識して、免疫機能を活性化させる仕組みである。

Ｔ細胞のＰＤ‐１とマクロファージのＰＤ‐Ｌ１がくっついてしまうと、Ｔ細胞は活性化せずに免疫機能を示さない。そして、ＰＫＭ２はＰＤ‐Ｌ１発現量を調節している。ＰＫＭ２の活性低下はＰＤ‐Ｌ１発現を増加させるのである。アテローム性動脈硬化症のプラークに存在するマクロファージも、このＰＤ‐Ｌ１を多く発現しているので、アテローム性動脈硬化症にも免疫機能低下が関連している可能性が考えられる。

つまり、高血糖によりＰＫＭ２活性の低下が起こり、それによりマクロファージのＰＤ‐Ｌ１の発現量が増加し、そのＰＤ‐Ｌ１とＴ細胞のＰＤ‐１がくっついてしまい免疫機能が妨げられるのである。

がんと帯状疱疹、糖尿病と帯状疱疹の共通点

帯状疱疹という病気がある。子どもの頃に感染した水痘（水ぼうそう）のウイルスがそのまま体の中に潜んでおり、大人になってから、体調や免疫力の低下により、皮膚に痛みを伴う皮疹を起こす病気だ。その背景となる免疫機能の低下も、このＰＤ‐Ｌ１の過剰な発現がＴ細胞の免疫機能を低下させることに関連していると考えられる。

Ｔ細胞の力でウイルスは休眠状態になっていたが、ＰＤ‐Ｌ１の発現増加に伴い、Ｔ細胞の力が低下してしまい、解き放たれてしまうのである。ＰＤ‐Ｌ１の過剰な発現は、糖質過

剰摂取による高血糖により起こる。

（Watanabe,R. et al. Pyruvate controls the checkpoint inhibitor PD-L1 and suppresses T cell immunity. J Clin Invest. 2017,Jun 30;127(7):2725-2738.）

台湾の50歳以上の帯状疱疹の患者３万９７４３人と、帯状疱疹のない１万６２２９人を比較した研究では、帯状疱疹と診断された後、１年以内にがんに罹患するリスクは、58％増加した。帯状疱疹もがんも、背景にＰＤ‐Ｌ１の発現増加に伴ったＴ細胞の免疫機能の低下がある。

（Chiu,HF. et al. Herpes zoster and subsequent risk of cancer: a population-based study. J Epidemiol. 2013,23(3):205-10.）

38万４０１人の糖尿病患者と１５２万１６０４人の対照群とを比較した研究では、糖尿病患者の帯状疱疹のリスクは３倍以上であった。

(Guignard,AP. et al. Risk of herpes zoster among diabetics: a matched cohort study in a US insurance claim database before introduction of vaccination, 1997-2006. Infection. 2014,Aug;42(4):729-35.）

結局、糖質過剰摂取が免疫機能を低下させているのである。

そう考えると、ケトン食ががんに効果がある可能性は十分に納得できる。ケトン食で徹底的に糖質を減らし、がん細胞などへの糖質供給量を可能な限り少なくすれば、ＰＤ－Ｌ１の発現量が低下し、免疫機能が高まると考えられる。

高額で、ときに非常に強い副作用を示す免疫チェックポイント阻害薬を使うよりも、副作用が非常に少ないケトン食をまずは行うべきではないだろうか。

インスリンとがん

よく引き合いに出されるイヌイットという北極圏に住む先住民族は、以前、アザラシやクジラ、トナカイなどの高タンパク質高脂肪食を食べており、糖質はほとんど摂っていなかった。その頃は非常にがんが少なかったが、食事が西欧化すると、がんの発症が急激に増加したのである。食事の変化で起きたことは、３大栄養素の中の糖質の増加だけである。もちろん、脂質の質が悪くなったり、その他ビタミンなどの摂取量が低下した可能性も否定はできない。

次の表（資料24）は、非糖尿病の患者を１として、糖尿病と主ながんの相対的なリスクを表している。

資料24　糖尿病患者におけるがんの相対リスク

	相対リスク
胃がん	1.19
大腸がん	1.30
肝臓がん	2.50
すい臓がん	1.82
乳がん	1.20
子宮内膜がん	2.10
前立腺がん	0.84
膀胱がん	1.24

出典：糖尿病と癌に関する委員会 (2013)

（糖尿病と癌に関する委員会、糖尿病と癌に関する委員会報告、『糖尿病』2013;56:374-90）

前立腺がん以外は全て糖尿病の方がリスクが高いのである。

(Sasazuki,S. et al. Diabetes mellitus and cancer risk: Pooled analysis of eight cohort studies in Japan. Cancer Sci. 2013,Nov;104(11):1499-507.)

インスリンとＩＧＦ－１（インスリン様成長因子1）は、前にも述べたようにがん細胞の増殖を促進する。糖尿病でインスリンの注射をしている人にがん発生が多いのは当然である。インスリン使用でのがん関連の死亡率は約2倍にもなる。

(Bowker,SL. et al. Increased cancer-related mortality for patients with type 2 diabetes who use sulfonylureas or insulin. Diabetes Care. 2006,Feb;29(2):254-8.)

また、前立腺がんや乳がんなどのいくつかのがんでは、ＩＧＦ－１が増加していることがわかっている。

(Chan,JM. et al. Insulin-like growth factor-I (IGF-I) and IGF binding protein-3 as predictors of advanced-stage prostate cancer. J Natl Cancer Inst. 2002,Jul 17;94(14):1099-106.)

(Hankinson,SE. et al. Circulating concentrations of insulin-like growth factor-I and risk of breast cancer. Lancet. 1998,May 9;351(9113):1393-6.)

(Ma,J. et al. Prospective study of colorectal cancer risk in men and plasma levels of insulin-like growth factor (IGF)-I and IGF-binding protein-3. J Natl Cancer Inst. 1999,Apr 7;91(7):620-5.)

当然、肥満もがんと強く結びついている。過体重や肥満は、少なくとも13種類のがんのリスク増加と関連している（13種類とは、髄膜腫、多発性骨髄腫、食道腺がん、甲状腺、閉経後の乳房、胆嚢、胃、肝臓、すい臓、腎臓、卵巣、子宮および大腸直腸である）。

がんによる死亡リスクは、男性の肝臓がんは、高度の肥満があると４・52倍にもなり、女性でも、腎臓がん4・75倍、子宮がん6・25倍である（資料25）。

(Calle,EE. Overweight, Obesity, and Mortality from Cancer in a Prospectively Studied Cohort of U.S. Adults. N Engl J Med.2003,348:1625-1638.)

アメリカでの全てのがんの40％は、過体重および肥満関連のがんであり、男性で24％、女性で55％である。２０１４年に新規に発症した過体重および肥満関連がんのうち、子宮内膜がん、卵巣がん、および閉経後の女性乳がんが42％を占めているため、女性のパーセンテージが高い。

(https://www.cdc.gov/mmwr/volumes/66/wr/mm6639e1.htm?s_cid=mm6639e1_e)

感染が関わるがんと糖質の関係

もちろん、がんを全て糖質過剰症候群と言うことには無理があるかもしれない。胃がんはピロリ菌、肝臓がんではウイルスが、がんの原因であるとわかっている。

しかし、胃がんや肝臓がんの糖尿病や肥満との関連を見ると、やはりここにおいても、それらの原因と同時に糖質過剰摂取が起きてはじめて、がん化する可能性があることがわかる。

アメリカ人の糖尿病のない７８２人を分析したところ、単純ヘルペスウイルス１型、水痘

資料25　肥満とがんによる死亡リスクの関係

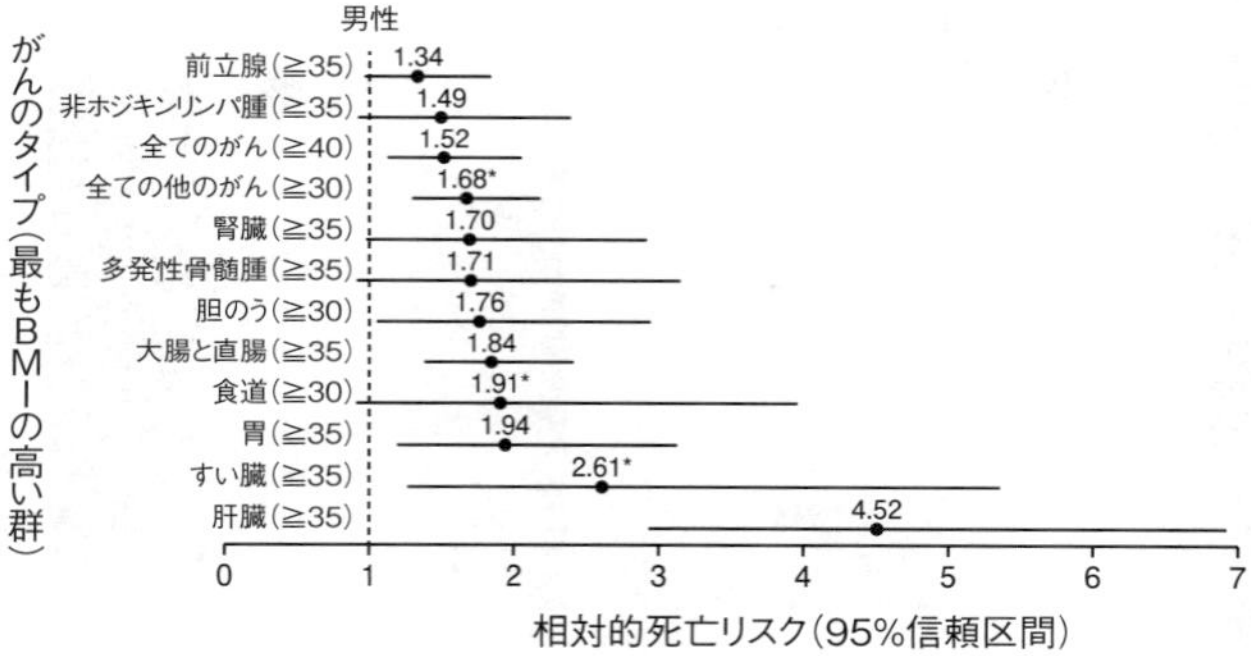

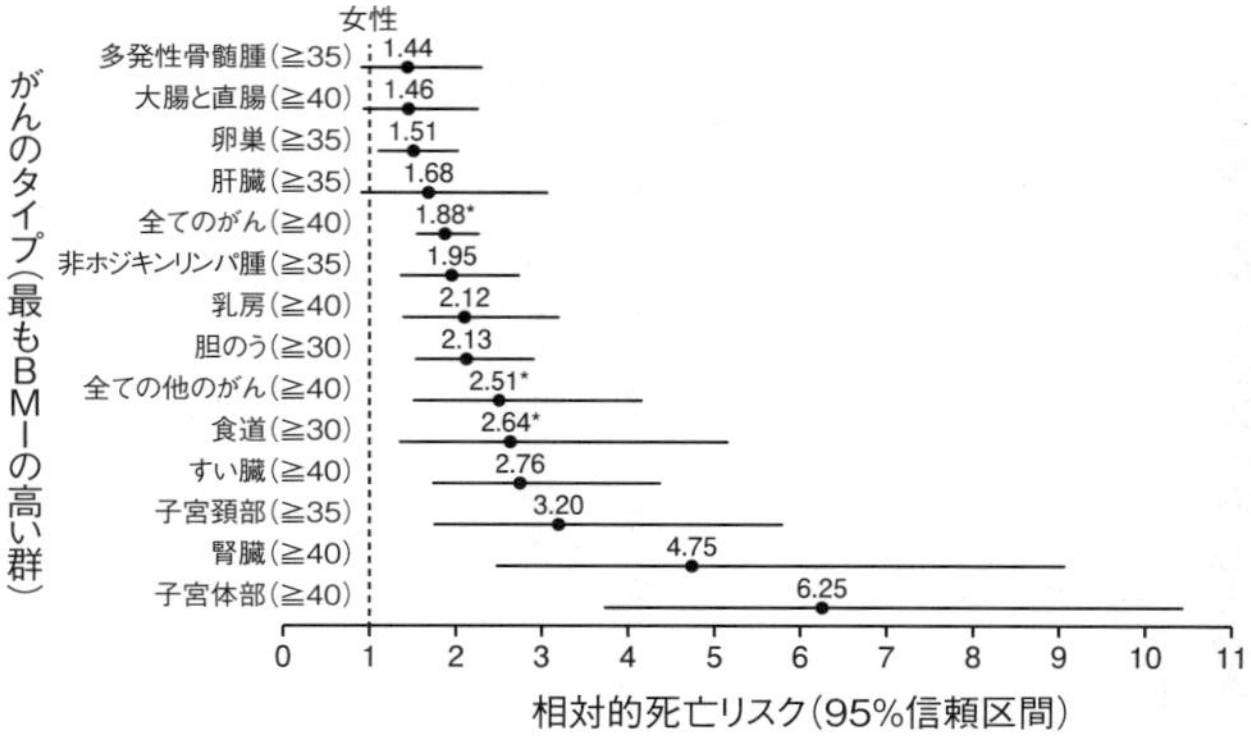

図は正常体重群に対する肥満群の相対的な死亡リスク。

出典：Calle, EE. (2003)

資料26　空腹時血糖値の高低によるピロリ菌感染の有無と胃がん発症リスクの関係

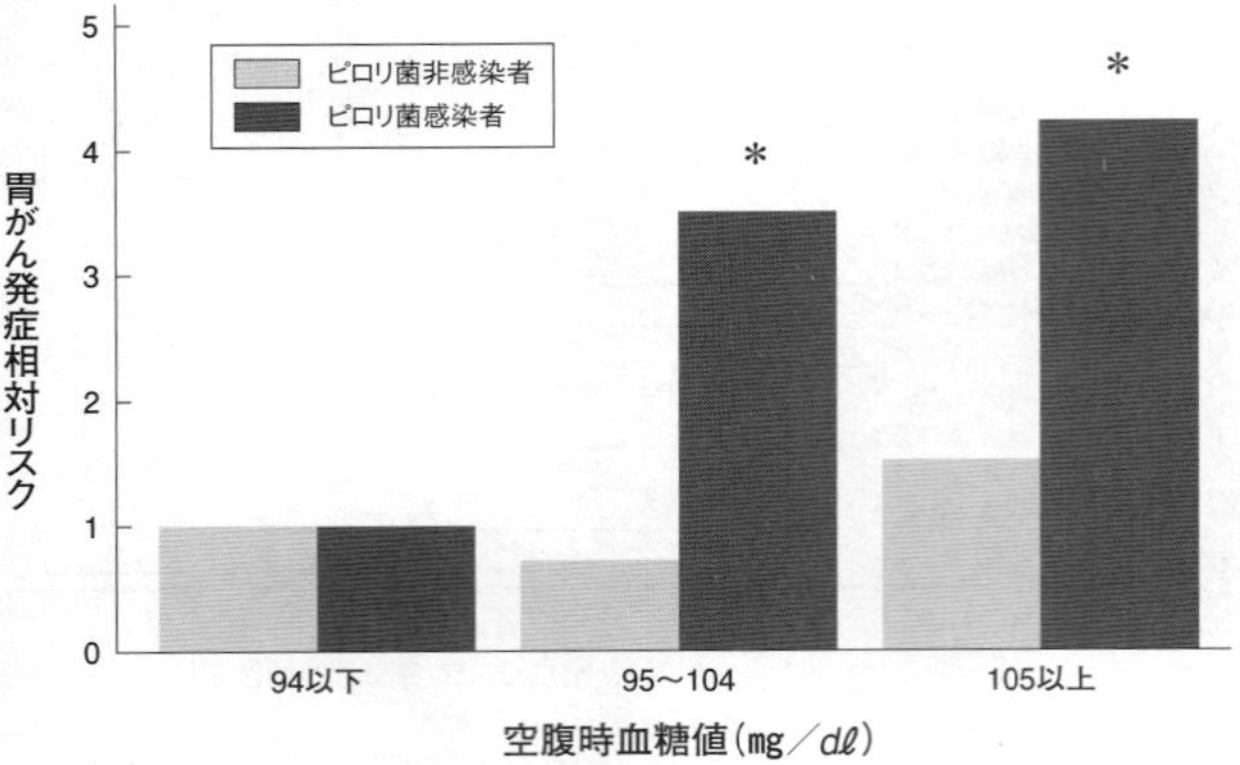

出典：Yamagata, H. et al. (2005)

ウイルス、サイトメガロウイルスの感染とは関連していなかったが、ピロリ菌に感染すると糖尿病の発症は2・7倍にもなった。ピロリ菌が起こす炎症によりインスリン抵抗性が増加し、そこに糖質過剰摂取が相まって、糖尿病、胃がんを引き起こすのではないかと考える。

（Helicobacter pylori Infection Is Associated With an Increased Rate of Diabetes. Diabetes Care. 2012,Mar;35(3):520-5)

前にも紹介した九州大学による久山町研究において、66人の胃がんの人を分析したものがある。それによると、空腹時高血糖に加えてピロリ菌の感染のある人の場合は、どちらもない人と比較すると、胃がんの発症リスクが、中等度の空腹時高血糖（95～104）で3・5倍、高度の空腹時高血糖（105以上）で4・2倍にもなった（資料26）。

このことは、ヘモグロビンエーワンシー（HbA1c）による分析でも同じであり、ピロリ菌に感染していてもHbA1cが6未満の人では、HbA1cが6未満かつピロリ菌に感染していない人と比較しても有意差はなかったが、HbA1cが6以上でピロリ菌感染のある人では、胃がんの発症が4倍にもなった。

（Yamagata,H. et al. Impact of fasting plasma glucose levels on gastric cancer incidence in a general Japanese population: the Hisayama study. Diabetes Care. 2005,Apr;28(4):789-94.）

（Ikeda,F. et al. Hyperglycemia increases risk of gastric cancer posed by Helicobacter pylori infection: a population-based cohort study. Gastroenterology. 2009,Apr;136(4):1234-41.）

つまり、胃がんや肝臓がんなどの感染が関わるがんは、糖質過剰摂取がなければ、がんにまでならない可能性が高い。他のがんだけでなく、感染が関わるがんも、糖質過剰症候群と考えられる。

【女性の病気――乳がん、子宮や卵巣の病気】

乳がんは非常に増加している。しかも若い人の間でも増加している。

上のグラフが乳がんの罹患率、下のグラフが乳がんによる死亡率である（資料27）。約30年前と比較しても、その増え方に驚いてしまう。特に20代後半から急に乳がんの罹患率が急上昇を始めることが非常に気になる。

乳がんで手術を受けた芸能人がテレビに復帰して、ふっくらとして健康を回復したように見えて、テレビの仕事とはいえ、モリモリ糖質たっぷりの食事をしているのを見ると、もう少し自分の体を大切にした方がよいのに、と思ったりする。乳がんの細胞には、インスリン受容体が正常の人の6倍も存在するのである。インスリンを過剰に分泌させることは避けた方がよい。

(Papa,V. et al. Elevated insulin receptor content in human breast cancer. J Clin Invest. 1990, Nov;86(5):1503-10.)

さらに乳がんの細胞は、正常細胞と違い、果糖を積極的に取り込むメカニズムを持っていると考えられている。

資料27　乳がんの罹患率、死亡率の推移

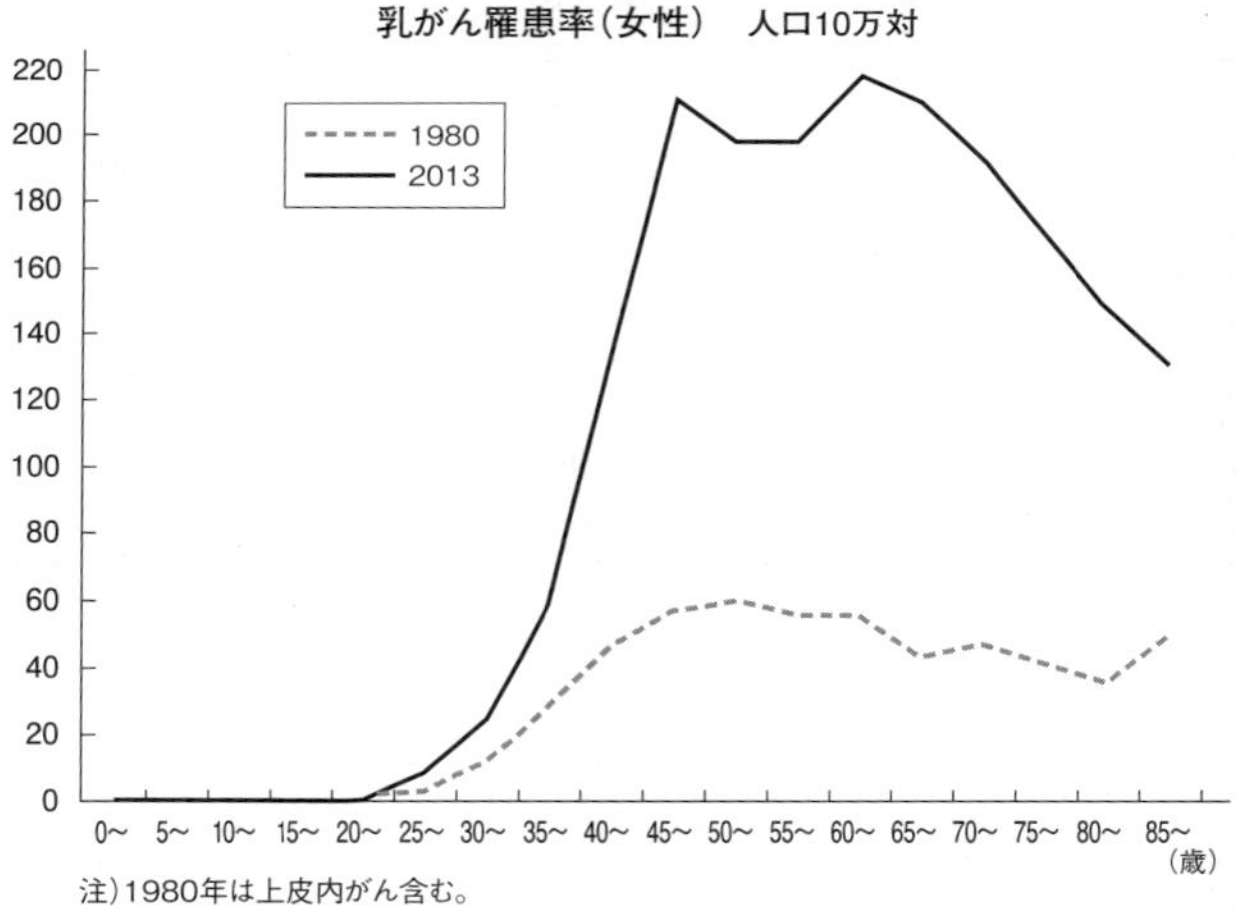

注）1980年は上皮内がん含む。

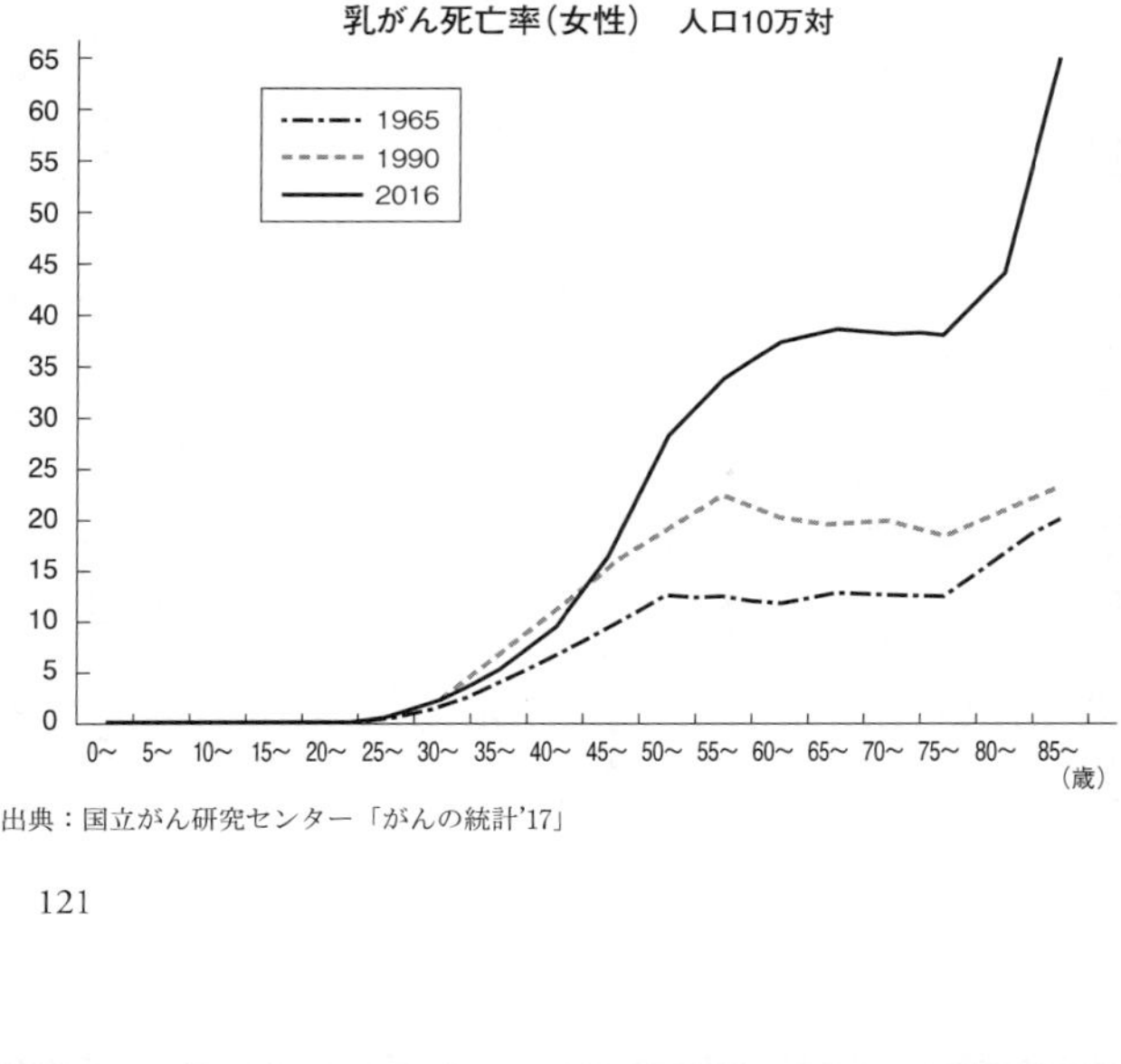

出典：国立がん研究センター「がんの統計'17」

資料28　IGF-1受容体の有無および糖質摂取と乳がん再発リスクとの関係

	乳がん 再発リスク
IGF-1受容体（+）	1.7倍
糖質摂取量の維持または増加	2倍
IGF-1受容体（+）かつ糖質摂取量の維持または増加	5.5倍

出典：Emond, JA. et al. (2014)

（Zamora-León,SP. Expression of the fructose transporter GLUT5 in human breast cancer. Proc Natl Acad Sci U S A. 1996,Mar 5;93(5):1847-52.）

また、乳がんの半分以上は、ＩＧＦ－１の受容体を持っている。それだけでも乳がんの再発リスクは１・７倍に増加し、そこに糖質摂取が加わるとさらに事態は深刻となり、乳がんの再発リスクは５・５倍まで激増する（資料28）。

（Emond,JA. et al. Risk of breast cancer recurrence associated with carbohydrate intake and tissue expression of IGFI receptor. Cancer Epidemiol Biomarkers Prev. 2014,Jul;23(7):1273-9.）

約１５０人のアメリカ人の乳がんの人を対象に

した研究では、血糖値が高くなりやすい乳がんの人では、血糖値が正常な人と比較すると、全生存期間が明らかに短くなり、腫瘍再発までの時間も短くなっていた。随時血糖値（食後3時間以上で空腹時ではない血糖値）が１２０㎎／$d\ell$以上になると、有意に生存率が低くなり、再発も早くなってしまうのである。

(Monzavi-Karbassi,B. et al. Pre-diagnosis blood glucose and prognosis in women with breast cancer. Cancer Metab. 2016,Apr 6;4:7.)

乳がんが糖質過剰症候群であることは疑いようがない。

女性特有の病気とＩＧＦとの関係

女性特有の病気とＩＧＦの関わりは非常に大きいと考えられる。高ＩＧＦ－１を示す女性は、乳がんをはじめ、子宮がんや卵巣がんのリスクが高くなる。

(Druckmann,R. and Rohr,UD. IGF-1 in gynaecology and obstetrics: update 2002. Maturitas.2002,Apr 15; 41 Suppl 1:S65-83.)

約４００人の乳がん患者と約６００人の対照群とを調べたところ、閉経前のＩＧＦ－１が最も高いグループは、低いグループと比較して、２倍以上乳がんのリスクが高くなっていた。

(Hankinson,SE. et al. Circulating concentrations of insulin-like growth factor-I and risk of breast cancer. Lancet. 1998,May 9;351(9113):1393-6.)

日本人の子宮体がんの患者を調べたところ、ＩＧＦ－１はＢＭＩが高いほど増加し、閉経後の子宮体がんではＩＧＦ－１が有意に増加していた。

(Ayabe,T. et al. Increased circulating levels of insulin-like growth factor-I and decreased circulating levels of insulin-like growth factor binding protein-1 in postmenopausal women with endometrial cancer. Endocr J. 1997,Jun;44(3):419-24.)

将来、子宮頸がんになる可能性の高い、子宮頸部の前がん病変の患者２００人以上と、病変のない対照群の２００人以上の血中のＩＧＦ－１を調べたところ、ＩＧＦ－１が高いと、８倍以上、前がん病変になりやすくなることがわかった。

子宮頸がんはヒトパピローマウイルス（ＨＰＶ）が原因とされているが、ＩＧＦも大きく関わりがあると考えられている。

(Wu,X. et al. Serum levels of insulin-like growth factor I and risk of squamous intraepithelial lesions of the cervix. Clin Cancer Res. 2003,Aug 15;9(9):3356-61.)

また、卵巣の良性の腫瘍に比べて、悪性の腫瘍の中の液に含まれるＩＧＦ－１は、２倍以上である。

(Karasik,A. et al. Insulin-like growth factor-I (IGF-I) and IGF-binding protein-2 are increased in cyst fluids of epithelial ovarian cancer. J Clin Endocrinol Metab. 1994,Feb;78(2):271-6.)

これは食事アンケートによる研究なので、強いエビデンスではないが、イタリアの４つの地域で入院した２５６９人の乳がんと１０３１人の卵巣がんの人と、３０００人以上の対照群とを分析すると、でんぷんの糖質が最も豊富な食事は、最もでんぷんが少ない食事と比較して、乳がんで34%、卵巣がんで85%発症しやすくなることがわかった。

(Edefonti,V. et al. Nutrient dietary patterns and the risk of breast and ovarian cancers. Int J Cancer. 2008,Feb 1; 122(3):609-13.)

【子宮筋腫や子宮内膜症】――インスリンとＩＧＦ－１との関係

婦人科の病気として最近多いのが、子宮筋腫や子宮内膜症である。

子宮は妊娠したときに、胎児の成長に合わせてものすごく大きくなる。つまり、女性特有の臓器の細胞は、増殖しやすい素因を持った臓器である。糖質過剰摂取により高インスリン血症、高ＩＧＦ－１血症になるが、大量のインスリンとＩＧＦ－１には細胞増殖性があり、成長因子としても働くのである。

そうすると、その大量のインスリンとＩＧＦ－１に感受性を持った人では、どんどんと子宮の組織が異常増殖すると考えられる。もちろん女性ホルモンのエストロゲンも、筋腫の発育などに大きく関わると考えられているが、インスリンやＩＧＦ－１は、そのエストロゲンを増加させるのである。

子宮筋腫は最も一般的な良性腫瘍であり、生殖期間中の20～30％の女性に認められる。子宮筋腫を持つ女性では、高血糖および低ＨＤＬコレステロールとなることが多く、メタボリックシンドロームの罹患率は高い傾向がある。子宮筋腫のサイズは肥満があると大きく、空腹時高血糖も関連している。メタボリックシンドロームがあると、子宮筋腫の数も多くなる。3個以上の筋腫がある女性は、1個しかない女性と比較すると、肥満があり、血圧は高く、空腹時高血糖、高中性脂肪、低ＨＤＬコレステロールである。子宮筋腫のリスク増加は高血糖に最も関連しているという報告もある。

（Tak,YJ. et al. Association between uterine leiomyoma and metabolic syndrome in parous premenopausal women. Medicine (Baltimore). 2016,Nov; 95(46): e532.）

さらに、高血糖によって炎症が加わるので、お腹の中で子宮と周りの組織が癒着を起こし、痛みの原因になってしまうと考えられる。

ＩＧＦ－１は、エストロゲンの作用の下で、子宮内膜細胞の分化に役割を果たしていると考えられている。重症の子宮内膜症の子宮内膜ではＩＧＦ－１が高値を示すなど、子宮内膜症にも大きく関わっていることが考えられる。

また、40歳以下の子宮内膜症の女性は、同じ年齢層の子宮内膜症のない女性と比較して、心臓発作、胸痛、または閉塞した動脈の治療を必要とする確率が３倍にもなる。心血管疾患とのリンクは、糖質過剰症候群であれば当然である。

(Mu,F. et al. Endometriosis and Risk of Coronary Heart Disease. Circ Cardiovasc Qual Outcomes. 2016,May;9(3):257-64.)

【生理痛、月経困難症】

生理痛は狩猟採集生活の時代にも存在したのであろうか。１か月に何日間もひどい痛みを訴える女性が、子孫を残す母親の対象になってきたか、ということを考えると、なかなか厳しかったかもしれない。そうすると、生理痛のあるなしには遺伝子的な背景は少ないと思われる。

激しい生理痛やその他の症状で日常生活に支障をきたす月経困難症の有病率の報告は、20～90％と非常に幅広い範囲である。アメリカの２５６１人の女性を対象にした研究では、１日に糖質であるパン、食用砂糖、ソーダ、チョコレート、アイスクリーム、スイーツを４回以上摂取したと報告した女性では55・61％が、毎日のそれらの糖質の摂取を報告しなかった女性では44・39％が、月経困難症の著しい増加を報告した。糖質摂取量が非常に多いと月経困難症を起こしやすい。

(Gagua,T. et al. Primary dysmenorrhea: prevalence in adolescent population of Tbilisi, Georgia and risk factors. J Turk Ger Gynecol Assoc. 2012,13(3): 162-168.)

また、トルコの８５７人の女性の学生を対象にした研究でも、過度の糖質摂取をしている女性では、月経困難症を１・８倍起こしやすかった。

(Ozerdogan,N.et al. Prevalence and predictors of dysmenorrhea among students at a university in Turkey. Int J Gynaecol Obstet. 2009,Oct;107(1):39-43.)

子宮筋腫も子宮内膜症も、ひどい生理痛を伴うことが多い。高血糖による炎症も加われば痛みはさらに増す可能性もある。鎮痛剤で生理痛をごまかしていると、その裏で病気が進行していているかもしれない。

一般に、糖質制限を行うと生理痛が非常に減少するということが多く認められる。激しい生理痛、月経困難症は子宮の悲鳴なのかもしれない。それらの多くは、糖質過剰症候群である可能性がある。

【多嚢胞性卵巣症候群（PCOS）】

卵巣に小さな卵胞がたくさんできて、排卵障害を起こす、多嚢胞性卵巣症候群（PCOS）の患者は、IGF-1の増加を伴うインスリン抵抗性を示す。IGF-1およびインスリンは両方とも、卵巣の男性ホルモン産生の強力な刺激因子であり、PCOSの女性は男性ホルモンの増加を示し、毛が濃くなったり、ひげが生えたり、ニキビができやすくなったり、声が低くなるなどの症状がある。PCOSの女性の約30～75%が肥満であるし、卵巣のAGEs（終末糖化産物）の蓄積が酸化ストレスを増加させ、卵巣機能不全をもたらし、無月経をもたらす。

(Merhi,Z. Advanced glycation end products and their relevance in female reproduction. Hum Reprod. 2014,Jan;29(1):135-45.)

さらにＰＣＯＳの女性では、子宮がんや卵巣がんのリスクが増加する。11件の研究のメタアナリシスでは、ＰＣＯＳの女性の子宮がんの起こりやすさは4倍以上、卵巣がんの起こりやすさは２・５倍以上である。ＰＣＯＳも婦人科のがんも、糖質過剰症候群であるといえよう。

（Barry,JA. et al. Risk of endometrial, ovarian and breast cancer in women with polycystic ovary syndrome: a systematic review and meta-analysis. Hum Reprod Update. 2014,Sep; 20(5): 748-758.）

ＰＣＯＳは認知症にもリンクしている。ＰＣＯＳの20代の女性は正常体重であっても、脳のブドウ糖の代謝率が低下している。数は少ないが、ＰＣＯＳの女性7人とＰＣＯＳのない女性11人を比較したところ、様々な違いを認めた。

ＰＣＯＳの女性は空腹時血糖が10％高く、インスリン抵抗性を表すＨＯＭＡ‐ＩＲが40％高く、男性ホルモンのテストステロンは約４倍であった。脳のＰＥＴ検査による脳のブドウ糖の代謝率は、ＰＣＯＳでは様々な部位で９～14％低下していた。そのパターンはアルツハイマー病と非常に似ているのである。ブドウ糖の代謝率はＨＯＭＡ‐ＩＲが高くなるほど低下していた。さらに、いくつかの脳の領域の容積は10～17％低下していたのである。そして、いくつかの認知機能のテストのスコアも低下していた。このような変化がすでに20代で起きている。糖質過剰症候群の恐ろしさである。

(Castellano,CA. et al. Regional Brain Glucose Hypometabolism in Young Women with Polycystic Ovary Syndrome: Possible Link to Mild Insulin Resistance. PLoS One. 2015,Dec 9;10(12):e0144116.)

テレビで女性の芸人たちが非常に活躍しているが、肥満体の女性も見かける。明らかに糖質過剰症候群と思われる。太っていることで笑いを取れるのであれば、それでよいと思っているかもしれない。ただ、肥満は様々な病気のリスクを非常に高めたり、命に関わることもあることに気付いていてほしいと思う。

【不妊症】――女性も男性も

結婚して、子どもが欲しいのに、できない夫婦が増えているように思う。少子化の現代では、なおさら不妊症は問題である。現在、日本では、不妊を心配したことがある夫婦の割合は35・0%、実際に不妊の検査や治療を受けたことがある夫婦は全体で18・2%、患者数は約50万人とも推計されている（厚生労働省「第15回出生動向基本調査」より）。

(http://www.ipss.go.jp/ps-doukou/j/doukou15/doukou15_gaiyo.asp)

なぜ、こんなにも妊娠しづらくなってしまったのであろうか？

進化の過程から考えると、全ての生物にとって、自己が生き延びることと子孫を残すことが重要な課題と捉えられる。どちらが重要かはそれぞれの生物によって違いはあるかもしれないが、子孫を残した後にすぐに死に至る生物もいることから、おそらく子孫を残すことがより重要で、その目的のために生物は進化をしてきたという側面があるのだ。そして人間以外の全ての動物は、赤ちゃんのときは別として、一生の間、死ぬまで、毎日ほぼ同じような食事をとっている。その食事を食べて、成長し、子孫を残してきた。

しかし、人間は現在、進化の過程では存在しなかったものまで作り出して食べている。脳が感じる美味しさを追求して、様々な食材を求めたり、様々な味付けをしている。進化の過程で人間の体がどのような代謝を獲得してきたか、ということを無視して、食事を変更してきたのだ。農耕が始まるまでの非常に長い時間に獲得してきた人間の代謝の仕組みのもとで脈々と子孫を残してきた、という事実を考えると、現在の食事が、この「子孫を残すこと」に大きな影響を与えていることは想像に難くない。

妊娠し母体の中で胎児が成長することを考えると、非常に複雑なメカニズムや代謝が関係し、その中で成長因子というのは非常に重要な役割があると考えられる。だから、進化の過程で築いてきた絶妙なバランスが崩れれば、妊娠が難しくなる可能性は高い。

不妊症の全てが糖質過剰症候群というのは言い過ぎであるが、これが占めている割合は決して小さくないと考えている。適切なＩＧＦ（インスリン様成長因子）が卵胞の成長に必要であり、不妊は卵胞や子宮内膜でのインスリン作用不全のみでも起こりうると考えられているため、全身的な異常を必ずしも伴う必要はない。

（太田博明監修、山岸昌一編集『ＡＧＥｓと老化――糖化制御からみたウェルエイジング』メディカルレビュー社、２０１３年）

つまり、全身的なインスリン抵抗性はもちろんのこと、卵胞などの局所的なインスリン抵抗性がミトコンドリア機能障害を起こし、不妊へとつながるのである。子宮内膜の局所的なインスリン抵抗性は、着床障害の一部の原因とも考えられる。

糖質過剰摂取によりＡＧＥｓが増加し、酸化ストレスも高まり、炎症も促進され、不妊のリスクが高くなるのである。

ＡＧＥｓが多いと妊娠しづらくなる

ＡＧＥｓの蓄積は、卵胞の成長を低下させ、妊娠率を低下させ、妊娠に成功したとしても妊娠の継続率が低下してしまう。不妊治療を行っている157人を対象にした研究では、ＡＧＥｓが多いグループは、ＡＧＥｓが少ないグループよりも採卵個数が40%以上少なく、受精も40%前後少なく、妊娠の継続率も80%以上少なかった。

(Jinno,M. et al. Advanced glycation end-products accumulation compromises embryonic development and achievement of pregnancy by assisted reproductive technology. Hum Reprod. 2011,Mar;26(3):604-10.)

アメリカの妊娠を計画している3828人の女性とその男性パートナー1045人の分析では、1日に1回以上糖質の入った飲み物を飲むと、妊娠の確率が女性で25%、男性で33%低下していた。

(Hatch,EE. et al. Intake of Sugar-sweetened Beverages and Fecundability in a North American Preconception Cohort. Epidemiology. 2018,May;29(3):369-378.)

前項で出てきた、不妊の原因になりやすいＰＣＯＳ（多嚢胞性卵巣症候群）は、全身のインスリン抵抗性が根底にある。無排卵性不妊症の70%はＰＣＯＳに関連している。無排卵の根底にある原因は、過剰なインスリンと男性ホルモンである。またPCOSではせっかく妊娠しても流産が通常よりも3倍多い。

また、子宮内膜症やPCOSでは、子宮内膜内において局所的にIGFレベルが低下し、不妊症を説明する可能性がある。子宮内膜症とPCOSの合併は珍しくはない。どちらも炎症を起こしやすいことを考えれば、その炎症による卵管癒着をもたらし、卵管障害による不妊の原因にもなる。

男性不妊とインスリン抵抗性

男性側ではどうであろうか。男性の不妊症の約60〜75%が原因不明とされている。しかし、原因不明の男性不妊では、インスリン抵抗性が認められている。原因不明だが精子の数に異常がある乏《ぼう》精子症で、ホルモン異常や性機能に問題がない男性160人と、前年に妊孕《にんよう》性（妊娠のしやすさ、妊娠する力）が確認されている79人を調べたところ、乏精子症のグループでは、正常なグループと比較して、空腹時のインスリン値やインスリン抵抗性を表すHOMA‐IRが約2・5倍高かった。男性側の不妊の原因にも、やはりインスリン抵抗性が大きく関わっている。男性版のPCOSである。

(Mansour,R. et al. Increased insulin resistance in men with unexplained infertility. Reprod Biomed Online. 2017,Nov;35(5):571-575.)

また、７４４人の不妊男性からのデータを分析したところ、不妊男性の約15％が、未診断の糖尿病予備軍と判定された。

(Boeri,L. et al. Undiagnosed prediabetes is highly prevalent in primary infertile men - results from a cross-sectional study. BJU Int. 2018,Oct 16.)

勃起不全（ＥＤ）もインスリン抵抗性との関連を指摘されている。ＥＤの男性の半分以上にインスリン抵抗性を認めている。

(Chen,S. et al. Insulin Resistance Is an Independent Determinate of ED in Young Adult Men. PLoS One. 2013,8(12): e83951.)

当然、糖尿病ではＥＤのリスクが高く、糖尿病のない人と比べると3・5倍にもなるのである。糖尿病は精子の質、機能にも影響を与える。

(Kouidrat,Y. et al. High prevalence of erectile dysfunction in diabetes: a systematic review and meta-analysis of 145 studies. Diabet Med. 2017,Sep;34(9):1185-1192.)

(Zhu,JZ. et al. Effects of diabetes mellitus on semen quality in adult men: a systematic review and meta-analysis. Int J Clin Exp Med.2017,10(8):11290-11303.）

このように、女性側にも男性側にも、糖質過剰摂取による高血糖、ＡＧＥｓの増加、インスリン抵抗性などによる不妊が起きていると考えられる。不妊治療も必要かもしれないが、糖質制限がまずは重要だと考えられる。

数は少ないが、不妊のＰＣＯＳの５人の女性が、１日20ｇ以下の糖質制限食を24週間行ったところ、空腹時インスリン値は50％以上低下し、男性ホルモンのテストステロンも30％低下した。そして、この研究期間中に２人が妊娠した。

（Mavropoulos,JC. et al. The effects of a low-carbohydrate, ketogenic diet on the polycystic ovary syndrome: a pilot study. Nutr Metab (Lond). 2005,Dec 16;2:35.）

スイーツ好きの若い男女は多い。しかし、そのスイーツは血糖値を上げ、ＡＧＥｓを増加させ、インスリン抵抗性を生み、体を傷つけ、子孫を残すための非常に重要な体内環境を狂わせていると思われる。

【妊娠糖尿病】――元々あったインスリン抵抗性がさらに高まる

無事に妊娠した後、お腹の中の胎児にも糖質過剰症候群が迫ってくる。まだ、生まれてもいない段階である。しかし、胎盤を通じて母体とつながった胎児は、母親の糖質過剰摂取の影響をまともに受けてしまう。

狩猟採集生活では、妊娠中も当然、糖質摂取量は非常に少なかった。だから食後高血糖は起こらず、インスリンの過剰な分泌もなかった。そのような母体の環境の中で胎児は成長できるように人間の体は作られている。逆に言えば、そのような母体の環境でなければ胎児はうまく育たない可能性すらある。

妊娠の経過が進んでいくにつれ、母体は自然とインスリン抵抗性になっていく。正常妊娠でもインスリン感受性が60％低下する。それは、ブドウ糖を自分の体で溜め込まず、胎児に優先して送るためだと考えられている。進化の過程では糖質摂取はほとんどなかったため、肝臓によるブドウ糖の産生は30％増加し、母体のインスリン抵抗性を増加させることにより、胎児にエネルギーを送るメカニズムを獲得したのである。

妊娠中に初めて発見される耐糖能異常である「妊娠糖尿病」の女性では、妊娠後期にインスリン感受性が有意に低下するが、それは妊娠前にすでに存在していたインスリン感受性の低下を反映している。

(Catalano,PM. Trying to understand gestational diabetes. Diabet Med. 2014,March;

31(3): 273–281.)

つまり、何もなかったのに妊娠したから妊娠糖尿病を発症したのではなく、元々気付かないうちにインスリン抵抗性を有していた人が、妊娠してさらにインスリン抵抗性が高まったために妊娠糖尿病になると考えられる。

妊娠糖尿病の人が、出産後、2型糖尿病になったり、心血管疾患を発症したり、乳がんなどのいくつかのがんのリスクが増加するのも、根本原因が同じなので当然である。

スウェーデンで妊娠糖尿病と診断された1324人の女性の分析では、妊娠糖尿病の人が出産後10年間で2型糖尿病や空腹時高血糖、食後高血糖などの耐糖能障害を有する割合は76%にも及んでいた。

(Wahlberg,J. et al. Most Women with Previous Gestational Diabetes Mellitus Have Impaired Glucose Metabolism after a Decade. Int J Mol Sci. 2018,Nov 23;19(12).)

【先天的な障害】——お腹の中での糖質過剰症候群

肥満の母親から生まれる子どもには先天的な障害が多い。高血糖、高インスリン血症が母親の肥満を招き、胎児の形態異常を誘発しやすくしていると考えられる(資料29)。

(Waller,DK. et al. Prepregnancy obesity as a risk factor for structural birth defects. Arch Pediatr Adolesc Med. 2007,Aug;161(8):745-50.)

もちろん、二分脊椎などは葉酸不足が原因と考えられているが、妊娠初期に葉酸不足になるような食事が問題である可能性や、インスリン抵抗性や糖尿病など、糖質過剰症候群が関わっている可能性が高いと思われる。

アメリカで行われた研究によると、1型糖尿病の母親から生まれる子どもにおける主要な形態異常の相対リスクは、非糖尿病の母親から生まれる子どもと比較して7・9倍であり、主要な中枢神経系と心血管系の形態異常の相対リスクは、それぞれ15・5倍と18・0倍であった。妊娠後期にインスリンを必要とする妊娠糖尿病の母親から生まれる子どもは、非糖尿病の母親の乳児よりも、心血管系に大きな欠陥がある可能性が20・6倍も高かった。

(Becerra,JE. et al. Diabetes Mellitus During Pregnancy and the Risks for Specific Birth Defects: A Population-Based Case-Control Study. Pediatrics. 1990,Jan;85(1):1-9.)

デンマークの糖尿病の母親の853人の乳児と非糖尿病の母親の1212人の乳児とを比較した研究によると、主要な形態異常の頻度は、糖尿病の母親の乳児で3倍高く、致命的な形態異常および複数の臓器の形態異常の頻度は、糖尿病の母親の乳児で約6倍にもなった。

資料29　肥満の母親から生まれる子の形態異常の起こりやすさ

	BMI30以上のオッズ比 （1より大きいとリスクが高くなる）
二分脊椎	2.10
心臓の欠損症	1.40
肛門閉鎖症	1.46
2度、3度の尿道下裂	1.33
四肢の欠損症	1.36
横隔膜ヘルニア	1.42
臍帯ヘルニア	1.63

出典：Waller,DK. et al.(2007)

（Mills,JL. Malformations in Infants of Diabetic Mothers. Birth Defects Res A Clin Mol Teratol. 2010,Oct; 88(10): 769-778.）

母親の血糖値が高いと、先天性心疾患を発症する可能性が最大5倍高くなる。高血糖に曝されると胎児の心臓の細胞は成熟が遅れるか、そのまま成熟できないままかで、いずれにせよ未成熟の細胞が多く生成されてしまう。

（Nakano,H. et al. Glucose inhibits cardiac muscle maturation through nucleotide biosynthesis. eLife. 2017,6:e29330.）

アメリカの1万9107人を分析した研究では、血糖値の10㎎／dℓ増加ごとに、赤ちゃんの先天性心疾患のリスクは約8％上昇していた。しかも、心臓の形態形成は、妊娠初期の妊娠週4～10週の間に起こり、その時期の高血糖が問題となっていたのである。普段からの高血糖回避が重要となると考えられる。

(Helle,EIT. et al. First Trimester Plasma Glucose Values in Women without Diabetes are Associated with Risk for Congenital Heart Disease in Offspring. J Pediatr. 2018,Apr;195:275-278.)

また、妊娠糖尿病では、早産、帝王切開や肩甲難産（肩甲骨が引っかかって難産となるもの）が増加し、巨大児が増える。

(Temming,LA. et al. Maternal and Perinatal Outcomes in Women with Insulin Resistance. Am J Perinatol. 2016,Jul;33(8):776-80.)

自閉症や発達の遅れ、肥満との関係

さらに、アメリカの41万9425人を分析した研究では、母親が1型糖尿病、2型糖尿病、妊娠糖尿病であると、糖尿病がない母親と比較して、自閉症児が増加していた。妊娠26週以前に診断された妊娠糖尿病で1・3倍、2型糖尿病で1・5倍、1型糖尿病では2・4倍以上であった。ただ、妊娠糖尿病が26週を過ぎて診断された場合には、糖尿病のない母親と自

資料30　母親の糖尿病の状態と子の自閉症発症率との関係

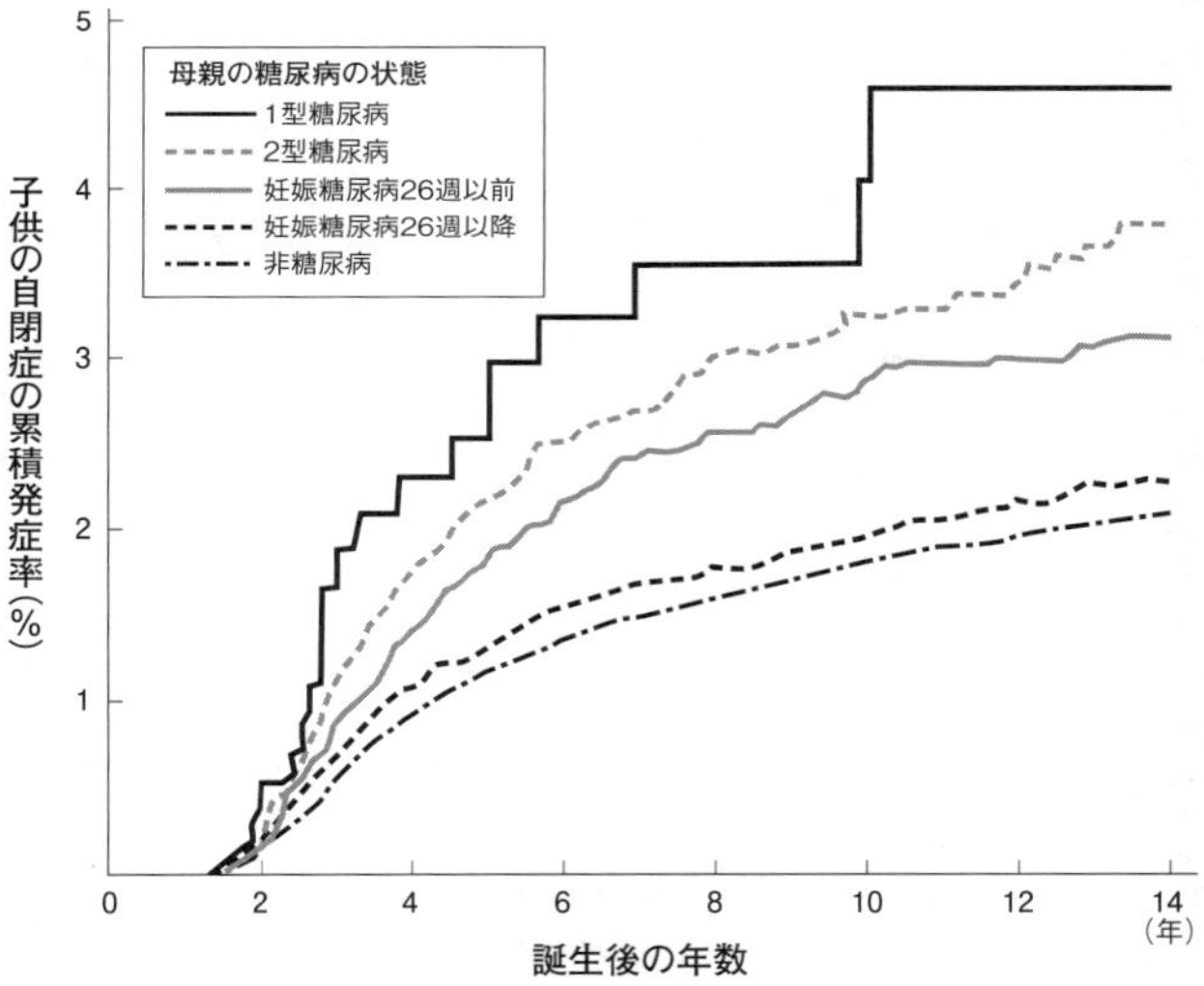

出典：Xiang, AH. et al. (2018)

閉症児のリスクは変わりないことを考えると、妊娠初期の段階での高血糖や高インスリン血症が自閉症に関係していると考えられる（資料30）。

（Xiang,AH. et al. Maternal Type 1 Diabetes and Risk of Autism in Offspring. JAMA. 2018,Jul 3;320(1):89-91.）

また、生まれてすぐに赤ちゃんは母乳を摂取するが、糖尿病の母親の母乳を飲んだ赤ちゃんは発語が遅れるという報告もある。また、新生児が糖尿病の母親の母乳をたくさん飲むほど、肥満のリスクが高まり、幼児期の耐糖能障害を引き起こすことが研究で示されている（資料31）。

（Plagemann,A. et al. Impact of Early Neonatal Breast-Feeding on Psychomotor and Neuropsychological Development in Children of Diabetic Mothers. Diabetes Care. 2005;Mar; 28(3): 573-578.）

（Rodekamp,E. et al. Impact of breast-feeding on psychomotor and neuropsychological development in children of diabetic mothers: role of the late neonatal period. J Perinat Med. 2006, 34(6):490-6.）

資料31　母親が糖尿病の場合の新生児期の母乳摂取と2歳時の肥満リスクとの関係

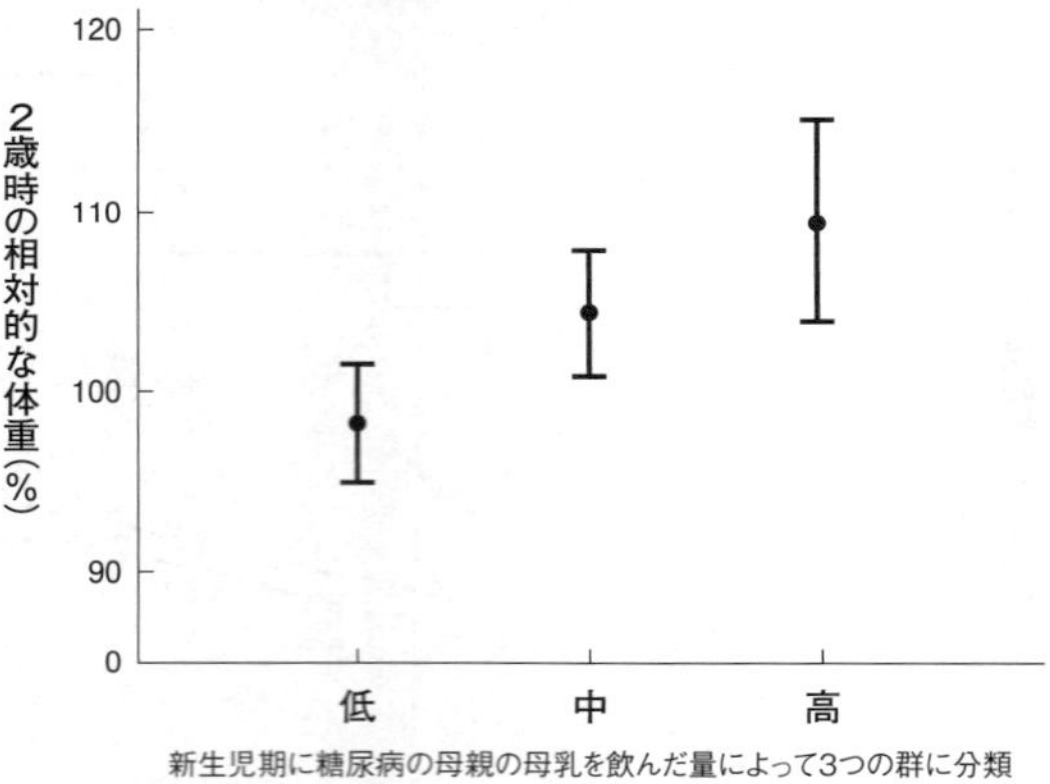

出典：Plagemann, A. et al. (2002)

（Plagemann,A. et al. Long-Term Impact of Neonatal Breast-Feeding on Body Weight and Glucose Tolerance in Children of Diabetic Mothers. Diabetes Care. 2002,Jan; 25(1):

16-22.）

さらに、母親に糖尿病がなくても、過体重および肥満の母親の母乳ではブドウ糖が多く、インスリンも6倍以上も高い。このことが新生児、乳児の体重や代謝に大きな影響を与える

資料32　母親の肥満と、母乳中のブドウ糖およびインスリン量の関係

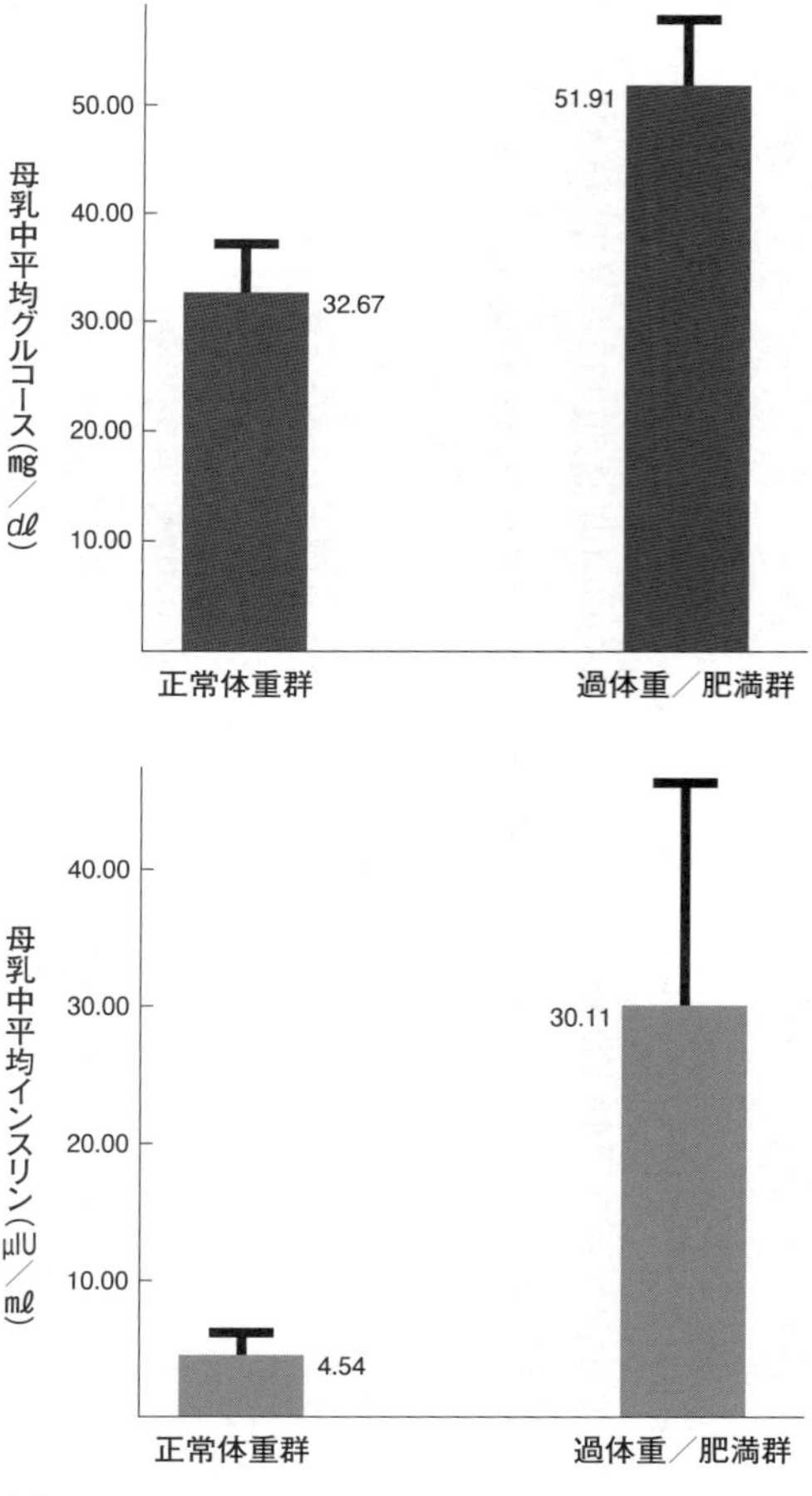

出典：Ahuja, S. et al. (2011)

可能性は十分にある（資料32）。

（Ahuja,S. et al. Glucose and Insulin Levels are Increased in Obese and Overweight Mothers' Breast-Milk. Food and Nutrition Sciences. 2011,Jan;2(3):201-206）

お腹の中でも母親の糖質過剰摂取の影響を受け、生まれてからも母乳で影響を受ける可能性がある。糖尿病や肥満の母親から生まれた子どもは、通常より出生体重が重いことが多く、小児期にはメタボリックシンドローム、インスリン抵抗性を発症するリスクが高くなる。まるで母親のお腹の中や新生児期にプログラミングされてしまうかのようだ。糖質過剰症候群は母親だけの問題だけでなく、自分の子どもにまで伝わってしまうのである（資料33）。

（Boney,CM. et al. Metabolic Syndrome in Childhood: Association With Birth Weight, Maternal Obesity, and Gestational Diabetes Mellitus. Pediatrics. 2005,Mar;115(3):e290-6.）

ただ、勘違いしないでいただきたいのは、母乳を否定しているわけではないということだ。母乳の利点は非常に大きいし、人工乳や果汁などには乳児の腸は対応できない可能性がある。人工乳は、母乳とは大きく異なり、異物である。生後6か月程度までは、可能な限り母乳で育てた方がよいと考えている。

資料33　母親の妊娠糖尿病の有無や子の出生時体重と、成長後の子のメタボとの関係

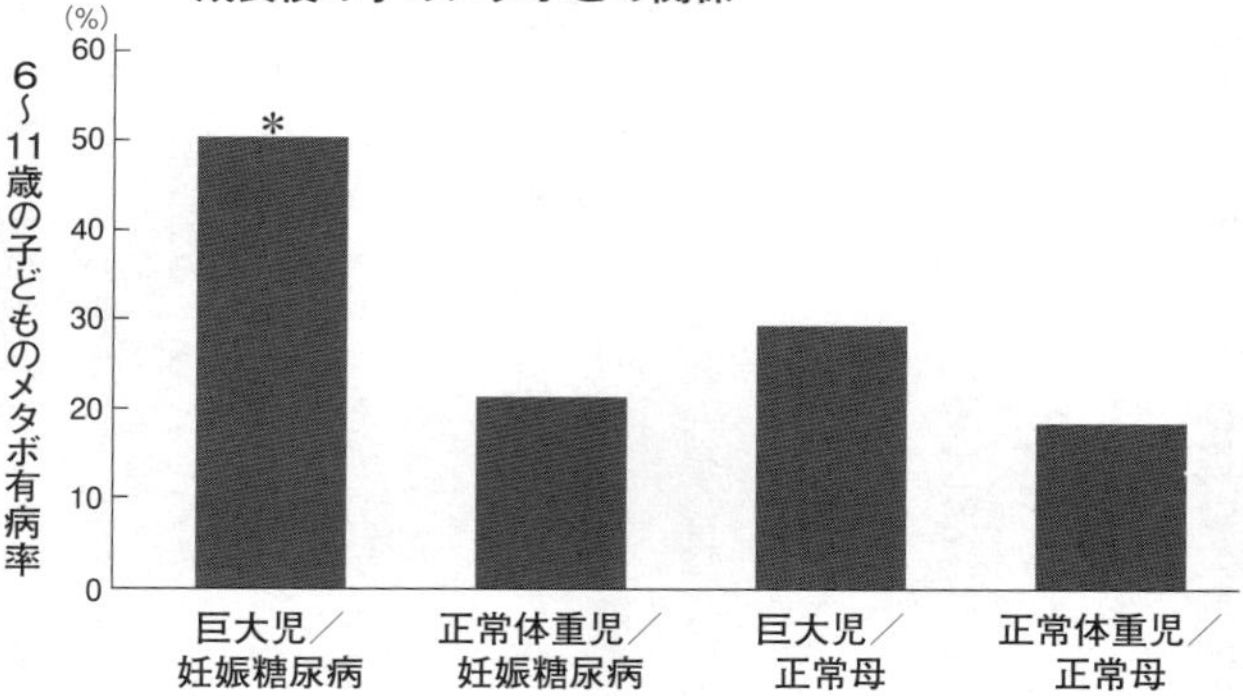

出典：Boney, CM. et al. (2005)

世界保健機関（WHO）では6か月までは完全母乳で赤ちゃんを育て、その後も2歳までは母乳を与えることを推奨している。良い母乳を与えるための良い母体を作ることが重要だと考えている。

【目の病気――白内障、緑内障、加齢黄斑変性、近視、ドライアイまで】

多くの高齢者が経験する白内障。糖尿病の合併症として有名な糖尿病性網膜症。原因がはっきりわかっていないとされる緑内障や加齢黄斑変性。

日本では白内障で失明することは非常に少ないが、世界では圧倒的に白内障が失明原因の第1位である。その他の今挙げた目の病気は、日本では失明の原因の上位である。アメリカでは加齢黄斑変性が第1位である。

まず、糖尿病性網膜症が糖質過剰症候群であることは当然であり、説明が不要かもしれない。しかし、その他はどうであろうか？

白内障の原因の一つとして考えられているのはＡＧＥｓである。もちろん加齢とともに少しずつＡＧＥｓの蓄積が認められることは仕方がないかもしれない。しかし頻繁に食後高血糖を起こしていると、その分早くＡＧＥｓが蓄積し、高齢になる前に白内障になってしまう。

緑内障は「第４の糖尿病」——アルツハイマー病と共通のメカニズム

緑内障は現在「４型糖尿病」と考える研究者もおり、私もそれを支持している。16か国からの２９８万１３４２人を含む47件の研究の分析によると、糖尿病の人では緑内障のリスクが48％も増加し、糖尿病になると毎年５％、緑内障になるリスクが上がっていた。

(Zhao,D. et al. Diabetes, fasting glucose, and the risk of glaucoma: a meta-analysis. Ophthalmology. 2015,Jan;122(1):72-8.)

視神経や網膜は脳の一部であり、アルツハイマー病との関連も指摘されている。

アルツハイマー病において、緑内障に特徴的な網膜神経節細胞の減少や、視神経の変性、視神経乳頭陥凹、および視野欠損の進行が起きることが多数報告されている。

さらに、アルツハイマー病の人の緑内障の発症率は25・９％で、アルツハイマー病のない人の発症率５・２％と比較すると、格段に発症率が高い。先にも述べたように、アルツハイマー病には脳のインスリン抵抗性が関わっているが、緑内障にも脳のインスリン抵抗性が関わっていると考えられ、そのメカニズムがアルツハイマー病と共通するのである。

さらに興味深いことに、緑内障だけでなく糖尿病性網膜症患者の硝子体液（眼球の大部分を占める、透明でドロッとした物質）中では、アルツハイマー病患者の脊髄液中の変化と類似の変化が起きていることが確認された（βアミロイド42の減少とタウの増加）。そのことにより、緑内障や糖尿病性網膜症の患者の網膜中に、アルツハイマー病の原因の一つであるアミロイドβが蓄積している可能性が示唆されている。アルツハイマー病だけでなく、緑内障も糖尿病性網膜症も、糖質過剰摂取が引き起こすといえよう。

（Yoneda,S. et al. Vitreous fluid levels of beta-amyloid((1-42)) and tau in patients with retinal diseases. Jpn J Ophthalmol. 2005,Mar-Apr;49(2):106-8.）

加齢黄斑変性とインスリンやＩＧＦ‐１との関係

加齢黄斑変性はアメリカでは失明の原因の第１位であるが、日本ではそれよりも少ないながらも、近年急速に増加し、失明原因の第4位である。原因はまだわかっていないが、加齢は一つの要因とされている。

加齢と言われると抗えない印象を持ってしまう。萎縮型と滲出《しんしゅつ》型があるが、滲出型では新生血管といわれる異常な血管が発生し、網膜にゆがみが生じ、視力障害を起こすと考えられている。

この新生血管の発生には、血管内皮増殖因子（VEGF）というものが大きく関わっている。そして、血管内皮増殖因子を大きく増加させるのが、インスリンやIGF-1なのである。血管内皮増殖因子は、糖尿病性網膜症の原因の一つであることが知られている。糖尿病性網膜症があると、加齢黄斑変性にも罹患しやすい。どちらの病気も糖質過剰症候群の一つである。

(Punglia,RS. et al. Regulation of vascular endothelial growth factor expression by insulin-like growth factor I. Diabetes. 1997,Oct;46(10):1619-26.)

(Hahn,P. et al. Ten-year incidence of age-related macular degeneration according to diabetic retinopathy classification among medicare beneficiaries. Retina. 2013,May;33(5):911-9.)

(Chen,X. et al. Diabetes mellitus and risk of age-related macular degeneration: a systematic review and meta-analysis. PLoS One. 2014,Sep 19;9(9):e108196.)

近視やドライアイと糖質の関係

近視さえも糖質過剰摂取が原因の一つとなっていると考えられる。もちろん、遺伝や環境の要因は大きく関わっていると思われるが、近視は狩猟採集生活では敵や獲物を見つける際に大きな問題を起こし、生き残るには非常に不利なものであるので、遺伝子的要因の多くは排除されてきたとも考えられる。

１９３０年代に行われたアフリカのいくつかの狩猟採集部族の視力検査では、たった０・４％しか近視がいなかった。現在の日本では、おそらく半分以上の人が近視であろう。糖質過剰摂取による高インスリン血症や、ＩＧＦ－１の増加は、眼球組織における無秩序な細胞増殖をもたらす。以前のデンマークの研究によると、近視の発生率は、糖尿病ではない人では27・5％であるが、糖尿病の人では37・9％と高い。

(Cordain,L. et al. An evolutionary analysis of the aetiology and pathogenesis of juvenile-onset myopia. Acta Ophthalmol Scand. 2002,Apr;80(2):125-35.)

目の乾燥感だけでなく、ゴロゴロした異物感や目の痛み、目の疲れなど、多様な目の慢性の不快感を起こす病気の「ドライアイ」であるが、実は「涙の分泌量」は現在の診断基準には含まれていない。ドライアイは「涙の質」の問題で起こる。

この涙の質に影響を与えるのが、マイボーム腺というものである。涙には脂質の層があり、マイボーム腺はその脂質成分を分泌し、涙の安定性を促進し、涙の蒸発を防止する。マイボーム腺の機能不全が、ドライアイの最も大きな原因である。

そして、インスリンやＩＧＦ－１は、このマイボーム腺の細胞を増殖させ、その細胞の機能を刺激する。つまり、局所性のインスリン抵抗性やＩＧＦ－１抵抗性があると、マイボーム腺の機能不全を起こすのである。

さらに、高血糖はこの細胞を減少させてしまう可能性がある。

（Ding,J. and Sullivan,DA. The Effects of Insulin-like Growth Factor 1 and Growth Hormone on Human Meibomian Gland Epithelial Cells. JAMA Ophthalmol. 2014,132(5):593-599.）

（Ding,J. et al. Effects of Insulin and High Glucose on Human Meibomian Gland Epithelial Cells. Invest Ophthalmol Vis Sci. 2015,Dec;56(13):7814-20.）

イランでの研究によると、糖尿病の人のドライアイ有病率は50％を超える。

(Manaviat,MR. et al. Prevalence of dry eye syndrome and diabetic retinopathy in type 2 diabetic patients. BMC Ophthalmol. 2008,Jun 2;8:10.)

高血糖とインスリン抵抗性、ＩＧＦ‐１抵抗性が、涙の質を低下させ、ドライアイを引き起こす。つまりドライアイも糖質過剰症候群の一つである。目の乾きを目薬でごまかしている場合ではないのである。

【整形外科の病気――サルコペニア、腰痛、骨粗しょう症、変形性関節症、五十肩、脊柱管狭窄症など】

実は、意外にも、整形外科に関わる病気の多くは、糖質過剰症候群である。それはなぜか？　骨、軟骨、筋肉、腱、椎間板など、整形外科で扱う組織、臓器は、ほとんどがコラーゲンが主な構成成分なのである。このコラーゲンは、高血糖になると糖化してＡＧＥｓが蓄積し、硬く脆《もろ》くなり、炎症を起こしやすくなる。だから、痛みや損傷が起きやすくなり、機能障害に陥り、骨や筋肉や腱、椎間板などの病気を起こしてしまうのである。

「サルコペニア」は、加齢に伴って生じる筋肉量と筋力の低下であり、最近非常に問題になっている。筋肉の低下とともに身体機能の低下を起こし、転倒や骨折、そして寝たきりに至る可能性が高くなり、生活の質を著しく低下させてしまう。

その原因は多因子性だと考えられるが、マイオスタチン（ミオスタチン）というホルモンに重要な役割があると考えられている。

マイオスタチンはその作用が全て解明されたわけではないが、筋肉の増加を妨げるホルモンである。成長の過程で不適切に筋肉が増加しすぎるのを防いでいると考えられる。

高インスリン血症では、このマイオスタチンが増加する。さらに肥満や糖尿病では、筋肉の種類も変化し、遅筋よりも速筋の比率が増加する。速筋はマイオスタチンの分泌が多い。マイオスタチンが増加することと、インスリン抵抗性とＩＧＦ－１抵抗性による筋肉合成の低下および分解促進が起きるので、糖質過剰摂取では筋肉が減少してしまうのである。

サルコペニアの他の因子である慢性炎症や酸化ストレスの増加も、高血糖、高インスリン血症で起きる。

（Tanaka,M. et al. Role of serum myostatin in the association between hyperinsulinemia and muscle atrophy in Japanese obese patients. Diabetes Res Clin Pract. 2018,Aug;142:195-202.）

もちろん、高齢者の中には、年をとってきたら粗食の方がよいと信じている人もいて、白米と野菜をメインにして、肉などのタンパク質の摂取量が非常に少ないことも、サルコペニアの大きな原因の一つである。高齢者にとっては筋肉の維持が非常に重要な課題である。高齢者であってもタンパク質が欠かせない。筋肉はタンパク質からできているのだから。

筋肉の量と質の低下、脂肪への変性が腰痛の原因

慢性腰痛の多くは、原因がわからないと言われている。私は腰痛の多くの原因は、脊椎の周りの筋肉の筋肉量、質の低下だと考える。高インスリン血症、インスリン抵抗性では、脊椎の周りの筋肉の一部が脂肪に変性してしまう。

(Komiya,H. et al. Effect of intramuscular fat difference on glucose and insulin reaction in oral glucose tolerance test. J Atheroscler Thromb. 2006,Jun;13(3):136-42.)

それにより、有効な筋肉量の減少と筋肉の質の低下が起こり、慢性の腰痛を引き起こしていると考えられる。先ほど述べたマイオスタチンも関連している可能性もある。脂肪に変性した後で元に戻すことは非常に大変である（資料34、資料35）。

(Urrutia,J. et al. Lumbar paraspinal muscle fat infiltration is independently associated with sex, age, and inter-vertebral disc degeneration in symptomatic patients. Skeletal Radiol. 2018,Jul;47(7):955-961.)

(Kalichman,L. et al. The Association between Imaging Parameters of the Paraspinal

資料34　脊椎の周りの筋肉の脂肪への変性（MRI）

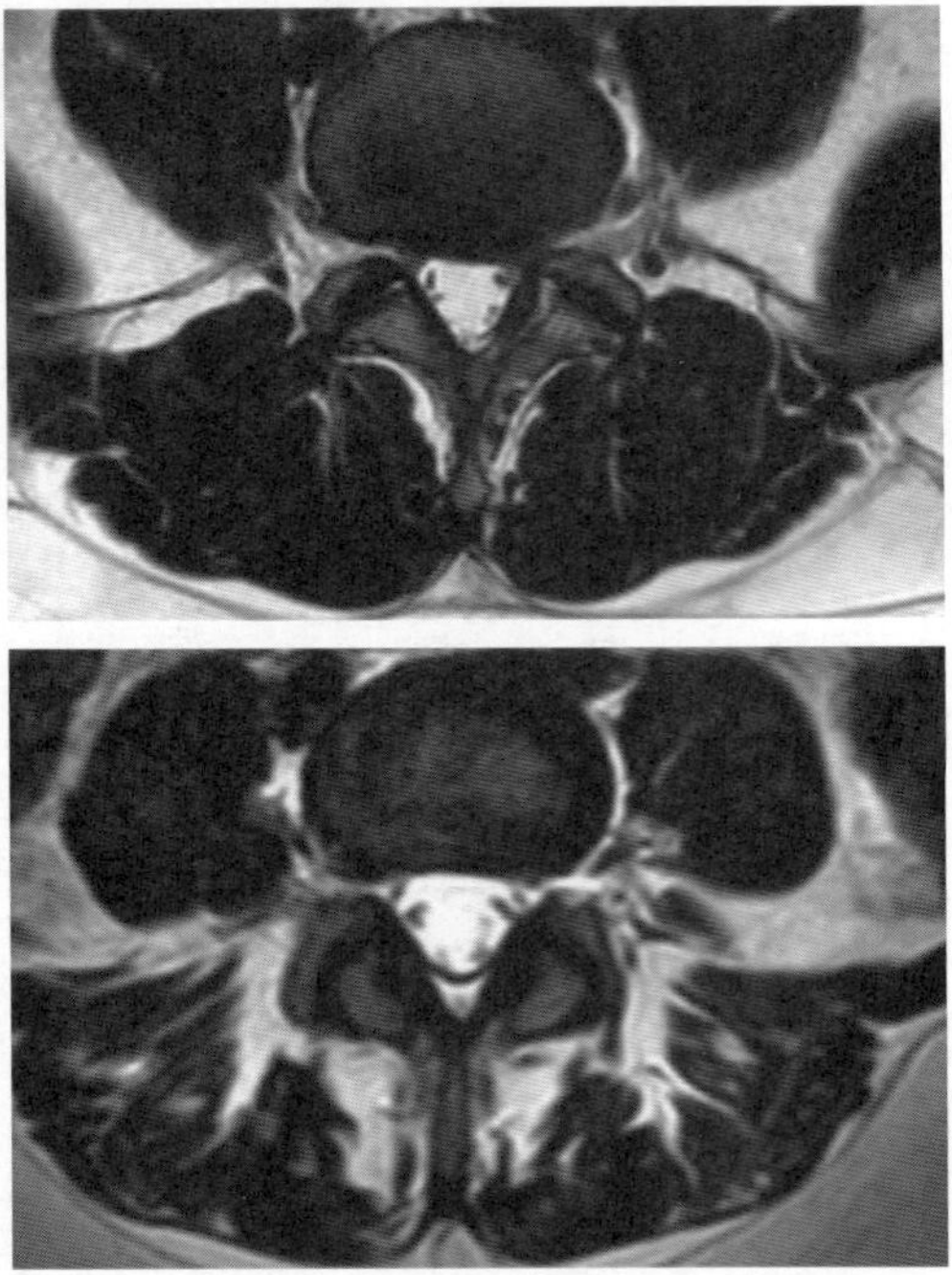

腰部のＭＲＩ画像。上の画像ではほぼ正常だが、下の画像では筋肉があるべき部分が脂肪（白い部分）に置き換わってしまっている。

出典：Urrutia, J. et al. (2018)

Muscles, Spinal Degeneration, and Low Back Pain. Biomed Res Int. 2017;2017:2562957)

５件の研究、13万１４３１人のメタアナリシスでは、糖尿病がない人と比較して、糖尿病があると腰痛が35％以上起こりやすかった。糖尿病の治療を求める人においては、約２・７

資料35　脊椎の周りの筋肉の脂肪への変性（CT）

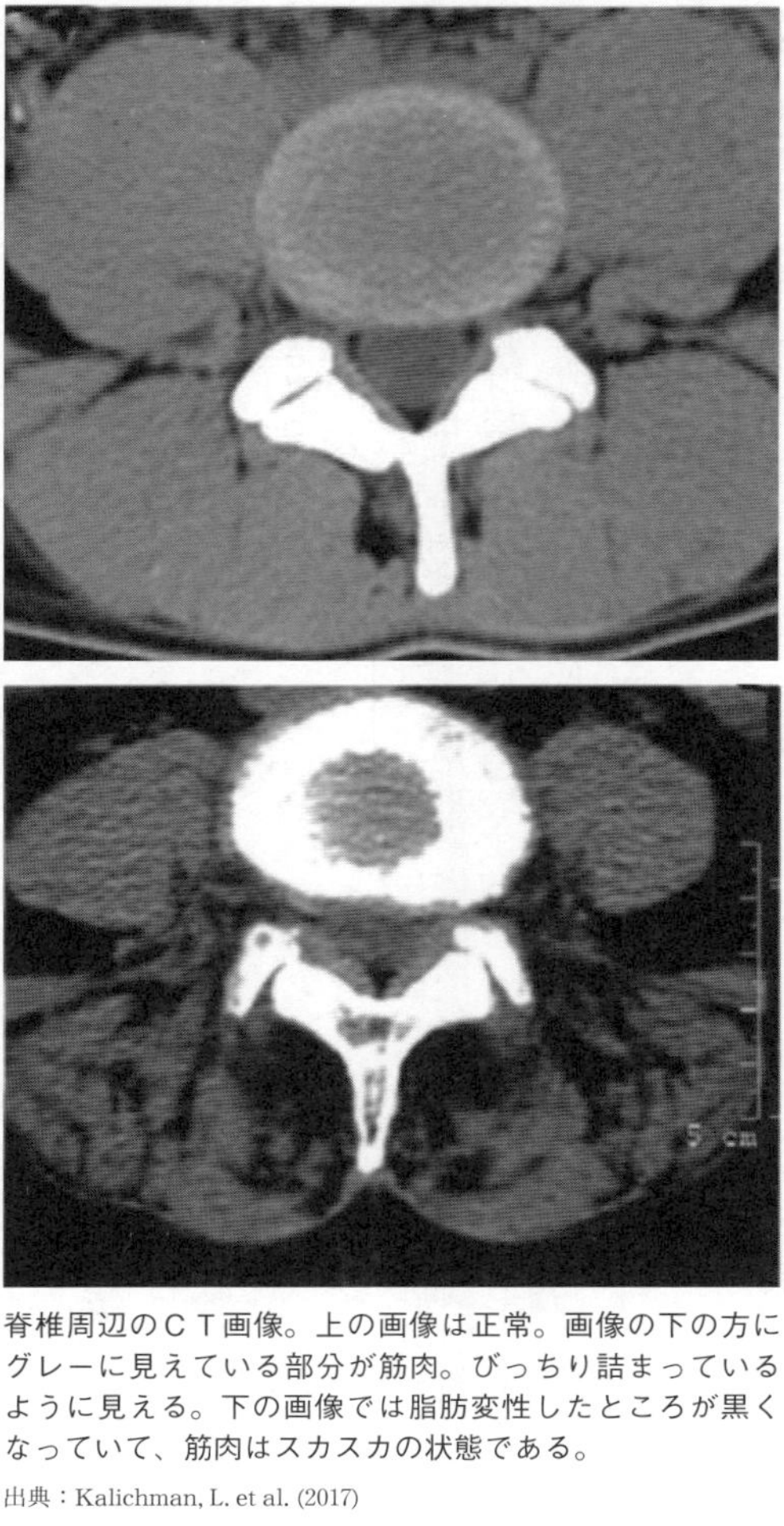

脊椎周辺のＣＴ画像。上の画像は正常。画像の下の方にグレーに見えている部分が筋肉。びっちり詰まっているように見える。下の画像では脂肪変性したところが黒くなっていて、筋肉はスカスカの状態である。

出典：Kalichman, L. et al. (2017)

倍腰痛が起こりやすかった。

(Pozzobon,D. et al. Is there an association between diabetes and neck and back pain? A systematic review with meta-analyses. PLoS ONE. 2019,14(2): e0212030.)

高血糖は骨の質を低下させる

骨粗しょう症は、高血糖やインスリン抵抗性と関連している。

1型糖尿病の患者では、同性同年齢の健常者とZスコア（骨粗しょう症の診断には用いられないが、同年齢の平均骨密度を0として比較を表すもの）という指標で比較したところ、腰椎で（－0.22）、大腿骨で（－0.37）と低下していた。その骨密度の低下から予測される大腿骨近位部骨折リスクは1・42倍であるのに対して、実際の骨折リスクは予想よりもかなり高く、6・94倍であった。

逆に、2型糖尿病の患者のZスコアは、腰椎で（＋0.41）、大腿骨で（＋0.27）と上昇しており、骨密度から予測される大腿骨近位部骨折リスクは0・77倍に低下するはずであったが、実際には1・38倍に上昇していたのである。

(Kanazawa,I. and Sugimoto,T. The mechanism of bone fragility in diabetes mellitus.

Glycative Stress Research. 2017,4 (4): 267-274.)

糖尿病では骨の質が低下する。骨粗しょう症は、骨密度だけを重視しても仕方がない。骨密度は保たれていても、骨強度は低下する。骨質が悪く、強度が低下すれば、骨折するのである。それは、ＡＧＥｓによるコラーゲンの劣化が起きるからと考えられる。

またインスリンやＩＧＦ－１は、骨芽細胞の分化やコラーゲン産生に重要な役割を担っていると考えられている。インスリン抵抗性やＩＧＦ－１抵抗性で、インスリンやＩＧＦ－１が作用不足を起こすと、骨形成が低下するのである。

変形性関節症や椎間板とＡＧＥｓ

膝などの関節軟骨のコラーゲンは非常に長寿命であり、高度なＡＧＥｓの蓄積を受けやすい。実際に、皮膚などのコラーゲンに富む他の組織と比較しても、関節軟骨は、比較的多量のＡＧＥｓを認めている。軟骨コラーゲンの半減期は１００年以上であり、皮膚のコラーゲンの半減期が約15年であることを考えても、ＡＧＥｓの影響は非常に大きい。

（Verzijl,N. et al. Effect of Collagen Turnover on the Accumulation of Advanced Glycation End Products. J Biol Chem. 2000,Dec 15;275(50):39027-31.)

変形性関節症は肥満の人に多く発症するため、肥満による体重増加、つまり重力で関節が損傷すると考える人もいる。確かに肥満は増悪因子ではあるが、肥満とＡＧＥｓの増加の共通性を考えれば、変形性関節症は糖質過剰症候群の一つの病態であることが理解できる。

また、変形性関節症は体重のかかる下肢だけに発生するものではなく、体重のかからない上肢にも発生することを考えると、肥満による体重増加だけが原因ではないことがわかる。

さらに、高血糖は炎症を促進するが、関節の組織にもインスリン受容体は存在し、インスリンが炎症を抑制していると考えられている。しかし、関節の局所性のインスリン抵抗性は炎症を促進してしまう。

(Griffin,TM. and Huffman,KM. Insulin Resistance: Releasing the Brakes on Synovial Inflammation and Osteoarthritis? Arthritis Rheumatol. 2016,Jun; 68(6): 1330-1333.)

関節軟骨と同様に、椎間板の変性にもＡＧＥｓが深く関わり、単なる原因のわからない慢性腰痛だけでなく、椎間板変性症、椎間板ヘルニアも発症すると考えられる。腰椎椎間板ヘルニアで手術を受けた患者は、他の理由で手術した患者と比較して、糖尿病の発生率が統計的に有意に増加しているという報告や、糖尿病があると椎間板ヘルニアの再発率も高いという報告もある。

(Sivan,SS. et al. Age-related accumulation of pentosidine in aggrecan and collagen from normal and degenerate human intervertebral discs. Biochem J. 2006,Oct 1; 399(Pt 1): 29-35.)

(Sakellaridis,N. The influence of diabetes mellitus on lumbar intervertebral disk herniation. Surg Neurol. 2006,Aug;66(2):152-4.)

(Mobbs,RJ. et al. Lumbar discectomy and the diabetic patient: incidence and outcome. J Clin Neurosci. 2001,Jan;8(1):10-3.)

脊柱管狭窄症や後縦靱帯骨化症

脊柱管狭窄症《せきちゅうかんきょうさくしょう》は、神経の入っている脊柱管が狭くなり、神経が圧迫されて起きる足のしびれや重だるさ、痛みが主な症状の病気である。主に黄色靱帯《じんたい》が肥厚《ひこう》することによって起きるのであるが、この黄色靱帯の肥厚にはＩＧＦ－１が関わっている。つまり、糖質過剰摂取でインスリンやＩＧＦ－１の過剰分泌が起きると、黄色靱帯の異常な増殖を起こして、長い年月をかけて少しずつ分厚くなり、やがて神経を圧迫してしまうのである。

(Yan,B. et al. Locally Produced IGF-1 Promotes Hypertrophy of the Ligamentum

Flavum via the mTORC1 Signaling Pathway. Cell Physiol Biochem. 2018,48:293-303.）

日本人２６４６人の対象者の中で１５３人の脊柱管狭窄症の人を分析すると、脊柱管狭窄症の危険因子や併発する病気について、高齢（60歳以上）というだけでなく、糖尿病、変形性関節症、骨折、うつ症状などがあることがわかった。糖質過剰症候群のオンパレードである。

（Yabuki,S. et al. Prevalence of lumbar spinal stenosis, using the diagnostic support tool, and correlated factors in Japan: a population-based study. J Orthop Sci. 2013,18(6): 893-900.）

背骨の中にある後縦《こうじゅう》靱帯というものが骨化《こつか》して脊髄を圧迫してしまう、後縦靱帯骨化症（ＯＰＬＬ）という難病も、おそらく糖質過剰症候群である。ＯＰＬＬの患者は、肥満および耐糖能異常であることが多い。ＯＰＬＬの骨化の程度とインスリン分泌反応には関連性を認めている。

（Kawaguchi,H. et al. Contribution of Metabolic Conditions to Ossification of the Posterior Longitudinal Ligament of the Spine. OPLL: Ossification of the Posterior Longitudinal Ligament. Springer Science & Business Media.2006,37-40.）

ＩＧＦ－１はＯＰＬＬの靱帯細胞に、より骨化分化を誘導する作用があり、ＩＧＦ－１はＯＰＬＬ患者の骨化局所因子として関与しているとする報告がある。

(Goto,K. et al. Involvement of insulin-like growth factor I in development of ossification of the posterior longitudinal ligament of the spine. Calcif Tissue Int. 1998,Feb;62(2):158-65.)

さらに、糖尿病と診断された人の16％にＯＰＬＬの発生があるという報告（原田征行〔糖尿病と運動器〕頸椎後縦靱帯骨化症と糖尿病 Diabetes Fronti 1997,8(6): 673-678.）や、頸椎Ｘ線でＯＰＬＬを認めたうちの半数以上が肥満を呈し、92％が耐糖能異常を示したという報告（小島博司 他 頸椎後縦靱帯骨化（ＯＰＬＬ）の全身的要因について 全身的骨化傾向・肥満・糖代謝異常を中心として 中部整災誌 1990; 33(6): 2200-2201.）があることなどを考えると、ＯＰＬＬが糖質過剰症候群の一つであることは疑いようがない。

その他の靱帯の骨化も、おそらく糖質過剰摂取が原因である。

五十肩、アキレス腱炎、足底腱膜炎、手根管症候群……

五十肩と呼ばれる凍結肩、癒着性関節包炎もＡＧＥｓによるものと考えられる。

18の研究によるメタアナリシスでは、糖尿病の人の肩の障害の有病率は27・５％であり、一般的な人の５・０％と比較して、非常に高いことが示されている。また、非糖尿病の人と比較した、糖尿病の人の五十肩のリスクは5倍と言われ、糖質過剰症候群であることは確かである。

(Zreik,NH. et al. Adhesive capsulitis of the shoulder and diabetes: a meta-analysis of prevalence. Muscles Ligaments Tendons J. 2016,May 19;6(1):26-34.)

糖尿病ではアキレス腱や足底腱膜《そくていけんまく》が厚くなり、足底腱膜の厚さが糖化の指標にもなっている。そして、アキレス腱炎や足底腱膜炎も発生しやすい。手根管《しゅこんかん》症候群は糖尿病の11〜25％の人に認められる。ばね指も多く認める。これらもＡＧＥｓの増加によるものだと考えられる。

(Craig,ME. et al. Plantar Fascia Thickness, a Measure of Tissue Glycation, Predicts the Development of Complications in Adolescents With Type 1 Diabetes. Diabetes Care. 2008,Jun; 31(6): 1201-1206.)

(Abate,M. et al. Limited joint mobility in diabetes and ageing: recent advances in pathogenesis and therapy. Int J Immunopathol Pharmacol. 2010,Oct-Dec;23(4):997-1003.)

糖尿病では、肩をはじめ様々な部位に石灰沈着が起き、痛みを起こす。その発生率は、糖尿病のない人に比べたら３倍にもなる。

先ほどのＯＰＬＬを含めて、異所性の骨化、石灰沈着は、糖質過剰症候群である。

(Wyatt,LH. and Ferrance,RJ. The musculoskeletal effects of diabetes mellitus. J Can Chiropr Assoc. 2006,Mar; 50(1): 43–50.)

スポーツ障害とＡＧＥｓ――アスリートは糖質過剰摂取に注意

その他の、運動などによるアキレス腱断裂をはじめとするスポーツ障害の一部にも、ＡＧＥｓにより、筋肉や腱、靱帯などが弱くなって起きるものも多くあると考えられる。運動するからといって、血糖値を上昇させるスポーツドリンクを飲んではいけない理由はここにもある。

運動するから、何を食べても血糖値は異常なほどには上がらず、健康的だと考えている人もいる。しかし、それは間違いである。通常、運動直前に食事は摂らないであろうし、夕食も通常は運動後である。そうすると、食後は糖質摂取量に応じて食後高血糖を起こすことは当然である。

食後高血糖により糖化が起き、ＡＧＥｓの増加が起きる。運動習慣があっても、食後高血糖、インスリン抵抗性を認めることは珍しくない。

(Thomas,F. et al. Blood Glucose Levels of Subelite Athletes During 6 Days of Free Living. J Diabetes Sci Technol. 2016,Nov 1;10(6):1335-1343.)

競技の種類やポジションによっては、体重を要求されることもある。柔道やアメリカンフットボールのラインメン、相撲、陸上のハンマー投げや、砲丸投げなどの投てき競技などのアスリートである。

そのようなアスリートは、筋トレはもちろんだが、食事で体重を増やすので、インスリン抵抗性を招きやすい。実際、陸上の投てきのアスリートでは、30％程度はインスリン抵抗性を示すという研究がある。

そのようなアスリートが、糖質を過剰に摂取すると、食後30分の血糖値のピークは非常に高く、食後２時間後の血糖値は、正常範囲にありながら正常の人よりも上昇幅は大きく、食後に非常に高インスリン血症を認め、食後の中性脂肪値の増加も食前の１・７倍、正常な人の３倍にもなっている。食後の高中性脂肪は動脈硬化、心血管疾患のリスクを高める。

(Hasegawa-Tanaka,T. et al. Changes in Blood Glucose and Lipid Metabolic

Parameters After High-Carbohydrate Diet Ingestion in Athletes with Insulin Resistance. Juntendo Medical Journal. 2016,62 (4): 323-329.）

資料36　筋トレ後に摂取した栄養素と筋肉の増加量との関係

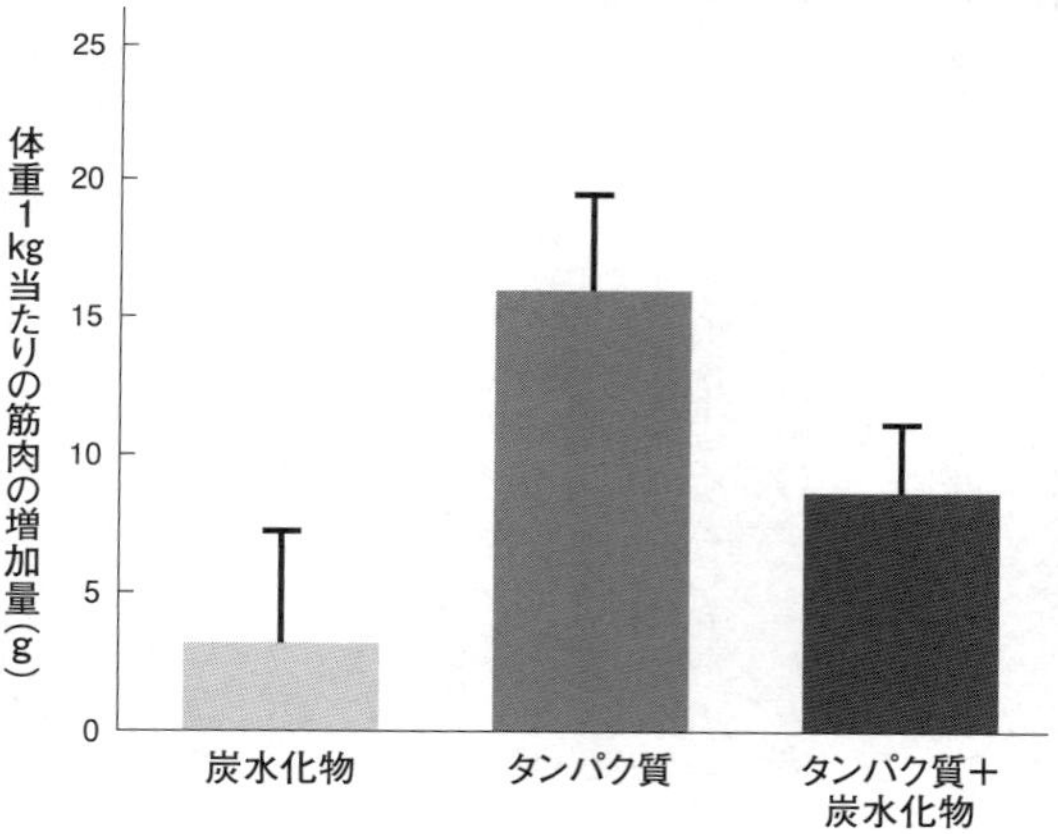

出典：Hulmi, JJ. et al. (2015)

やはり運動するときにはスポーツドリンクを飲んではいけない

また、筋肉トレーニングなどで筋肉を増量するためには、糖質を摂り、インスリンをたくさん出すことが必要だと考えている人もいる。筋トレの後にタンパク質を摂ると、確かに筋肉量は増加するが、そこに糖質を加えると、タンパク質のみの場合よりも増加量がやや少なくなる。

上の図（資料36）は、68人を対象に12週間の筋トレを行い、トレーニングの後に3種類のドリンクを摂取したときの違いを示している。筋肉の増加量は、タンパク質のみが最も多く、炭水化物を加えることで増加量が低下してしまう。

(Hulmi,JJ. et al. The effects of whey protein with or without carbohydrates on resistance training adaptations. J Int Soc Sports Nutr. 2015,Dec 16;12:48.)

そして高血糖になれば、やはりＡＧＥｓは増加してしまう。ＡＧＥｓの蓄積した筋肉や腱や靱帯などは質が悪く、その質の悪い組織は入れ替わりが非常に遅いので、結果的にはパフォーマンスの低下や故障の原因となる可能性がある。

練習で故障してしまったときに、オーバーユース（練習し過ぎ）を疑うことがあるが、同時に、糖質過剰摂取によるＡＧＥｓの蓄積も考えた方がよいかもしれない。アスリートが食後高血糖になることは避けるべきだと考える。

しかし、アスリートは、パフォーマンスを向上させ、疲労から回復するために、高炭水化物の食事を摂ることが重要だと思い込まれているし、実際に推奨している人もいる。そして、知識のないコーチや先輩が「食べることもトレーニングのうちだ！」と言って、無理やり白米をドンブリ何杯も食べさせるのである。これはただのパワハラ、虐待である。

白米で体重を増加させ、その後筋トレをすれば、脂肪が筋肉に変化すると本気で思ってい

資料37　アクロコルドン（首イボ）

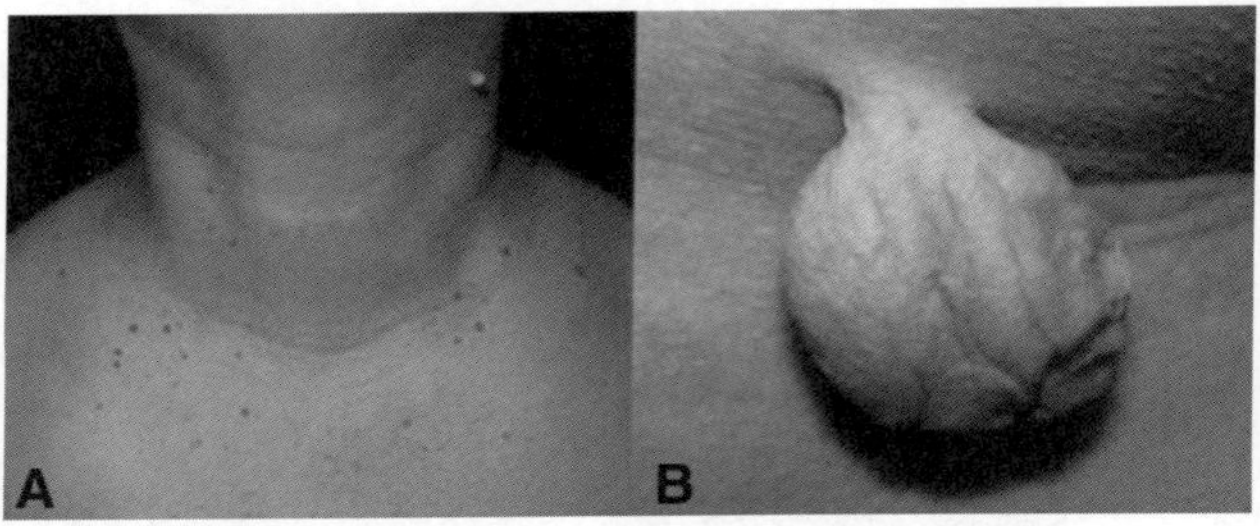

出典：González-Saldivar, G. et al. (2017)

る指導者もいるだろう。運動時には糖質たっぷりのスポーツドリンクを飲み、運動後には糖質たっぷりの食事を摂る。危険な食習慣である。

【皮膚に表れる病気――首イボ、黒色表皮腫、脱毛症、乾癬、ニキビまで】

糖質過剰症候群は皮膚にも表れる。

(González-Saldivar,G. et al. Skin Manifestations of Insulin Resistance: From a Biochemical Stance to a Clinical Diagnosis and Management. Dermatol Ther (Heidelb). 2017,Mar; 7(1): 37–51.)

アクロコルドン（首イボ）は、頸部、腋窩《えきか》および鼠径部《そけいぶ》にできる小さなイボであるが、ときに非常に大きなものとなる（資料37）。

様々な報告により、アクロコルドンの患者の34〜72%が糖尿病、61%が高インスリン血症を有しているなどという報告がある。良性腫瘍なのでそのままでも問題はないが、美容的な面で気にする人も多い。高インスリン血症やＩＧＦ－１増加により、異常な増殖をした結果である。

　黒色表皮腫（アカントーシス・ニグリカンス）は、肥満の人によく認められる、皮膚の黒ずんだ色素沈着である（資料38）。

　首や腋、股間や女性の乳房の下などの軟らかい部位にできやすい。黒色表皮腫ではインスリンが過剰になることにより、正常な皮膚細胞が急激に増殖するが、そのような新しい細胞にはメラニンが豊富にあり、黒ずんで見える。

資料38　黒色表皮腫（アカントーシス・ニグリカンス）

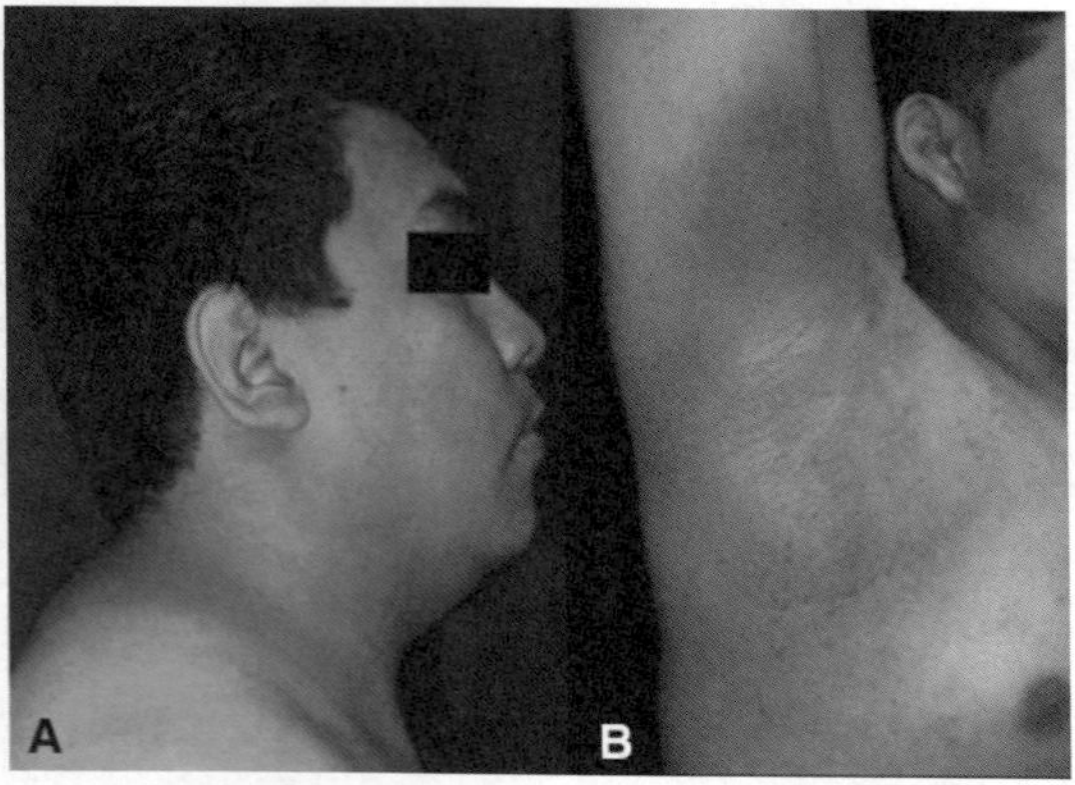

出典：González-Saldivar, G. et al. (2017)

　アンドロゲン性脱毛症（男性型脱毛症、ＡＧＡ）は、男性によく認められる。ＡＧＡの早

資料39　女性のAGA（アンドロゲン性脱毛症）

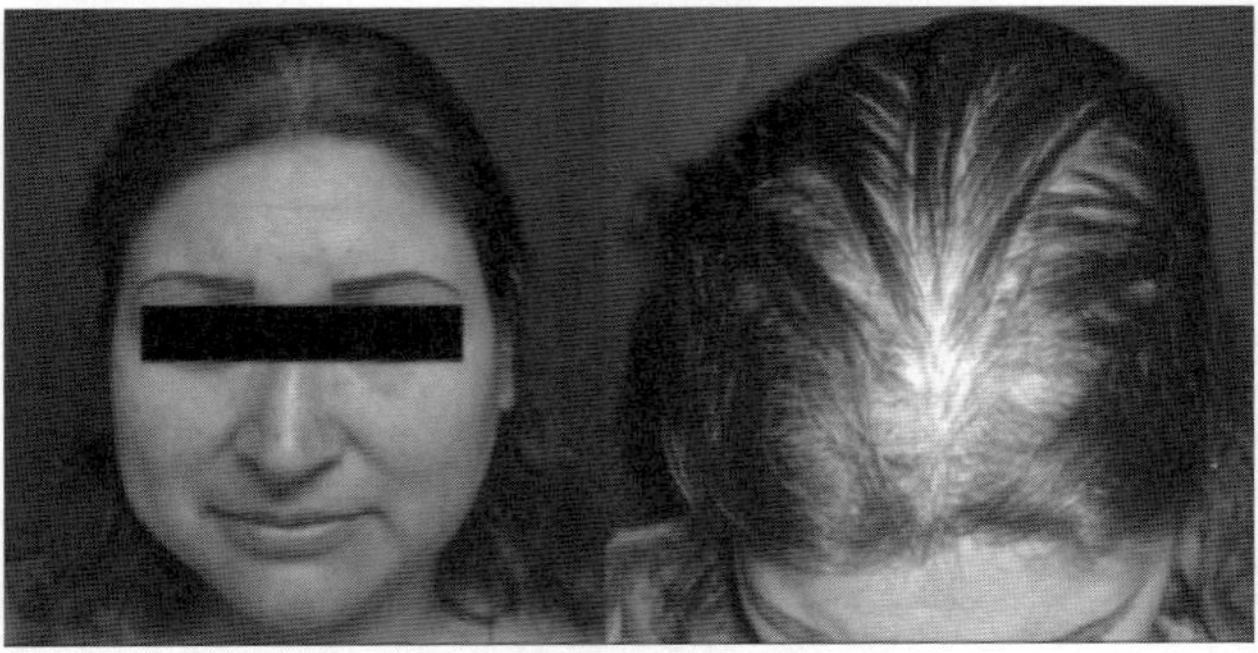

出典：González-Saldivar, G. et al. (2017)

期発症である若年性脱毛症は、ホルモンや代謝異常が関連していると考えられている。ホルモンの変動は、ＰＣＯＳ（多嚢胞性卵巣症候群）を有する女性のホルモンの状態と非常に似ていて、女性のＰＣＯＳの男性版とも考えられている。若年性脱毛群では、インスリン抵抗性が高いことが多い。

(Sanke,S. et al. A Comparison of the Hormonal Profile of Early Androgenetic Alopecia in Men With the Phenotypic Equivalent of Polycystic Ovarian Syndrome in Women. JAMA Dermatol. 2016,Sep 1;152(9):986-91.)

ＡＧＡは女性にも発生する（資料39）。

【乾癬】――糖尿病やＰＣＯＳと強い関係

乾癬（資料40）は、単なる皮膚の病気ではなく、全

資料40　乾癬

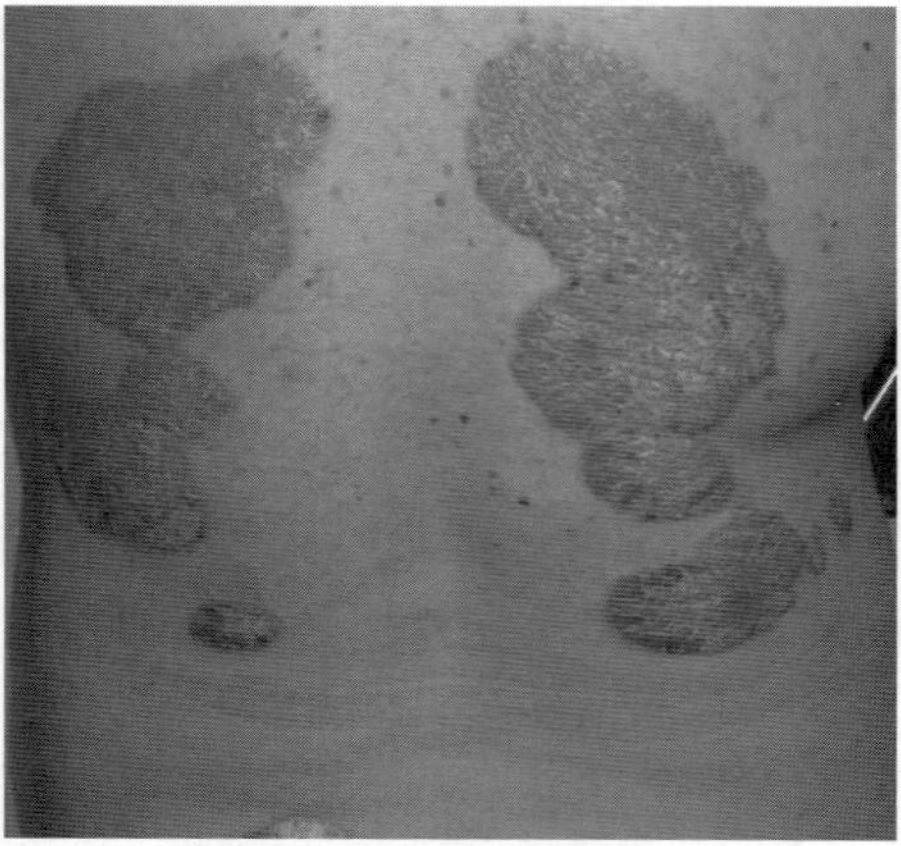

出典：Rodrigo,L. et al. Cutaneous and Mucosal Manifestations Associated with Celiac Disease. Nutrients. 2018, Jun 21;10(7):800.

身の慢性炎症性疾患である。慢性の炎症によりインスリン抵抗性を起こすと考える人もいるが、私はインスリン抵抗性の方が先ではないかと考えている。

「乾癬マーチ」と言われるほど、乾癬は、アテローム性動脈硬化症、心血管疾患、高血圧、糖尿病など、様々な病気を併発するリスクを増加させる。乾癬の患者では、アテローム性動脈硬化症は2・18倍、虚血性心疾患は1・78倍、脳血管疾患は1・7倍起こりやすい。

(Boehncke,W.H. et al. The 'psoriatic march': a concept of how severe psoriasis may drive cardiovascular comorbidity. Exp Dermatol. 2011,Apr;20(4):303-7.)

メタボリックシンドロームの有病率は、乾癬において約3倍である。乾癬における肥満や糖尿病は多い。

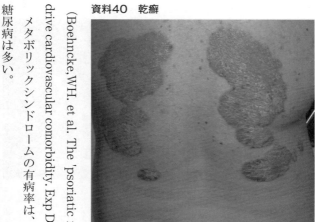

(Zindanci,I. et al. Prevalence of Metabolic Syndrome in Patients with Psoriasis. ScientificWorldJournal. 2012,2012:312463.)

イギリスの成人の乾癬患者８１２４人と、乾癬のない７万６５９９人を、約４年間追跡してみた研究によると、重症の乾癬では、乾癬のない人と比べて糖尿病のリスクが64％高かった。また、重症の乾癬患者では、体表面積に占める病変の割合が10％増えるごとに、糖尿病リスクは20％上昇していた。乾癬の病変が体表面積の20％の患者では、糖尿病のリスクが84％高く、30％の患者では１０４％高くなった。

(Wan,MT. et al. Psoriasis and the risk of diabetes: A prospective population-based cohort study. J Am Acad Dermatol. 2018,Feb;78(2):315-322.e1.)

乾癬の人はＰＣＯＳ（多嚢胞性卵巣症候群）の有病率も高い。乾癬がない人と比較するとＰＣＯＳを併発する可能性は６倍以上も高いのである（資料41）。

(Moro,F. et al. Psoriatic patients have an increased risk of polycystic ovary syndrome: results of a cross-sectional analysis. Fertil Steril. 2013,Mar 1;99(3):936-42.)

成長ホルモンの治療中に乾癬を発症したという報告も多く、ＩＧＦ－１の増殖促進作用により、皮膚の組織の過剰な増殖が乾癬を引き起こしていると考えられる。

資料41　乾癬とＰＣＯＳの有病率との関係

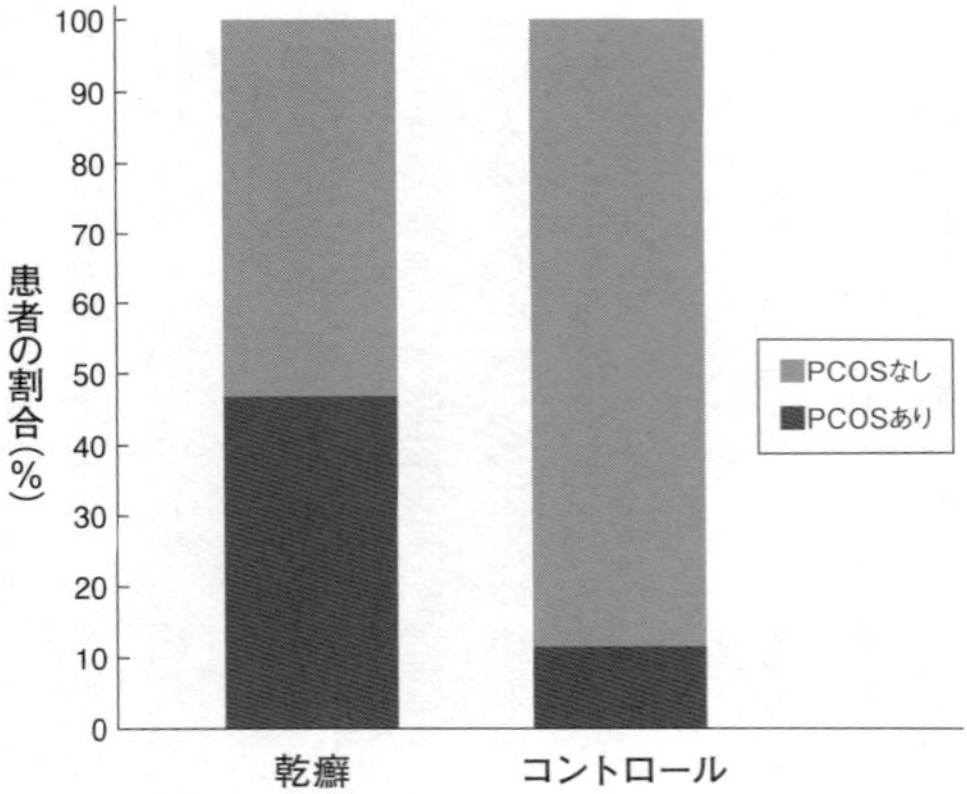

出典：Moro, F. et al. (2013)

(Pirgon,O. et al. Psoriasis following growth hormone therapy in a child. Ann Pharmacother. 2007,Jan;41(1):157-60.)

【ニキビ】──インスリン抵抗性との関連

ニキビは非常に一般的な皮膚疾患である。思春期に多くの人が経験する。そして単純に皮膚の病気だという認識が広まっているが、一方でインスリン抵抗性との関連が指摘されている。

(Napolitano,M. et al. Insulin Resistance and Skin Diseases. The Scientific World Journal,Volume 2015. 2015, Article ID 479354, 11.)

ＰＣＯＳ（多嚢胞性卵巣症候群）の患者では、70%の症例においてニキビを示し、中程度から重度のニキビを有する女性の19〜37%が、このＰＣＯＳの基準を満たしている。インスリンは、アンドロゲン（男性ホルモン）の合成を刺激し、高度の皮脂の生成をもたらし、ニキビの重症度との相関が認められている。男性でも、思春期後のニキビ患者では、インスリン抵抗性発生率が有意に増加していた。

(Nagpal,M. et al. Insulin Resistance and Metabolic Syndrome in Young Men With Acne. JAMA Dermatol. 2016,Apr;152(4):399-404.)

ニキビ患者では、しばしば、血糖値、インスリン値やインスリン抵抗性の増加を示す。糖質制限食は、皮脂腺の大きさを減少させ、炎症を減少させる。

(Kwon,HH. et al. Clinical and histological effect of a low glycaemic load diet in treatment of acne vulgaris in Korean patients: a randomized, controlled trial. Acta Derm Venereol. 2012,May;92(3):241-6.)

【その他の病気――パーキンソン病、前立腺肥大、頻尿、難聴、片頭痛、逆流性食道炎など】

パーキンソン病は、アルツハイマー病に次いで2番目に一般的な神経変性疾患であり、65歳以上の人々の2～3％に発症するとも言われている。そして、世界中で年々増加している。インスリンおよびIGF‐1は、脳内で合成され、脳の様々なメカニズムの調節に関与している。パーキンソン病にも、脳のインスリン抵抗性によるインスリン作用の低下が関連していると考えられている。

アルツハイマー病のところでも述べたように、インスリンは神経の保護効果がある。糖尿病ではパーキンソン病を発症する危険性が高く、リスクが約40％増加する。

パーキンソン病は運動障害の他に、認知症も引き起こす。レビー小体型認知症も、パーキンソン病と関連している。パーキンソン病でも脳のブドウ糖代謝が低下しているし、パーキンソン病認知症の50％に、アミロイドβの沈着など、アルツハイマー病と同じ病変が認められている。

ということは、アルツハイマー病とパーキンソン病を別の病気と捉える必要がないのかもしれない。単に表れる症状の違いであり、根底は同じものと考えられる。つまり、糖質過剰症候群なのである。

（Athauda,D. and Foltynie,T. Insulin resistance and Parkinson's disease: A new target for disease modification? Prog Neurobiol. 2016,Oct-Nov;145-146:98-120.）

インスリン値やインスリン抵抗性が高いと前立腺肥大や頻尿に

前立腺肥大症も糖質過剰症候群であると考えられる。前立腺肥大症の人では、空腹時インスリンレベルが前立腺肥大症がない人と比較して有意に高い。インスリン値が最も低いグループと比較して、最も高いグループでは前立腺肥大症が2・47倍起こりやすかった。高インスリン血症はＩＧＦ－1を増強し、前立腺を過増殖させると考えられている。

（Kopp,W. Diet-Induced Hyperinsulinemia as a Key Factor in the Etiology of Both Benign Prostatic Hyperplasia and Essential Hypertension? Nutr Metab Insights. 2018,May 8;11:1178638818773072.）

（Breyer,BN. and Sarma,AV. Hyperglycemia and Insulin Resistance and the Risk of BPH/LUTS: an Update of Recent Literature. Curr Urol Rep. 2014,Dec;15(12):462.）

前立腺肥大症でも頻尿を招くが、最近では男性でも女性でも過活動性膀胱による頻尿や尿失禁が増加している。インスリンは膀胱平滑筋《へいかつきん》を弛緩《しかん》させる（緩ませる）作用がある。しかし、膀胱局所のインスリン抵抗性があると、この弛緩作用は低下し、膀胱の過活動を起こしてしまう。

(Leiria,LO. et al. Insulin relaxes bladder via PI3K/AKT/eNOS pathway activation in mucosa: unfolded protein response-dependent insulin resistance as a cause of obesity-associated overactive bladder. J Physiol. 2013,May 1;591(9):2259-73.)

メタボリックシンドロームや肥満、糖尿病は過活動性膀胱と関連を認めている。過活動性膀胱の女性患者の6割以上はメタボであり、インスリン抵抗性が高い人も多い。

(Bunn,F. et al. Is there a link between overactive bladder and the metabolic syndrome in women? A systematic review of observational studies. Int J Clin Pract. 2015,Feb;69(2):199-217.)

(Uzun,H. and Zorba,OÜ. Metabolic syndrome in female patients with overactive bladder. Urology. 2012,Jan;79(1):72-5.)

(Uzun,H. et al. Association of Insulin Resistance with Overactive Bladder in Female Patients. International Neurourology Journal. 2012,16(4): 181-186.)

もちろん、肥満があれば腹圧が高くなり、その分、尿失禁が多くなることは十分考えられるが、肥満がなくても尿失禁は起きる。糖尿病の人でのＡＧＥｓと過活動性膀胱との関連の報告もある。

(Gali,A. et al. Correlation Between Advanced Glycation End-Products, Lower Urinary Tract Symptoms and Bladder Dysfunctions in Patients with type 2 Diabetes Mellitus. Low Urin Tract Symptoms. 2017,Jan;9(1):15-20.)

つまり、頻尿や尿失禁は、糖質過剰摂取によるインスリン抵抗性の合図である可能性が高い。年齢のせいにしていては、そのうち次の糖質過剰症候群の病気が表れてしまう。

聴覚障害・嗅覚障害と、糖尿病や認知症、メタボとの関係

加齢性難聴などの聴覚障害も、糖尿病で多くなる。アメリカ人５１４０人を調べてみたところ、若干の程度の難聴を含めると、糖尿病の成人の３分の２以上に影響を及ぼし、糖尿病ではない人の約2倍であった。

(Bainbridge,K.E. et al. Diabetes and hearing impairment in the United States: audiometric evidence from the National Health and Nutrition Examination Survey, 1999 to 2004. Ann Intern Med. 2008,Jul 1;149(1):1-10.）

また、加齢性難聴には、酸化ストレスやミトコンドリア機能不全も関連していると考えられている。糖質過剰摂取による高血糖や高インスリン血症、インスリン抵抗性は、酸化ストレスの増加、ミトコンドリアの機能不全をもたらす。

（Fujimoto,C. and Yamasoba,T. Oxidative stresses and mitochondrial dysfunction in age-related hearing loss. Oxid Med Cell Longev. 2014,2014:582849.）

さらに、加齢性難聴は認知症ともリンクしている。アメリカ人６３９人を約12年追跡したところ、認知症の発生リスクは、難聴の重症度が軽度であれば１・89倍であり、重度であると約５倍にもなる（聴力検査において正常は25 dB〔デシベル〕未満、軽度の難聴は25～40 dB、中程度の難聴は41～70 dB、重度は71 dB以上）（資料42）。

（Lin,FR. et al. Hearing loss and incident dementia. Arch Neurol. 2011,Feb;68(2):214-20.）

メタボリックシンドローム、糖尿病は、突発性難聴のリスクを高める。台湾で突発性難聴の１８１人と１８１人の対照群とを調査したところ、メタボがない人と比較して、メタボがあると突発性難聴は３・54倍であった。

（Chien,CY. et al. Metabolic Syndrome Increases the Risk of Sudden Sensorineural

資料42　難聴の人の認知症の発生リスク

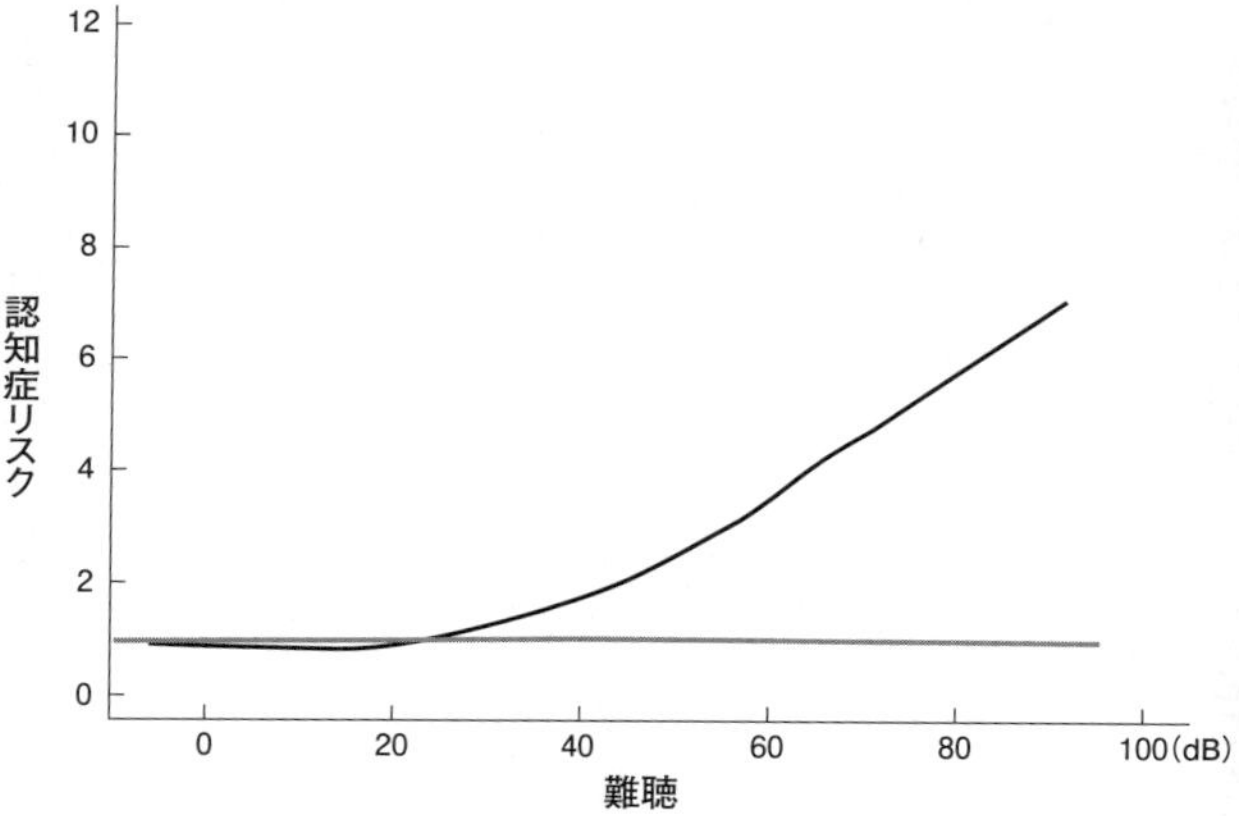

出典：Lin, FR. et al. (2011)

Hearing Loss in Taiwan A Case-Control Study. Otolaryngol Head Neck Surg. 2015,Jul;153(1):105-11.)

また、糖尿病の人2万6556人と、糖尿病でない人2万6556人を比較したところ、糖尿病があると突発性難聴の発生率は1・54倍になり、発症リスクは糖尿病の重症度とともに高まっていた。

(Lin,SW. et al. Risk of developing sudden sensorineural hearing loss in diabetic patients: a population-based cohort study. Otol Neurotol. 2012,Dec;33(9):1482-8.)

突発性難聴にIGF-1を投与すると改善するという報告もあるので、聴覚に関連する内耳や脳の局所的なインスリン抵抗性やIG

Ｆ－１抵抗性の可能性が高いのではと考えられる。

(Nakagawa,T. et al. Topical insulin-like growth factor 1 treatment using gelatin hydrogels for glucocorticoid-resistant sudden sensorineural hearing loss: a prospective clinical trial. BMC Med. 2010,Nov 25;8:76.)

さらに嗅覚障害は、インスリン抵抗性と関連があるだけでなく、嗅覚障害があると、その後認知症を発症しやすくなる。

アメリカ人の９７８人を、インスリン抵抗性の高さで5つに分類したときに、最もインスリン抵抗性が低いグループと比較すると、最もインスリン抵抗性が高いグループでは、嗅覚障害が約2倍起こりやすかった。

(Min,JY. and Min,KB. Insulin resistance and the increased risk for smell dysfunction in US adults. Laryngoscope. 2018,Sep;128(9):1992-1996.)

また、アメリカ人２９０６人を調べた結果、嗅覚障害がある高齢者は、5年後に認知症を発症する可能性が2倍を超えていたのであった。そして、匂いの識別間違いが多いほど、認知症の確率は増加していた（資料43）。

(Adams,DR. et al. Olfactory Dysfunction Predicts Subsequent Dementia in Older U.S.

資料43　嗅覚障害と認知症発症の関係

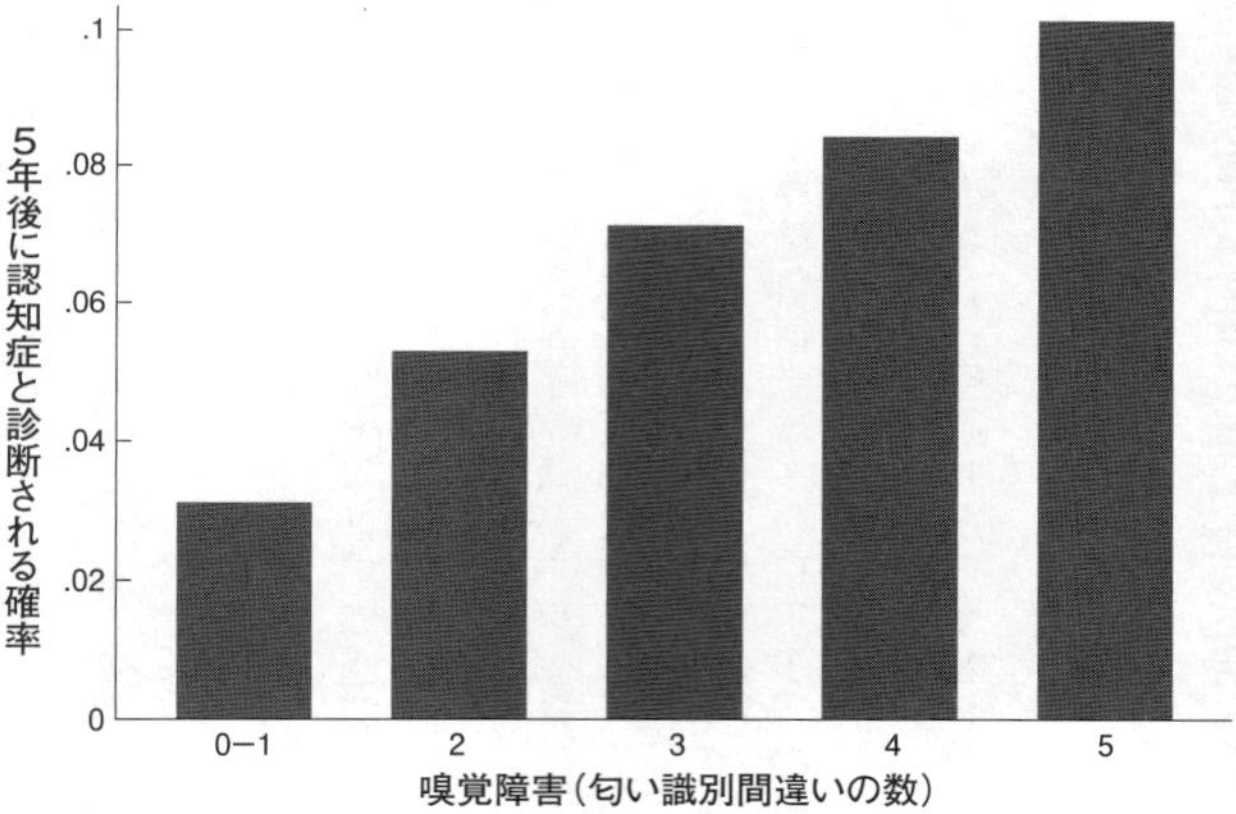

出典：Adams, DR. et al. (2018)

Adults. J Am Geriatr Soc. 2018,Jan;66(1):140-144.)

目も耳も鼻も、直接、脳とつながっていることを考えたら、視覚や聴覚や嗅覚の障害が、脳のインスリン抵抗性が原因で起きても、何ら不思議ではない。

また、狭心症や心筋梗塞のところでも述べたが、糖化したフィブリノゲンは溶けにくく、血管を詰まらせやすい。目にも耳にも鼻にも、非常に細い動脈が流れているので、糖化したフィブリノゲンや減少したグリコカリックスの影響を受けやすく、障害を起こしやすいと考えられる。

糖質制限で明らかに改善する片頭痛

片頭痛の原因も、様々な仮説がありながら、いまだにはっきりしたことはわかっていない。しかし私の経験では、それまで週に何度も鎮痛剤を必要としていたような患者が、早い人ではスーパー糖質制限を始めた次の日から、明らかに頭痛が改善し、薬が全く不要になり、1か月後もそのまま薬を飲まずに過ごせるようになる。

糖質制限をしっかりすることで明らかな改善を見るので、糖質過剰症候群の一つと考えられる。通常、糖質制限を始めてケトン体が上昇してくるまでに数日かかると考えられているので、ケトン体の抗炎症効果が得られる前に症状が改善するということは、高血糖や高インスリン血症、脳のインスリン抵抗性そのものが原因となっていると考えられる。

経口ブドウ糖負荷試験（ＯＧＴＴ）の結果では、健康な人と比較して、片頭痛やその他の頭痛のある患者では、空腹時や30～60分後の血糖値の上昇を認めていた。インスリン値は、片頭痛の人の場合、空腹時から１２０分値まで、一貫して、健康な人よりも高値となっていた（資料44）。

（Cavestro,C. et al. Insulin Metabolism is Altered in Migraineurs: A New Pathogenic Mechanism for Migraine? Headache. 2007,47:1436-1442.）

資料44　頭痛の患者の経口ブドウ糖負荷試験の結果

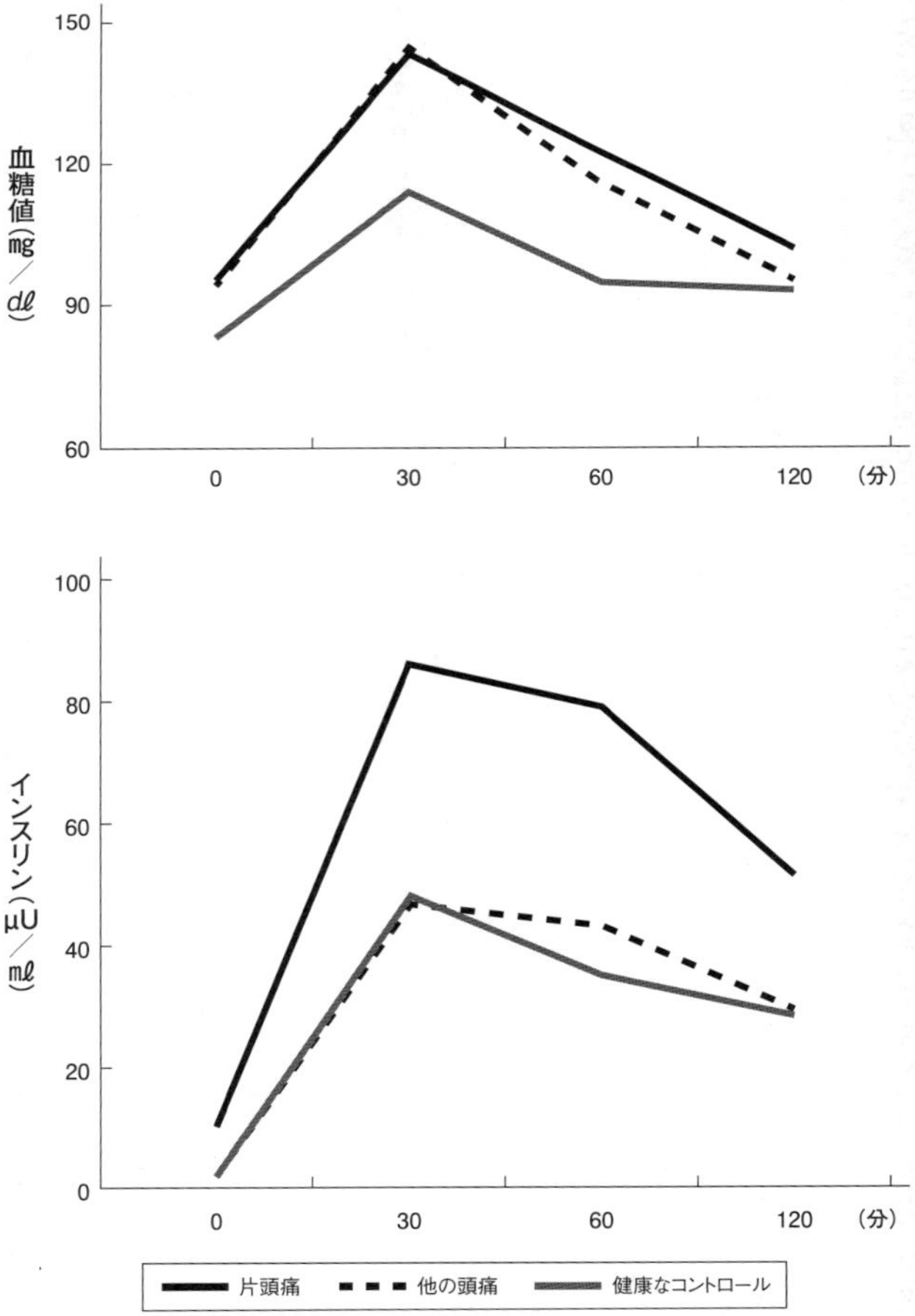

出典：Cavestro, C. et al. (2007) による図を一部修正

片頭痛の人では肥満が多く、うつ病や心血管疾患を併発しやすい。様々な研究でリスクの程度は異なるが、うつ病患者における新たな片頭痛の発症リスクは、2・8〜3・5倍の範囲であり、逆に、片頭痛を持つ人のうつ病の新たな発症のリスクは、2・4〜5・8倍の範囲である。片頭痛の人では、脳卒中や冠動脈疾患の発症リスクは2〜3倍にもなる。

(Wang,SJ. et al. Comorbidities of Migraine. Front Neurol. 2010,Aug 23;1:16.)

認知症のところでも述べたように、インスリンは脳で様々な役割を担っていると考えられる。全身のインスリン抵抗性はもちろん、脳のインスリン抵抗性であっても、片頭痛をはじめ様々な頭痛をもたらしても不思議ではない。

逆流性食道炎やバレット食道も糖質過剰

逆流性食道炎も、糖質制限をしっかりすることで明らかな改善を見るので、糖質過剰症候群の一つである。インスリン抵抗性やメタボリックシンドロームは、逆流性食道炎のリスクを増加させる。糖質摂取量の増加に伴い逆流性食道炎になるリスクが増加し、糖質制限をすると10週以内に全員が改善し薬を中止できたという報告もある。

(Pointer,SD. et al. Dietary carbohydrate intake, insulin resistance and gastro-oesophageal reflux disease: a pilot study in European- and African-American obese women. Aliment Pharmacol Ther. 2016,Nov;44(9):976-988.)

また、胃酸の逆流により、食道部分が酸にさらされる機会が増えると、食道粘膜の組織学的な変化、バレット食道というものを起こす。

バレット食道の患者も、インスリンやＩＧＦ-１の増加を認める。

バレット食道の人１３５人と、対照群９３２人を比較した研究では、インスリン値とＩＧＦ-１値で３つのグループに分けた場合、最もインスリン値が高いグループで２倍、最もＩＧＦ-１値が高いグループで４倍もバレット食道が起こりやすくなっていた。

(Greer,KB. et al. Association of insulin and insulin-like growth factors with Barrett's oesophagus. Gut. 2012,May; 61(5): 665–672.)

萎縮性胃炎や、胃の手術後などだけでなく、年齢とともに胃酸が少なくなると（資料45）、小腸内細菌異常増殖（ＳＩＢＯ）と言って、小腸内に細菌が異常に増殖する。大量の糖質を摂取すると、小腸の細菌は糖質を発酵し、ガスを産生する。そのガスにより腸の圧力が高くなり、胃にもガスが入り込み、それが胃酸を逆流させると考えられる。ＳＩＢＯによってガスが発生するが、そのもととなるのは糖質である。

資料45　年齢による胃酸の低下

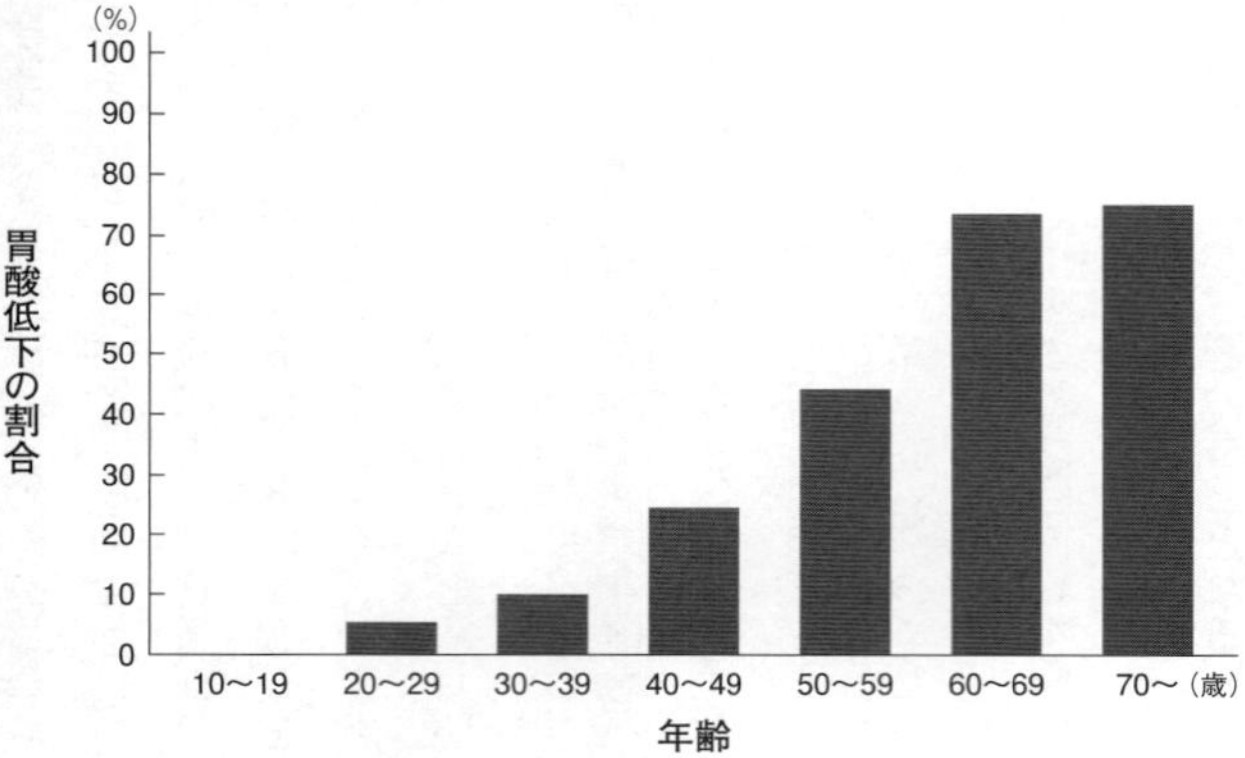

日本人4184人の胃酸低下の割合。60歳以上では70%を超える。

出典：Morihara, M. et al. (2001)

(Morihara,M. et al. Assessment of Gastric Acidity of Japanese Subjects over the Last 15 Years. Biol Pharm Bull. 2001,Mar;24(3):313-5.)

乳糖吸収不良より多い「果糖吸収不良」

大人では、乳糖を分解できない乳糖不耐症が有名であるが、実際には果糖やブドウ糖の吸収不良も多く認められる。

原因不明の腹部の症状のある人で、乳糖吸収不良は35%に認められるが、果糖吸収不良は実に64%に認められ、複数の糖質の吸収不良を認める人も実に25%も存在していたという報告もある。果糖吸収不良は25gの果糖でも起きる人もおり、ブドウ糖50gの吸収不良を認める人もいる。

(Goebel-Stengel,M. et al. Unclear abdominal discomfort: pivotal role of carbohydrate malabsorption. J Neurogastroenterol Motil. 2014,Apr 30;20(2):228-35.)

つまり、現在の糖質は過剰であり、人によっては糖質を吸収できる上限を超えている場合もあるのだ。吸収できなかった糖質は、細菌により発酵されて、ガスを産生する。それらのガスが腸の圧力を高め、ガスが胃に行けば、逆流性食道炎に、大腸であれば過敏性腸症候群になると考えられる。

さらに、それ以外の、何となく感じる腹部の不快感、お腹の張りなどの多くは、このような糖質の吸収不良が原因だと考えられる。

【甲状腺の病気――甲状腺機能低下症、橋本病、甲状腺がん】

甲状腺の病気にも、糖質過剰摂取が関係している。

甲状腺機能低下症は、無気力や易疲労感《いひろうかん》、体重増加、寒がりや記憶力低下などの様々な症状を示す。検査所見としては、甲状腺ホルモンである遊離Ｔ４（ｆＴ４）の低値、および甲状腺刺激ホルモン（ＴＳＨ）の高値である。

４０００人以上の人のＴＳＨやｆＴ４とＢＭＩとの関連を見てみると、ＢＭＩが高いとＴＳＨは増加し、ｆＴ４は低下した（資料46）。つまり、甲状腺機能低下症の所見の傾向に一致する。もちろん、基準値範囲に収まっていれば、甲状腺機能低下症とは診断はされないが、機能低下と肥満との関連は明らかである。

ただ、甲状腺機能低下により体重が増加するという考えもある。しかし、私は逆だと思っている。インスリン抵抗性や肥満が先にあり、そのために甲状腺機能が低下すると考える。

(Laurberg,P. et al. Thyroid function and obesity. Eur Thyroid J. 2012,Oct;1(3):159-67.)

192頁の図（資料47）は、２９８人の糖尿病患者と、１４９人の非糖尿病の人を比較したものである。非糖尿病では関連は弱いが、非糖尿病の人と糖尿病患者両方で、ＴＳＨの増加はインスリン抵抗性の指標であるＨＯＭＡ‐ＩＲの増加と関連している。

(Zhu,P. Thyroid-Stimulating Hormone Levels Are Positively Associated with Insulin Resistance. Med Sci Monit. 2018,Jan 17;24:342-347.)

橋本病（自己免疫性慢性甲状腺炎）では、抗甲状腺ペルオキシダーゼ抗体（抗ＴＰＯ抗体）、抗サイログロブリン抗体（抗Ｔｇ抗体）、抗マイクロゾーム抗体という自己抗体が認められる。インスリン抵抗性がベースにあるＰＣＯＳ患者では、抗ＴＰＯ抗体は、ＰＣＯＳの

資料46　甲状腺ホルモンとBMIとの関係

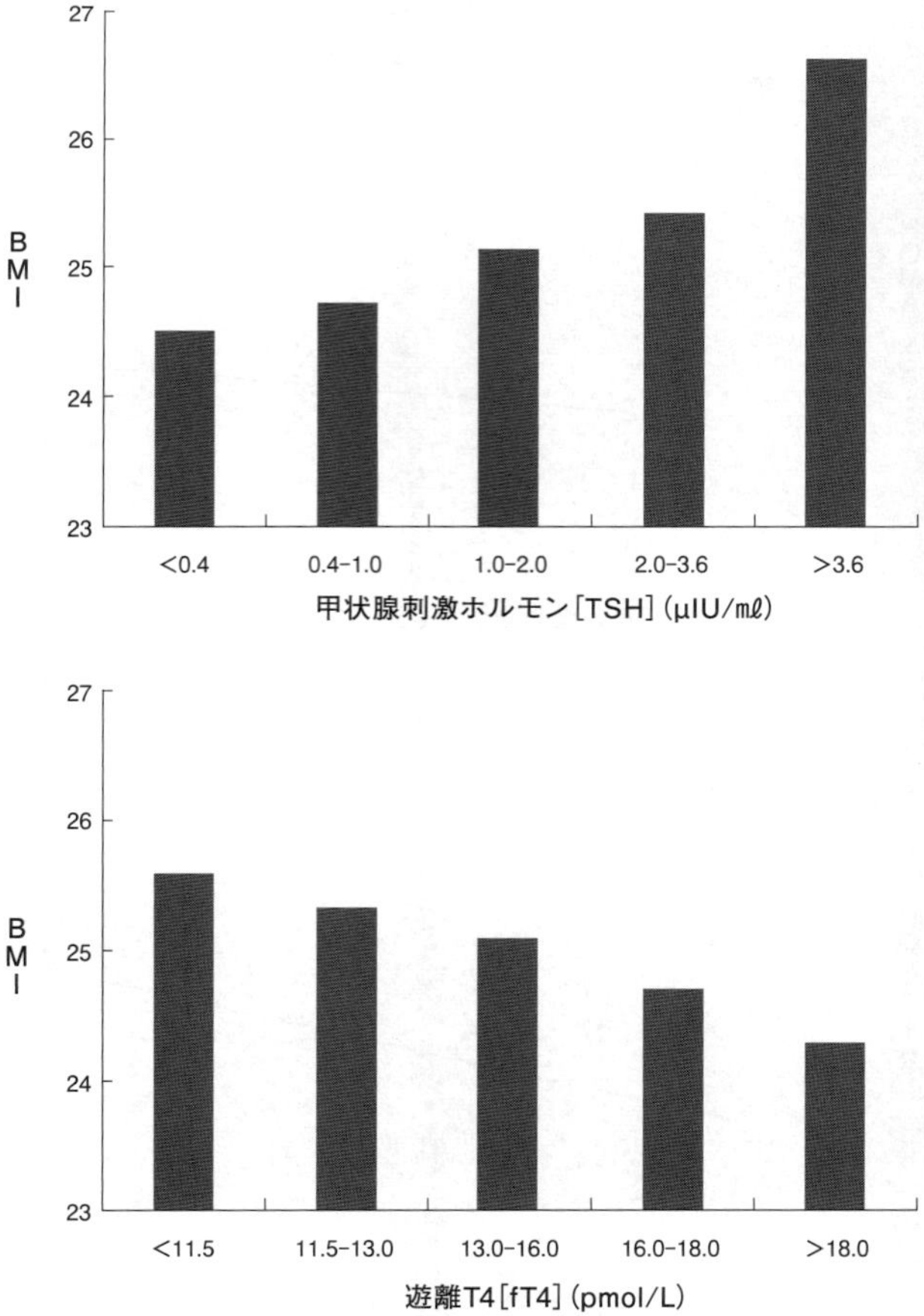

出典：Laurberg, P. et al. (2012)

資料47　糖尿病の有無による甲状腺刺激ホルモン値とインスリン抵抗性の関係

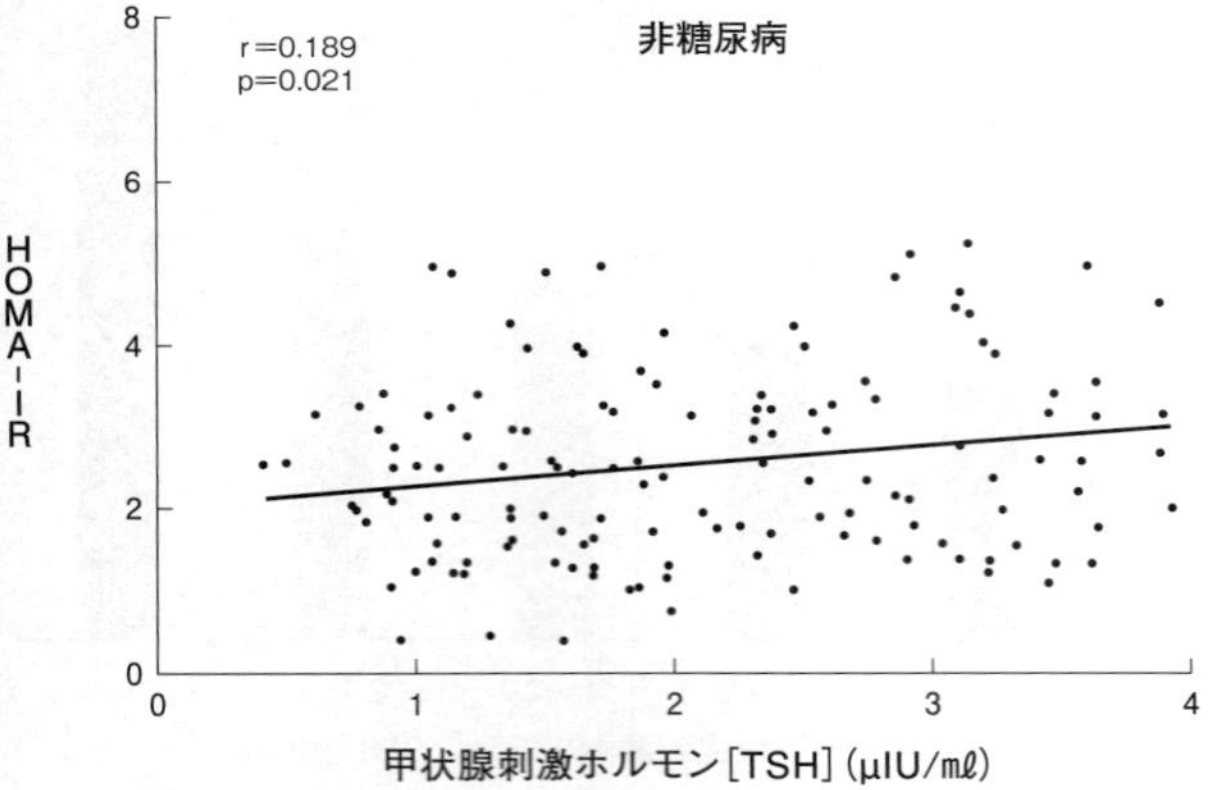

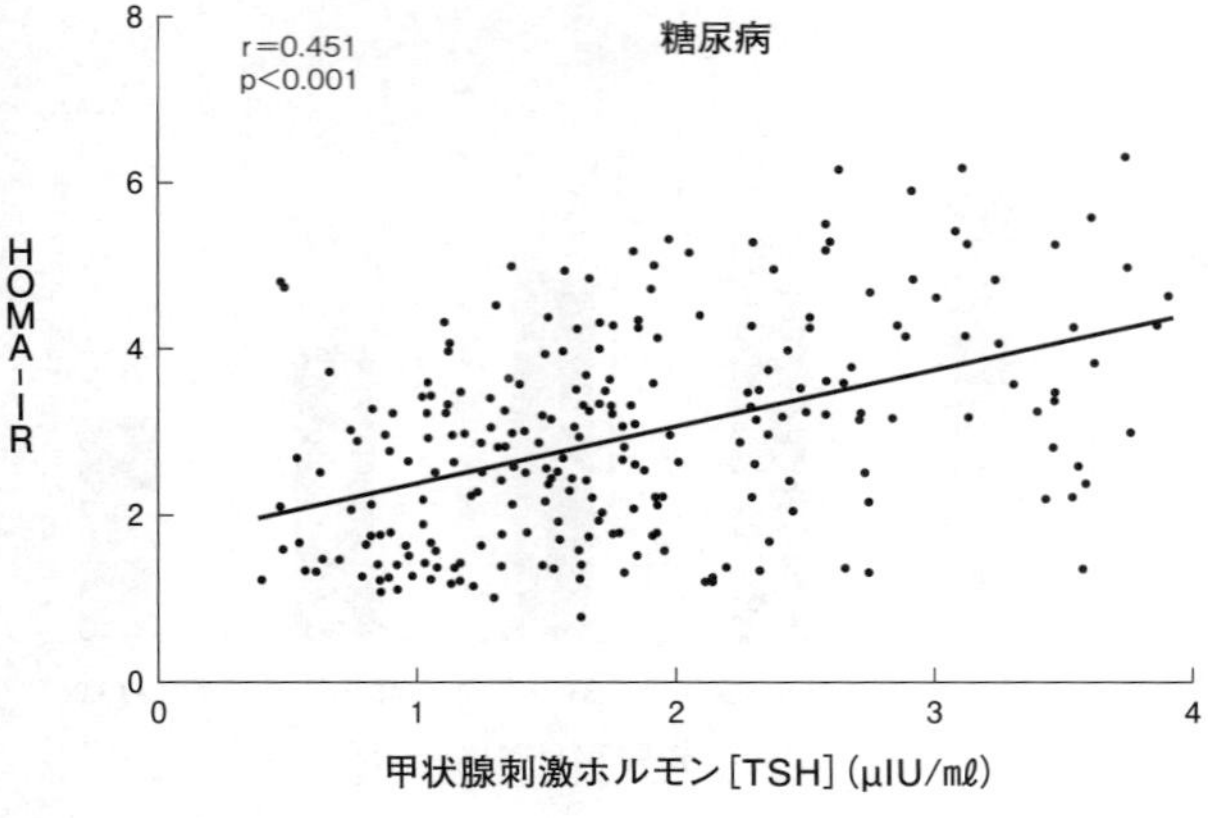

出典：Zhu, P. (2018)

資料48　橋本病患者の糖質制限による自己抗体の変化

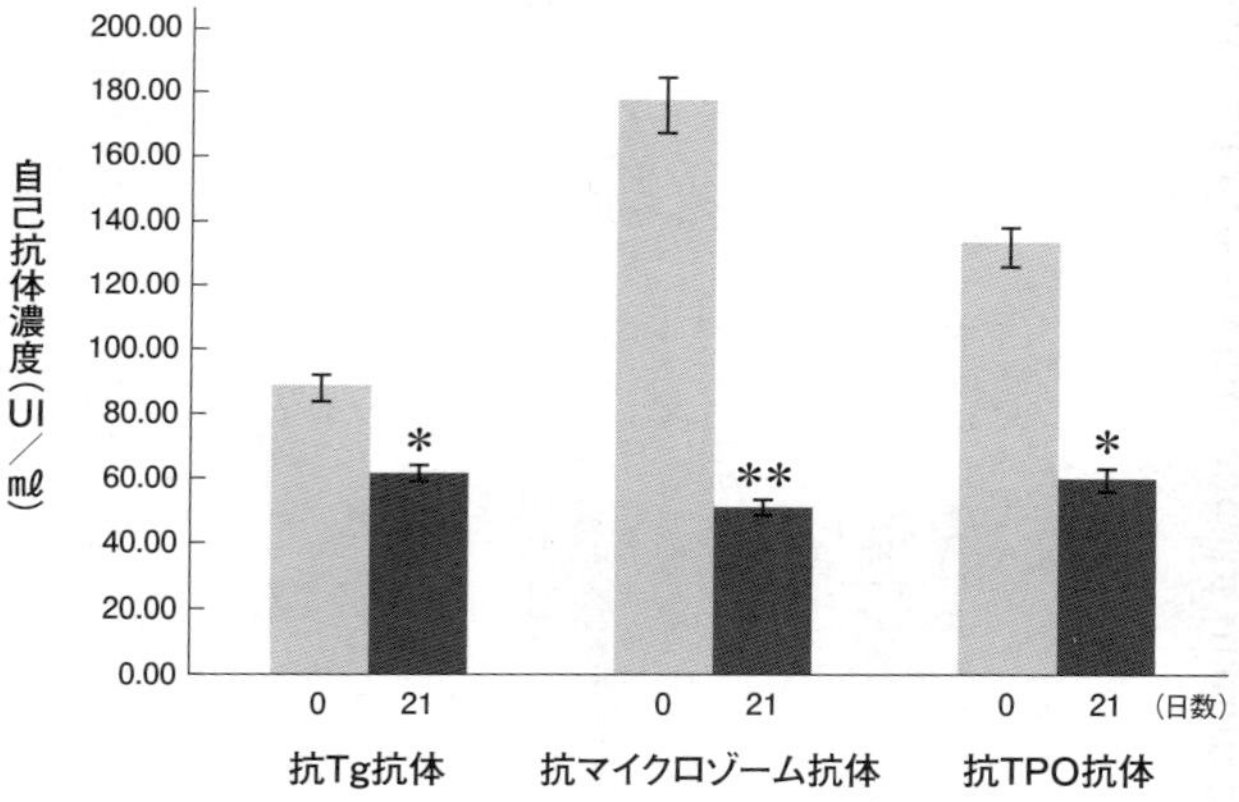

出典：Esposito, T. et al. (2016)

ない対照患者の3・3〜8・3％と比較して、19・6〜26・9％と高い割合で存在する。さらに、橋本病の有病率は、糖尿病患者で10〜43％、肥満の子どもで12・4％、肥満の成人で10〜16％である。

（Malaguarnera,R. et al. Insulin Resistance: Any Role in the Changing Epidemiology of Thyroid Cancer? Front Endocrinol (Lausanne). 2017,Nov 14;8:314.）

さらに、30〜45歳の１８０人の橋本病の患者を対象にした研究で、炭水化物12〜15％の糖質制限を21日間行ったところ、橋本病の自己抗体は大きく減少した（資料48）。

（Esposito,T. et al. Effects of low-carbohydrate diet therapy in overweight subjects with autoimmune thyroiditis: possible synergism with ChREBP. Drug Des Devel Ther. 2016,Sep 14;10:2939-2946.)

また、近年、甲状腺がんが世界中で増加している。多くは超音波検査などによる過剰診断による増加だと考えられているが、それだけではないと思われる。インスリン抵抗性は甲状腺がんとも関連していると考えられる。

ＴＳＨ（甲状腺刺激ホルモン）の基準値は、０・５００～５・０００μU／mℓであるが、基準値以上、つまり5μU／mℓ以上のＴＳＨの場合だけでなく、基準値範囲内の高めの数値（１・４μU／mℓ以上）でも、悪性の割合が有意に高まる（資料49）。

(Haymart,MR. et al. Higher serum thyroid stimulating hormone level in thyroid nodule patients is associated with greater risks of differentiated thyroid cancer and advanced tumor stage. J Clin Endocrinol Metab. 2008,Mar;93(3):809-14.)

甲状腺の生検や手術をした84人を対象に、良性腫瘍であった人と、甲状腺がんであった人を比較すると、甲状腺がんであった人の方が、ＴＳＨ、空腹時インスリン値、インスリン抵抗性（ＨＯＭＡ－ＩＲ）が高かった。

(Sayyigit,E. et al. Influence of Insulin Resistance and TSH on the Risk of Malignancy of

資料49　基準値範囲内の甲状腺刺激ホルモン値での甲状腺がん（悪性）の割合

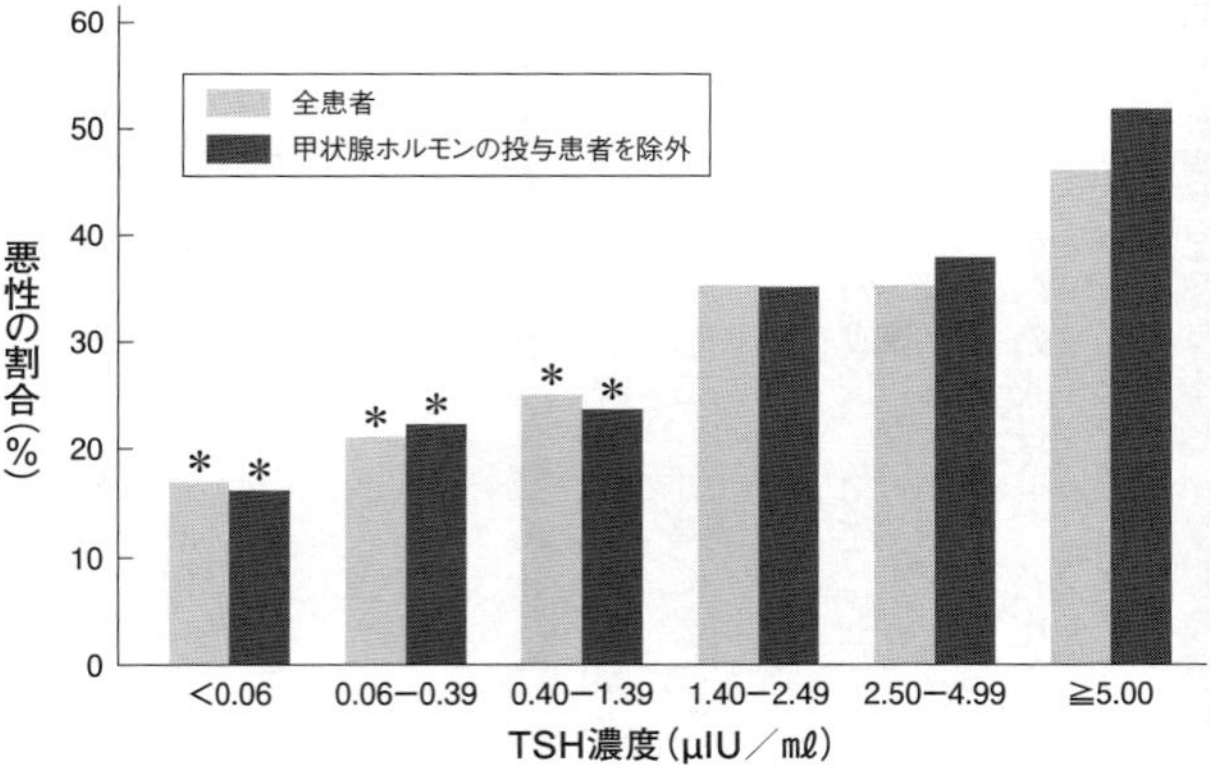

出典：Haymart, MR. et al. (2008)

Thyroid Nodule. Int Arch Endocrinol Clin Res. 2018, 4:014.)

　また、甲状腺がんの女性20人と、甲状腺機能の正常な女性20人を比較した研究では、甲状腺がんのグループではインスリン抵抗性が50%に存在したのに対し、甲状腺機能正常グループではインスリン抵抗性が10%にしか存在しなかった。

(Rezzónico,JN. et al. Increased prevalence of insulin resistance in patients with differentiated thyroid carcinoma. Metab Syndr Relat Disord. 2009,Aug;7(4):375-80.)

　甲状腺の病気の多くは糖質過剰症候群である。

極端だと言われるかもしれないが、私は、近年増加している病気、原因不明の病気のほとんどが、糖質過剰症候群ではないかとも思っている。糖質制限をすると、様々な病気が改善するという報告があるが、それは、糖質制限のときに体内にできるケトン体による効果も大きいが、やはり、根本の原因となる糖質が、極端に減少するからだと考えている。

様々な疾患で起きている悪循環

インスリン様成長因子（ＩＧＦ）は、骨および骨格筋などの成長および分化に影響を与える成長ホルモンの媒介物質として、50年以上も前に発見された。下垂体によって産生される成長ホルモンに応答して、肝臓によって産生されるタンパク質である。体内のほとんどの細胞の成長を制御していると言っても過言ではない。

ＩＧＦは、生物の成長、発達、生存には欠かせないものであるが、成長や発達の延長線上には、老化やがんが存在している。胎児の頃や子どもの頃は、成長や発達が非常に重要であるが、成人してからの成長は、老化やがんにつながるのである。実際、ＩＧＦ－１の信号がうまく伝わらないと、低身長にはなるが、長生きする傾向が認められる。

細胞には様々な受容体というものがある。ある特定の物質がその受容体にくっつくと、信号が伝わり始め、様々な複雑な伝達経路をたどって信号が伝わっていき、それが何らかの作用を示す。

インスリンがくっついて様々な信号を伝達するための受容体であるインスリン受容体や、ＩＧＦ-１の受容体は、ほとんどすべての臓器に存在している。存在しているということは、ただ単に無駄な飾りではなく、重要な役割を担っている。インスリンはＩＧＦ-１の産生を増加させるし、高濃度のＩＧＦ-１はインスリン受容体を介してインスリン活性を発揮する。

インスリンの作用は、人を太らせたり、血糖値を下げることだけではない。次頁の表（資料50）のような様々な作用がある。さらに、臓器ごとにこれ以外の様々な作用があり、様々な信号の伝達を行っていると考えられる。

インスリンとＩＧＦは同じような作用を持っているが、インスリンは、糖やアミノ酸の取り込みの増加、糖のエネルギーとしての利用の促進、糖新生の抑制、脂肪分解の抑制、脂肪合成の促進など、食後に起きる一時的な代謝が主な役割である。

一方、ＩＧＦは、細胞増殖や分化の誘導、細胞死の抑制、細胞機能の維持など、細胞そのものの制御や細胞の運命を決定するような長期的な役割が強く、細胞や組織の発達や成長、生殖機能の発達や成熟、タンパク質代謝の制御などを行っているのである。

資料50　インスリンとインスリン様成長因子（IGF）の代表的な生理活性

インスリン		インスリン様成長因子（IGF）	
培養細胞系	in vivo 系（*1）	培養細胞系	in vivo 系
糖・アミノ酸の膜透過促進	血糖降下	細胞増殖誘導	成長促進
グリコーゲン合成促進	同化促進	細胞死抑制	血糖降下
糖新生抑制	成長促進	細胞分化誘導	同化促進
脂肪合成促進		細胞機能維持	骨形成促進
タンパク質合成促進		細胞がん化誘導	細胞増殖促進
タンパク質分解抑制		細胞運動促進	神経細胞保護
RNA合成促進		RNA合成促進	赤血球産生促進
細胞増殖誘導（弱い）		タンパク質合成促進	子宮内発育促進
		タンパク質分解抑制	腎血流増加・腎細胞保護
		糖・アミノ酸の膜透過促進（弱い）	免疫増強
			創傷治癒

＊「in vivo」：生体内でのという意味。実験マウスなどの実験動物の生体内に直接何らかの物質を投与し、生体内や細胞内でのその反応を調べる実験を指す。

出典：高橋伸一郎他「インスリン様活性と高齢化社会で克服すべき疾病」『化学と生物』2013, 51(6): 389-399.

進化の過程で、インスリンとＩＧＦの役割をうまく分けて、体内および体外の環境変化に速やかに調節できるように進化してきたと考えられる。

インスリンやＩＧＦ－１について、様々な疾患では共通していると考えられることが起きている。

最初にまず、糖質過剰摂取がある。それにより起きることは、食後高血糖とそれに伴うインスリン過剰分泌である。

インスリン過剰分泌から起きるのは、まず、局所的なインスリン抵抗性か、全身のインスリン抵抗性である。そして、ＩＧＦ－１抵抗性も加わると考えられる。

局所的なインスリン・ＩＧＦ－１抵抗性だけが起きている場合には、その臓器の病気だけを発症する。局所の臓器のインスリン抵抗性は、本来のインスリンの作用が効果を示さず、ミトコンドリア機能障害を起こし、臓器の機能障害に陥る。また、ミトコンドリア機能障害は活性酸素が増えることで酸化ストレスを増加させ、それも臓器の機能障害を促進する。

しかし、インスリン・ＩＧＦ－１抵抗性が全身に及ぶと、もっと大きな問題が起きるのである。全身でインスリン・ＩＧＦ－１抵抗性が起きると、インスリンとＩＧＦ－１の効果が相対的に低下し、作用不足を起こすが、局所のインスリン・ＩＧＦ－１抵抗性で起きたことが様々な臓器に起きる。様々な臓器はミトコンドリア機能障害に陥り、それによりさらに酸化ストレスが増大する。

また、全身のインスリン・IGF-1作用不足では、食後高血糖を招き、それがAGEsを増加させることで、酸化ストレスの増大を招く。酸化ストレスはさらにインスリン・IGF-1抵抗性を促進してしまう。

また、全身のインスリン抵抗性では、インスリンの効果が低下しているので、何とかインスリンを効かせるために、インスリンの過剰分泌をもたらす。

インスリン過剰分泌により、インスリン・IGF-1抵抗性以外に起きることとして、臓器によってはインスリン・IGF-1作用の増加を示すということである。インスリンは弱いながらも組織の増殖作用や成長因子として働き、そこに、強い増殖成長作用のあるIGF-1の作用も加わるため、過剰なインスリンが作用すると、組織が過増殖や過成長を起こす。それが良性腫瘍やがんの発生などにつながるのである。

さらに、インスリンの過剰分泌が続くと、すい臓のβ細胞が疲弊して、インスリン分泌能が低下し、糖尿病を発症したり、様々な臓器でインスリン・IGF-1作用不足が起き、機能障害に至るのである。

悪循環をどう断ち切るか？

インスリンの過剰分泌が起きたときに、同じ体の中で、ある臓器はインスリン・ＩＧＦ‐１作用の増加を起こすという、正反対の影響が起きることもある。

インスリンやＩＧＦに対して、それぞれの組織、臓器により反応の違いがあることは、他の動物や人間の成長を見ると、容易に想像できる。

ゾウはやたらと鼻が長く、キリンは異常に首が長い。人間の手の指は、赤ちゃんの小さな手であっても、大人の手であっても、それぞれの指の長さのバランスは取れている。１本だけ長くはならない。同じ指であっても、足の指は手の指ほど長くはならない。

生まれたときの赤ちゃんは、みんな胴体の長さと比較して短足だが、大人になればスラッと長くなる（私は短足だが……）。成長を促進するためにＩＧＦ‐１が全身を巡っているのに、その反応の仕方は、それぞれの組織や臓器で異なるのである。だから、糖質過剰摂取で過剰になったインスリンやＩＧＦ‐１に対する反応が、同一の体内のそれぞれの組織や臓器で異なっても、何ら不思議ではない。

資料51　糖質過剰摂取によって起こる悪循環

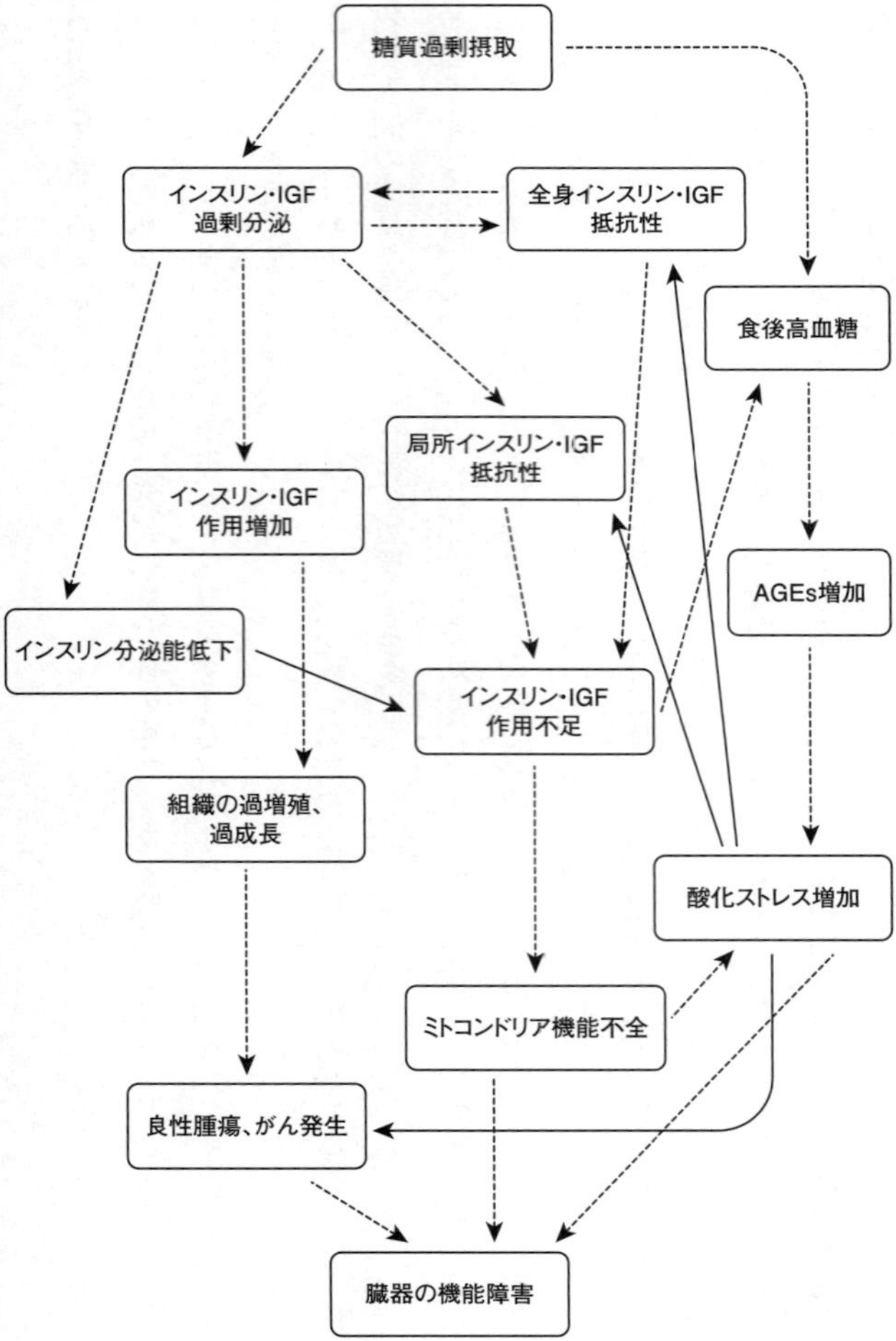

糖質過剰摂取では右の図（資料51）で示したような悪循環が繰り返されている。だからこの悪循環を断ち切る必要がある。

どこで断ち切るか？　当然、一番最初の糖質過剰摂取である。糖質過剰摂取を止めて、人類本来のインスリン分泌に戻せばよいのである。

私たちの体を作り出すものは、体内で合成するもの以外は、ほとんど全てが食事から体内に取り込まれる。その取り込まれた栄養素が、様々な反応を引き起こし、体を構築していく。その様々な反応の経路は非常に複雑であり、人間が現在知っているものは、ごく一部である。

何か問題が起きたときに、その反応の経路の途中に作用するのが薬である。その薬が効果を示すと、その先の反応が起きなかったり、その反応を増強したりする。しかし、その先の反応は別の経路につながっていることも多く、そうすると、別の経路まで影響を受け、思わぬ副作用が出る。

また、人間がわかっている経路はごく一部なので、未知の経路を通って反応が進むことも十分考えられる。人間の代謝にはいくつものセイフティネットがあるからである。

その未知の経路が存在すれば、薬は効果を示さない。だから、糖質過剰摂取の悪循環を途中で防ごうと思っても、なかなかうまくいかないのである。根本的な原因を取り除くことが最も重要なことなのである。

太っていないから、大丈夫……？

よく、太っていないから大丈夫と考える人がいる。糖質過剰摂取で病気になるのは、太っているからだと思うのも無理はない。しかし、人により太らない人もいる。太らないのに糖質過剰症候群になるのである。それはなぜだろうか。

それはやはり、インスリンがカギである。インスリンは基礎分泌と言って、1日中、少しずつ分泌され続けている。食事をして糖質が体に入ってくると、追加分泌と言って、大量にインスリンが分泌される。

欧米人はインスリン分泌能が非常に高い人が多いので、糖質摂取に伴って、どんどんインスリンを分泌し、どんどん肥満になっていく。しかし、日本人をはじめとするアジア人は、インスリン分泌能がそれほど高くなく、糖質摂取にインスリンの追加分泌が追いつかず、食後高血糖になってしまい、肥満にならないのに糖尿病になってしまう。それは糖尿病に限らず、様々な病気を引き起こす。

ちょっと話はそれるが、日本人のこのインスリン分泌能が低いことが、実は日本人の平均寿命の高さの要因であるかもしれないと考えている。

人間を生物として考えると、生物は子孫を残すという使命をＤＮＡに刻まれている。人間は少ない子どもを大切に育てるが、弱い生物は何百とか何千という単位で卵を産み、その中で何匹かが生き残ればよいという数の戦法をとっている。

しかし、食料は無限にあるわけではないので、数が多すぎれば、食料の奪い合いなどが起きる可能性がある。子孫を残す年齢を過ぎれば、その生物にとって、老いた者は若い者が食料を確保する邪魔になってしまう。だから、生物は全て老化して、死を迎えるように作られている。

生まれて生殖年齢に達するまでは「成長」である。しかし、そこから先の成長は「老化」を意味する。老化は成長の延長線上なのである。子孫を残した途端に死へのスイッチが入る生物もいるだろうが、ほとんどの生物はずっと同じものを食べているので、その食事が成長から老化につながるようになっていると思われる。人間以外の生物で老化に抗うものはいない。

人間以外の生物が、健康を気にして食べるものを選んだり、健康のために走りまわったり筋トレをする姿は見たことがない。しかし、高度な知恵を身につけた人間は、子孫を残すことと同じかそれ以上に、自己の保存を望んでしまった。そして、長生きするために「ヘルシー」と思うものを選んで食べ、運動などをするのである。

しかし、成長が老化につながることを考えれば、成長因子は成長と老化に大きな役割を担う。その成長因子であるＩＧＦ‐１と、それを増加させるインスリンは、老化を促進させる。日本人は、欧米人に比べて身長が低く、体つきも、筋肉がそれほど多くないことが多い。つまり、元々インスリン分泌能が低い日本人は、成長が悪いのである。しかし、その分、老化も遅い。日本人が長寿なのは日本食によるものではなく、この元々のインスリン分泌能が低いという体質にあると考えられる。

ただ、長寿ではあるが、筋肉が少ない分、油断すると高齢者は寝たきりになるリスクは高くなると思われる。

身長と寿命には関連があり、身長の低い人の方が長生きであると考えられている。

(He,Q. et al. Shorter Men Live Longer: Association of Height with Longevity and FOXO3 Genotype in American Men of Japanese Ancestry. PLoS One. 2014,May 7;9(5):e94385.)

女性も男性より長寿なのは、おそらくインスリンやＩＧＦ‐１などの作用、感受性において女性の方が少ないためだと考えられる。女性は男性より体も小さいが、がんも少なく、長生きなのである。

痩せているから、糖尿病ではないからといって、安心はできない

話を戻そう。インスリンに対する感受性は個人差が大きく、さらにおそらく同じ人の中でも、様々な臓器によっても大きな違いがあると思われる。つまり、先ほど述べたように、全身のインスリン抵抗性だけでなく、様々な臓器の局所のインスリン抵抗性が問題になってくる。ほとんど全ての組織にインスリンは必須のものであるが、感受性が低下しやすい組織では、全身がインスリン抵抗性を示す前に、局所のインスリン抵抗性を示すのでは、と考えられる。

様々な組織に対して、インスリンは相反する作用を示す可能性がある。通常のインスリン分泌量では、その組織に重要な作用を示すが、高濃度のインスリンがずっと続いたり、インスリン抵抗性でインスリン作用が低下する場合は、その組織や臓器に有害な作用を示すと考えられるのである。

また、この局所のインスリン抵抗性は、全身のインスリン抵抗性に並行して生じることもあれば、局所のインスリン抵抗性のみが生じることもあると考えられる。

そうすると、空腹時高血糖や糖尿病になる前に、局所の臓器がダメージを受けて病気になるのである。糖尿病は様々な糖質過剰症候群の病気に合併するが、必須のものではないのは、このような理由からだと考えられる。

糖質過剰症候群において、太っているか太っていないかの違い、糖尿病か糖尿病でないかの違いは、高血糖や高インスリン血症の影響が、脂肪細胞やすい臓に及んでいるかどうかの違いであり、太っていなくても、あるいは糖尿病でなくても、他の臓器が影響を受けていることは十分あるのである。

さらに、何を食べても太れない人もいるが、必ずしもインスリン分泌が少ないとも言えない。インスリンに対する筋肉組織の、タンパク質合成促進やタンパク質分解抑制作用や脂肪合成促進作用の反応が鈍く、筋肉が付きにくく、脂肪が付きにくいだけなのかもしれない。

糖尿病またはがんの既往がない20歳以上の９７７８人を対象とした研究では、その後のがんによる死亡率は、高インスリン血症のある人は２倍高くなり、肥満がない人だけを比較しても、高インスリン血症の人では89％も死亡率が増加していた（資料52）。

（Tsujimoto,T. et al. Association between hyperinsulinemia and increased risk of cancer death in nonobese and obese people: A population-based observational study. Int J

資料52　高インスリン血症の有無とがんによる生存率低下の関係

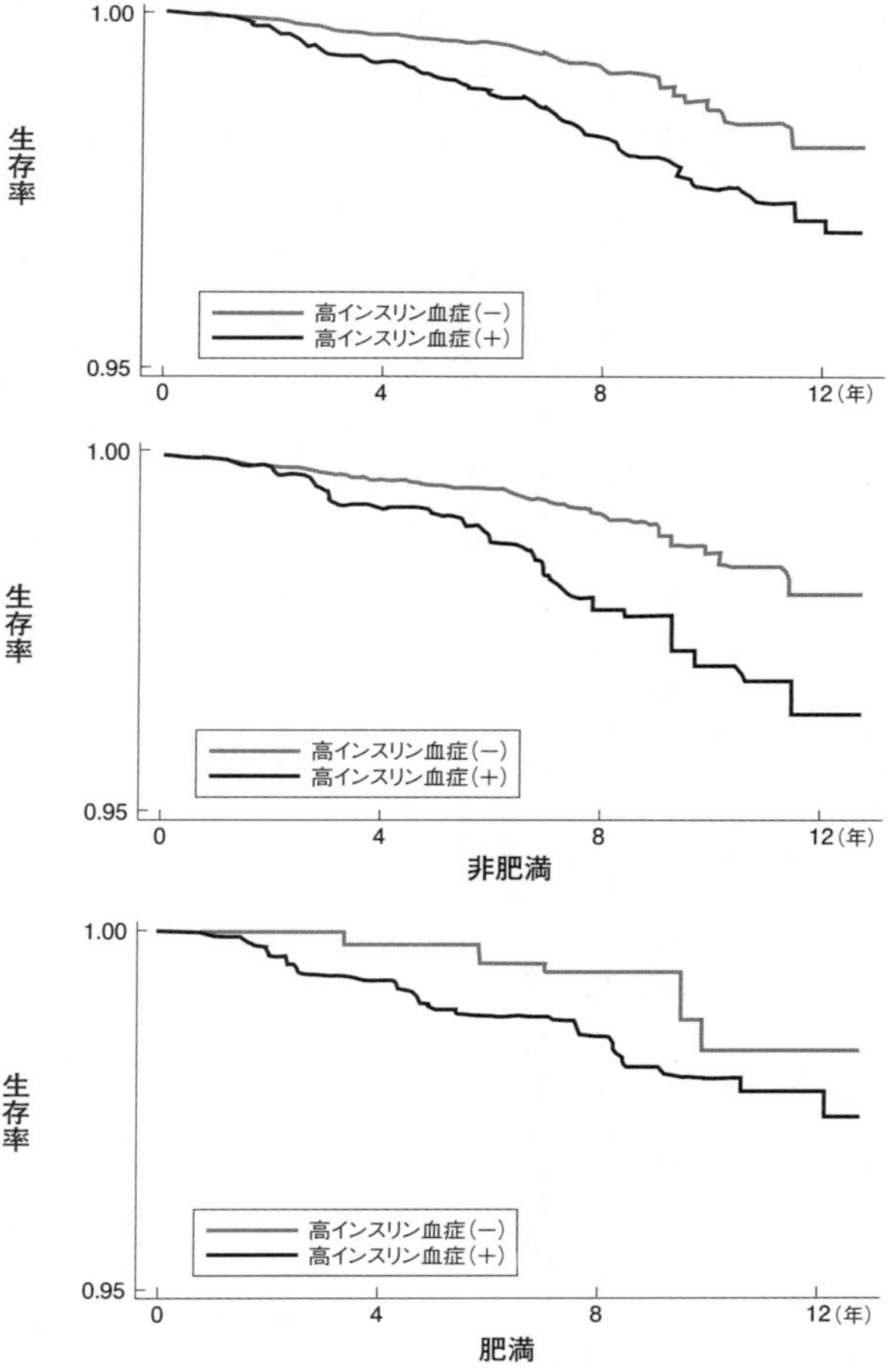

出典：Tsujimoto, T. et al. (2017)

Cancer. 2017,Jul 1;141(1):102-111.)

痩せているからといって安心はできない。

数値として表れるインスリン抵抗性と、表れないインスリン抵抗性

全身のインスリン抵抗性には様々な測定法があるが、通常は、空腹時血糖値と空腹時インスリン値によって次のように計算される。

ＨＯＭＡ－ＩＲ＝空腹時血糖値×空腹時インスリン値÷４０５

１・６以下を正常とし、２・５以上で、インスリン抵抗性ありと判定する。

しかし、このように数値に表れるインスリン抵抗性は、全身のインスリン抵抗性である。局所のインスリン抵抗性を測定することはできない。全身のインスリン抵抗性が起きる前に、次々と様々な臓器で局所のインスリン抵抗性が起きて、様々な病気を起こしてしまうこともあるので、数値に表れないインスリン抵抗性の方が実は重要になることもある。

さらに、それぞれの臓器に対するインスリンの作用不足、インスリン作用の増加そのものを測定することもできないので、結局は、病気を発症するまで、何も数値に表れないこともある。だから、様々な研究を行っても、高血糖をはじめインスリン値、インスリン抵抗性な

ど病気との関連があまり高くならないこともあるのである。

所詮、数値に表れる状態では、その臓器の障害はかなり進行してしまっている可能性が高い。その前に問題を解決するには、根本的な原因を排除する、つまり糖質制限を行うしかないのである。

様々な病気のリンク

ある病気が起きると、その病気が原因で別の病気が起きることも可能性としてはあり得る。しかし、実際は、ある病気の原因と、その病気が原因で起きたと思われる別の病気の原因が根本では同じであるので、様々な病気がリンクしているのである（資料53）。

例えば、糖尿病があると、心血管疾患をはじめ、うつ病やアルツハイマー病、五十肩から緑内障など様々な病気が起きやすくなる。しかし、これは糖尿病がこれらの併発する病気を起こしているのではなく、根本原因が共通しているのである。その根本原因はもちろん、糖質過剰摂取である。

突発性難聴のリンクしている病気を見ても、糖尿病、うつ病、心血管疾患、ＥＤ（勃起不全）、歯周病、睡眠時無呼吸症候群などがある。どれも糖質過剰症候群である。決して突発

資料53　糖質過剰摂取による様々な病気のリンク

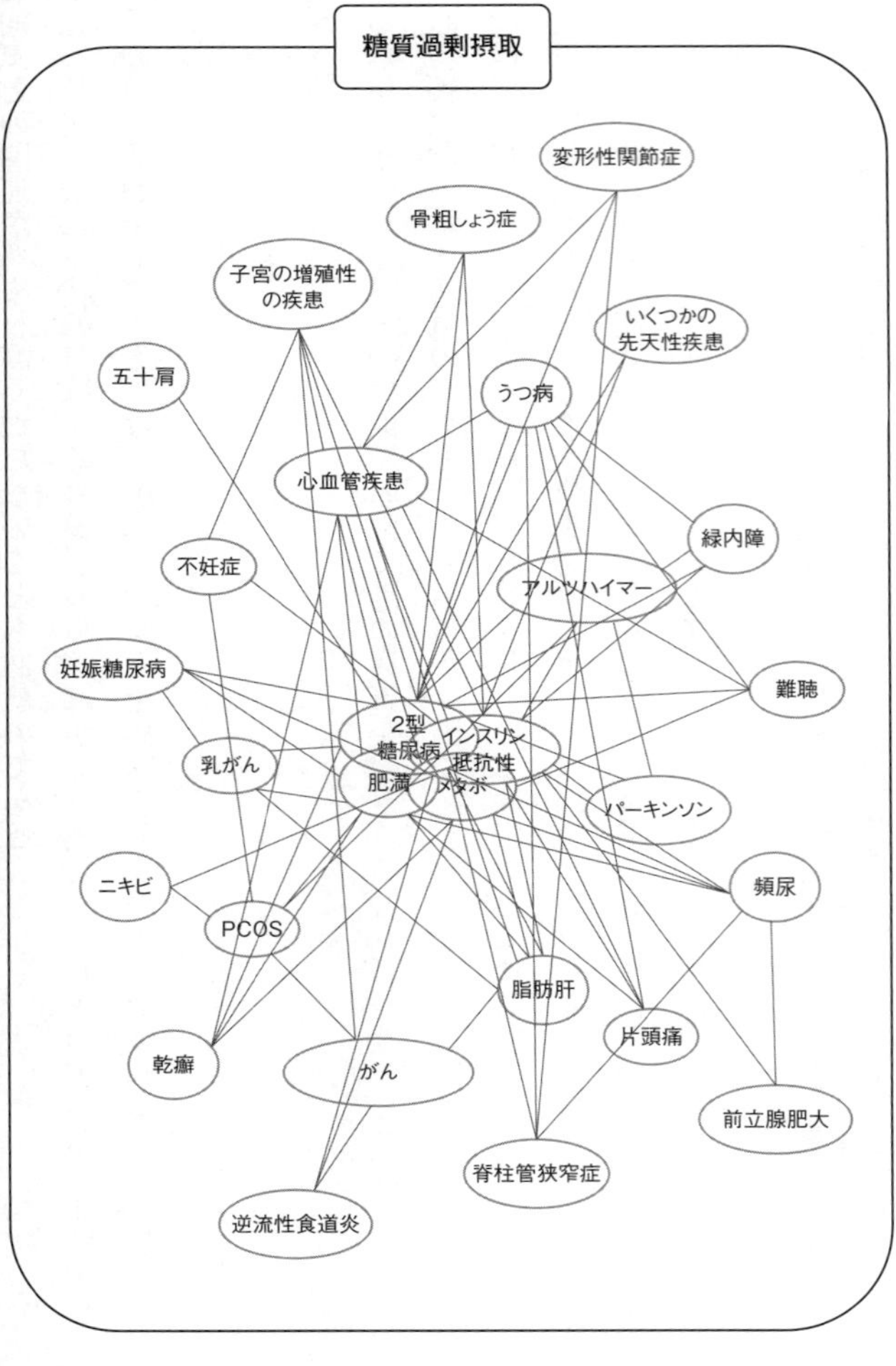

性難聴が原因で、併発する病気が起きているわけではない。

　１型糖尿病、２型糖尿病に続き、アルツハイマー病を３型糖尿病、緑内障を４型糖尿病と呼んでいる人もいる。では、５型糖尿病はどの病気であろうか？　このままいってしまうと１００型糖尿病というのも出てきてしまう。

　それよりも、全てを網羅して、「糖質過剰症候群」とまとめればスッキリする。１型糖尿病は、自己免疫が関わっていると考えられているが、それ以外の２型から４型は、全て糖質過剰症候群である。

自己免疫疾患と糖質過剰の関係

　１型糖尿病については、以前は、小児期や思春期に発症する疾患と考えられていた。しかし実際には、１型糖尿病の40％以上は30歳以降に発症している。

(Thomas,NJ. et al. Frequency and phenotype of type 1 diabetes in the first six decades of life: a cross-sectional, genetically stratified survival analysis from UK Biobank. Lancet Diabetes Endocrinol. 2018,Feb;6(2):122-129.)

　推測ではあるが、糖質過剰摂取が、自己免疫を狂わせてしまったのではないかと考えている。そうだとすると、１型糖尿病も糖質過剰症候群の一つと考えられる。

１型糖尿病と同じ自己免疫疾患である多発性硬化症や関節リウマチ、全身性エリテマトーデスなどでは、インスリン抵抗性が増加していたり、メタボリックシンドロームを有していることが多い。

(Penesova,A. et al. Hyperinsulinemia in newly diagnosed patients with multiple sclerosis. Metab Brain Dis. 2015,Aug;30(4):895-901.)

(Pereira,RM. et al. Metabolic syndrome in rheumatological diseases. Autoimmun Rev. 2009,Mar;8(5):415-9.)

(Gheita,TA. et al. Metabolic syndrome and insulin resistance comorbidity in systemic lupus erythematosus. Effect on carotid intima-media thickness. Z Rheumatol. 2013,Mar;72(2):172-7)

自己免疫疾患では、自己の細胞や組織を攻撃してしまう様々な自己抗体というものを作り出す。人間の細胞や組織、酵素や受容体などは、全てタンパク質や脂質でできているため、それらが糖化を起こしたりＡＧＥｓが蓄積すると、変性をしてしまう。自分の体の細胞や組織などでありながら、変性によって非自己の細胞と認識されてしまい、自己の免疫がそれらを排除しようとして自己抗体を産生することにより、自己免疫疾患を発症するのでは、と考えられる。

また、免疫の重要な役割を担う免疫グロブリンも、糖化やＡＧＥｓにより変性して影響している可能性もある。

例えば関節リウマチでは、リウマトイド因子という自己抗体が産生される。リウマトイド因子は、免疫グロブリンのＩｇＧに対する自己抗体である。しかし、ＡＧＥｓ化したＩｇＧに対する自己抗体も存在する。ＡＧＥｓ化したＩｇＧに対する自己抗体が、元々の正常なＩｇＧを間違えて攻撃することも考えられる。発症初期の段階の関節炎の全ての人で、ＡＧＥｓ化したＩｇＧに対する自己抗体が認められていたとする報告もあるので、そのＡＧＥｓ化したＩｇＧの自己抗体が最初の反応であり、その後、正常なＩｇＧに対する自己抗体のリウマトイド因子が産生されるようになった可能性もある。

(Ligier,S. et al. A new antibody in rheumatoid arthritis targeting glycated IgG: IgM anti-IgG-AGE. Br J Rheumatol. 1998,Dec;37(12):1307-14.)

(Newkirk,MM. et al. Advanced glycation end-product (AGE)-damaged IgG and IgM autoantibodies to IgG-AGE in patients with early synovitis. Arthritis Res Ther. 2003,5

(2):R82-R90.)
最初はＡＧＥｓ化したＩｇＧに対する自己抗体だけを作っていたはずが、いつの間にか正常なＩｇＧに対する自己抗体までも産生するようになってしまったのである。

同様にして、他の自己免疫疾患も、そのような、糖化したりＡＧＥｓの蓄積した組織や細胞などを、非自己と捉えて抗体を作っていたはずが、AGEs化したものとそっくりな、ＡＧＥｓ化していない元々の正常な組織や細胞などに対する自己抗体まで産生するようになった状態なのではないかと思われる。

そう考えると、自己免疫疾患も糖質過剰症候群の一つだと捉えられるのである。

第3章　進化から見た人類に適した食事とは

進化の過程で、今ほど糖質を摂取している時代はない

現在では、身の回りには糖質が溢れている。「ヘルシー」と掲げた食品にも、大量の糖質が含まれていることも珍しくない。

我々人類は、進化の過程で確かに糖質を必要とした。それは直接エネルギーになるばかりか、脂肪に変えて体に保存できるからだ。

しかし、大昔には、砂糖を作り出す技術はもちろん存在しないし、糖質が何であるかの知識もなかった。人類がまだアフリカにしかいなかった頃は、比較的食料に困ることはなかったであろう。ジャングルのような場所では、果実も豊富であり、小動物や昆虫も周りにたくさんいた。ただ、前にも述べたように、果実は現代の果物とは程遠いもので、糖質含有量が非常に少ないだけでなく、サイズも小さく、食物繊維だらけのものだった。

その後、アフリカを離れた人類は、四季のある地域にも進出した。そこでも、周りに存在する食材は、小動物の肉や臓器、昆虫、果実、木の実、野草などだったと推測できる。自然は冬を越すために、秋になると果実をたくさん用意してくれた。少ないながらも糖質は貴重であり、それを食べて、体に脂肪を蓄えて、食材が少なくなる冬を越すことを可能にした。

このように、糖質を毎日のように十分摂取できなかったからこそ、人類はブドウ糖を体内

で作り出すことができるように進化した。「糖新生」である。

しかし、糖新生にはコストがかかる。糖新生には、エネルギー通貨と言われているＡＴＰが必要なのである。１分子のグルコース（ブドウ糖）を新生するのに、ＡＴＰを6分子も必要とする。

脳も赤血球も、ブドウ糖をエネルギーにしている。脳はケトン体もエネルギーにできるが、赤血球はブドウ糖しかダメなのである。だから、コストをかけてでも糖を作り出さなければならない。また、ＡＴＰの形で脳にエネルギーを送ることはできないので、どうしてもブドウ糖の形に変える必要がある。

糖新生はアミノ酸だけでなく、解糖系でできた乳酸、中性脂肪を分解したグリセロールからも行われる。もし、進化の過程で人類が、いつでも豊富に糖質を得ることが可能であったのなら、わざわざコストをかけてまで、糖新生という仕組みは必要なかったと思われる。このことからも、人類は糖質をほとんど摂取してこなかったことが推測できる。

ただ、糖新生がＡＴＰを消費すると言っても、実際には体脂肪は非常に大量に存在するので、そこから得られるＡＴＰも非常に大量となり、余裕で糖新生のＡＴＰを補うことができる。必要なことにコストをかけるのは、企業も人間の体も同じである。

このように、肝臓において糖新生で作られるブドウ糖で、脳と赤血球が必要とする量を十分にまかなえる。肝臓で作られるブドウ糖の量は、進化の過程では脳がコントロールしていたと思われる。通常、血中の様々な物質は、脳を守るための血液脳関門があるために、簡単には脳に到達しない。しかし、脳に必要なブドウ糖は、かなり簡単に脳に取り込まれる。

現在のような糖質過剰摂取状態では、脳がコントロールしきれないほどのブドウ糖が血液を流れており、血液脳関門はブドウ糖を大量に通過させてしまい、脳のブドウ糖濃度も非常に上昇していると思われる。脳の異常が起きるのも無理はない。

人間は脂質で生きている

脂質は重要なエネルギー源である。たとえ糖質を過剰に摂取していても、夜間睡眠中には脂質をエネルギーにしている。脂質があれば、ほとんどの臓器はエネルギーに困らない。

人体には脂質を運搬する仕組みは二つあり、一つは、食べたときに腸から体内のその他の場所にすぐに脂質を届けるリポタンパク質のひとつであるカイロミクロンで、もう一つは、肝臓で作られ脂質を運搬するリポタンパク質のＶＬＤＬである。それらが絶え間なくエネルギーを届けてくれる。

さらに、脂質は肝臓でケトン体に変換され、血流に乗って全身を駆け巡り、エネルギー源として使われる。心臓のような、絶え間なくエネルギーを大量消費する臓器は、不安定な糖質よりも脂質やケトン体をメインのエネルギーにしている。

人間が糖質を、血糖値を上げることなく、そしてインスリンを大量に分泌することなく様々な組織に分配して、エネルギーにしたり中性脂肪に変換できるのであれば、おそらくは脂質はそれほど重要ではないかもしれないが、人類はそのようには進化できなかった。糖質がここまで豊富に手に入るとは想像できなかったのである。

人間ほど、生まれたときに大量の脂肪をまとって生まれてくる哺乳類は少ない。人間の新生児の体脂肪は13〜15％程度であり、人間のように脂肪が10％を超えるような赤ちゃんの方が珍しい。脂肪の象徴のように思われているブタの赤ちゃんでも、２％以下の体脂肪しかない。ガリガリである（資料54）。

（Kuzawa,CW. Adipose Tissue in Human Infancy and Childhood: An Evolutionary Perspective. Am J Phys Anthropol. 1998,Suppl 27:177-209.）

人間に近いチンパンジーでも、生まれてくる赤ちゃんの体脂肪率は３％ほどである。霊長類として人間を見ても、実は人間は非常に体脂肪が多い動物である。他の霊長類の成体は、

資料54　ヒトやその他の動物の出生時の体脂肪率

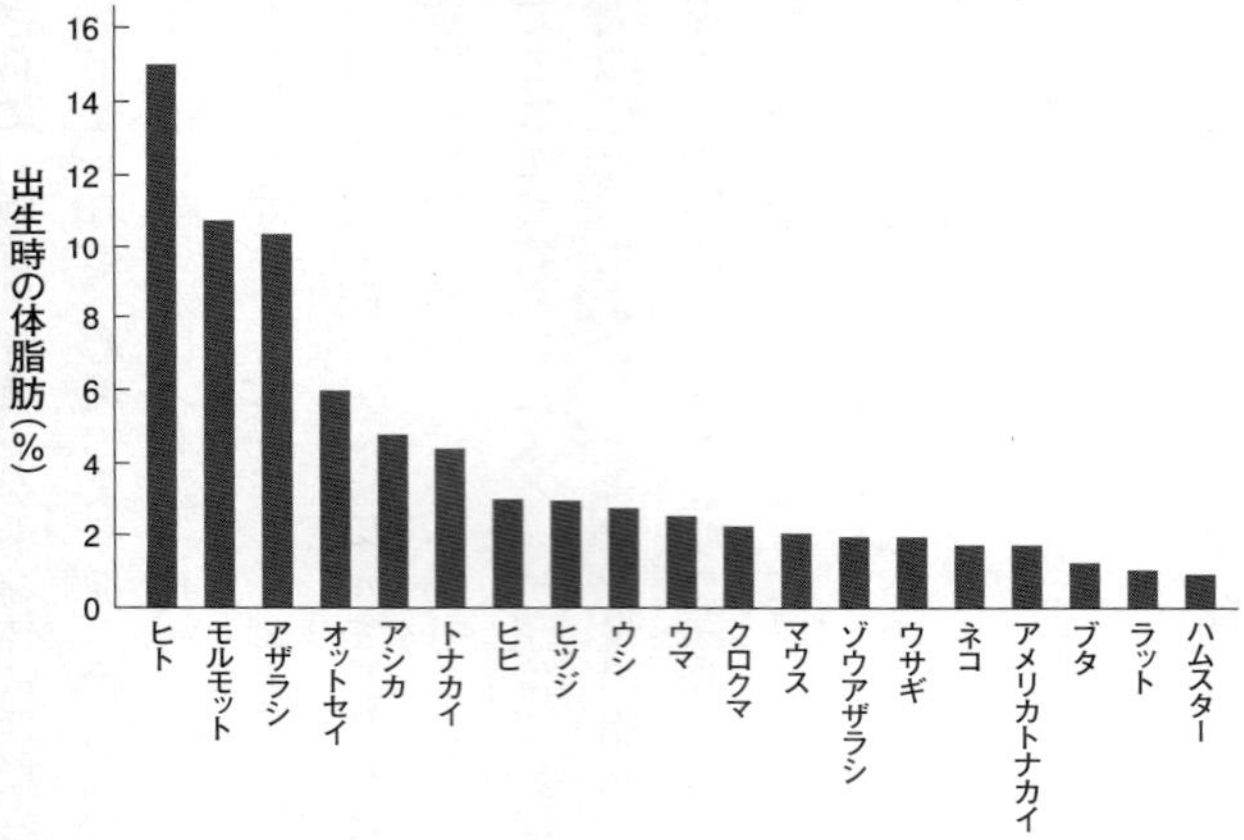

出典：Kuzawa, CW. (1998)

体脂肪率が平均して6％前後だと言われる。人間でいえばアスリートの中でもかなり体脂肪の少ない人たち並みである。

（Pond,CM. and Mattacks,CA. The anatomy of adipose tissue in captive Macaca monkeys and its implications for human biology. Folia Primatol (Basel). 1987,48(3-4):164-85.）

人間の成人は普通であれば男性で15％、女性で20～25％程度だ。女性がなぜこんなに体脂肪が必要なのかは、おそらく母乳を出さなければならないからだと考えられる。赤ちゃんが生まれ、母乳を与えるには1日に20～25％余分なエネルギーが必要である。狩猟採集生活で食料が十分でないときでさえ、母乳は与えなければならない。そのため、可能なときに常に脂肪を蓄えられる体に進化したのではと考えられる。母親のこの余分な脂肪のおかげで、食料を満足に確保できないときでさえ、子どもを飢えさせないようにすることができたのである。逆にあまりにも体脂肪が少ない場合、赤ちゃんを母乳で育てることができないと判断して、不妊になったり生理が止まるのかもしれない。

脳が脂肪を必要とする

どうして生まれたときから多くの体脂肪が必要なのかというと、おそらくは人間の脳の大きさが原因だと考えられている。人間の脳は、体の大きさから予測される脳の大きさよりも、3倍程度大きい。その大きな脳は、体全体の消費エネルギーの20〜25%を使ってしまう高コストの臓器である。新生児では消費エネルギーの74%ものエネルギーを脳が使ってしまう（資料55）。

（Cunnane,SC. and Crawford,MA. Survival of the fattest: fat babies were the key to evolution of the large human brain. Comp Biochem Physiol A Mol Integr Physiol. 2003,Sep;136(1):17-26.）

資料55　生まれてから成人するまでの人間の脳のエネルギー消費量

体重（kg）	年齢	脳重量（g）	脳のエネルギー消費量（kcal/日）	全身のエネルギー消費量（kcal/日）	脳のエネルギー割合（全身に対する%）
3.5	新生児	400	118	161	74
5.5	4〜6か月	650	192	300	64
11	1〜2歳	1045	311	590	53
19	5〜6歳	1235	367	830	44
31	10〜11歳	1350	400	1160	34
50	14〜15歳	1360	403	1480	27
70	成人	1400	414	1800	23

出典：Cunnane, SC. and Crawford, MA. (2003)

脳には絶え間ないエネルギー供給が必要である。妊娠25〜26週で皮下脂肪細胞が発生し始め、脂肪が蓄積し、次の6〜7週間の間に胎児の体脂肪が2倍になり、妊娠期間が終わるまでに3倍以上になる。その結果、生まれるときの赤ちゃんには、通常500〜600gの脂肪が存在する。この蓄えた脂肪のエネルギーが、脳への十分なエネルギー供給を保証してくれているのである。

（Clandinin,MT. et al. Extrauterine fatty acid accretion in infant brain: implications for fatty acid requirements. Early Hum Dev. 1980,Jun;4(2):131-8.）

成人と比較して、赤ちゃんの脂肪は、アラキドン酸とドコサヘキサエン酸（DHA）を

資料56　生まれてから12か月までの脳の構成成分の変化

年齢	脳重量 (g)	脂質 (g)	タンパク質 (g)	水分 (g)
新生児	447	11.6 (2.6%)	27.7 (6.2%)	400.5 (89.6%)
12か月	920	56.1 (6.1%)	75.4 (8.2%)	771.9 (83.9%)
新生児から12か月までの増加	473	44.5 (9.4%)	47.7 (10.1%)	371.4 (78.5%)

出典：Kuzawa, CW. (1998)

3〜4倍多く含む。どちらも脳の発達にとって非常に重要である。予定よりも5週間早く生まれた赤ちゃんは、約50%脂肪が少なく、10週間早く生まれた赤ちゃんは、約85%もの脂肪が少ない状態で生まれてしまう。早産児が発達の問題を抱える原因の一つは、このように脂肪を十分に蓄積せずに生まれて来るからだと考えられる。

生まれた後の脳の脂肪の割合の増加を見ると、いかに脂肪が脳に必要かがわかる。脳の重さ自体は生まれて1年で約2倍になるが、そこに含まれている脂肪の割合は2・6%から6・1%へと増加し、その脂肪量は5倍にもなるのである（資料56）。

貧しい糖質の時代から、肉食へ

進化の過程で人類がほとんど糖質を摂ってこなかったか、というとそうではない。何度も述べたように、野生の果実は見つけることができれば、できる限り摂っていたであろう。しかし、その果実の糖質量は非常に少なかったし、食物繊維だらけのものであったはずである。また、果実などが見つからなければ、植物の茎や根なども食べざるを得なかったであろう。実際にチンパンジーは野生の果実を食べているが、食べるものがなければ植物の葉や茎などを食べるようである。人類もそのようにしてきたと考えるのが妥当である。

これらの植物の茎や根にはでんぷんが多い。もちろん、現代のジャガイモやサツマイモのような、丸々とした大きな塊根や塊茎が見つかることは皆無だったと思われるので、糖質量としては大したことはない。

アウストラロピテクスも、果実が手に入らない場合には、栄養的に劣っていても、全くおいしくなくても、普通では食べないこのような植物の葉や茎や根を食べていたと考えられている。そのような食べ物を食べるかどうかが生死を分けていたはずである。

植物は塊根や塊茎にでんぷんとしてエネルギーを溜め込んでいる。人間で言えばグリコーゲンと同じである。もちろん、その頃の人類の親戚は、でんぷんとか糖質ということは知らなかったので、仕方がなく食べていただけである。

そのアウストラロピテクスの食習慣の一部は、おそらく人類にも引き継がれていると思われる。人類の祖先がグルメにうるさければ、今の人類は存在していないであろう。果実からの糖質が得られない時期に、植物の塊根や塊茎から糖質を得ていたのである。だから、植物のでんぷんは、人類が適応した食べ物である可能性はある。

ただし、現在のイモや根菜類よりも食物繊維がもっと多かったと思われる。そして、生の植物の塊根や塊茎に含まれるでんぷんは、でんぷんの分子が隙間《すきま》なく規則的に並んだ構造になっており、水に溶けず、消化酵素の作用を受けにくいため、容易に消化吸収はできないので、消化は腸内細菌頼みで行われていたと思われる。

また、ハチミツもおそらくは重要な食べ物であったと考えられるが、現代のように瓶に入ったものがあるわけではないので、簡単に手に入れられるものではないし、ハチに刺される危険も伴った。だから得られるハチミツも少量であったと思われる。

しかし、少なくとも２６０万年以上も前になると、人類は大きな動物の肉を食べる、肉食となった。

(Semaw,S. et al. 2.6-Million-year-old stone tools and associated bones from OGS-6 and

OGS-7, Gona, Afar, Ethiopia. J Hum Evol. 2003,Aug;45(2):169-77.)

それにより、植物では得られない豊富なエネルギー、タンパク質や脂質、鉄、亜鉛などが手に入るようになったのである。

肉は栄養満点である。つまり、アウストラロピテクスは質の低い食べ物をかき集めていたが、狩猟採集民は、高品質の食事を、毎日ではなかったとしても、摂取することが可能になったのである。その頃を機に、脳が大型化し始めている。タンパク質や脂質の豊富な食事が大きく寄与したと思われる。

脳の大型化と、顎の小型化

しかし、脳の大型化にもっと大きく影響をもたらしたものがあると私は考えている。それは、糖質である。それは、後で述べるが、母乳には比較的多くの糖質が含まれていることにより推測される。

また人類では、脳の大型化とともに頭部の骨格も大きく変化している。特に顎《あご》や歯が変化している。チンパンジーと共通の祖先から分かれた人類は、突き出た顎がどんどん引っ込み、歯も小さくなった。これは進化ではあるが、現代で起きていることを見ると、食事が大きく

資料57　オーストラリアの先住民における歯列やう歯の有無の変化

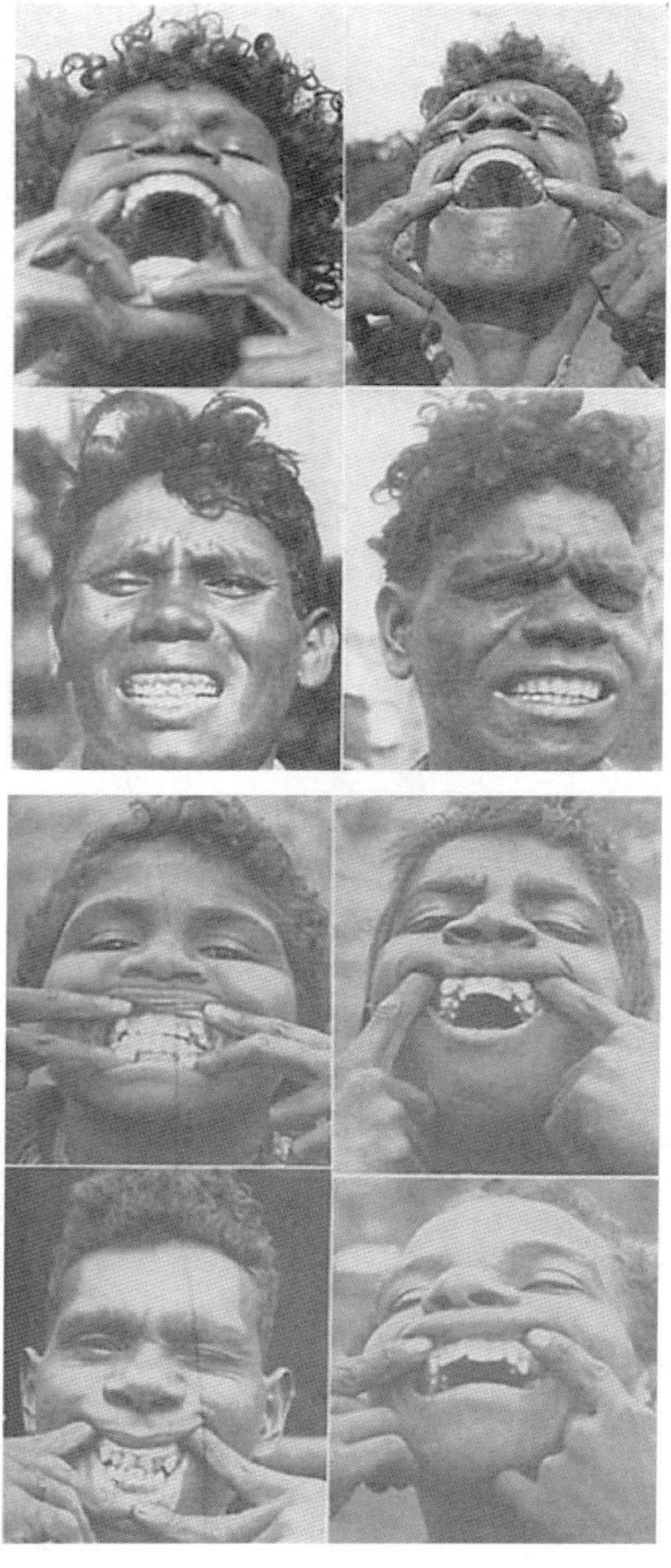

出典：Price, WA. (1939)

関わっていると強く推測される。

前頁の写真（資料57）は、オーストラリアの先住民であるが、上の4枚の写真は昔ながらの現地の食事を摂っていた人の写真である。歯列は整っていて、虫歯もほとんどない。それに対して、下の4枚の写真は、保護区に収容され、毎日の生活で現代食に依存することを余儀なくされた人たちである。歯列は異常をきたし、虫歯も非常に多くなった。

さらに、左の写真（資料58）では、現代食への変化により、下顎が極端に小さくなってしまっている。

つまり、このような骨格の変化を進化と考えるのであれば、たった1世代から2世代で大きな変化をしてしまうのである。それほど食事の変化というのは大きく影響している。

(Price, W.A. Nutrition and Physical Degeneration. (1939)

http://gutenberg.net.au/ebooks02/0200251h.html)

オーストラリアの先住民の食事は、カンガルーやワラビー、鳥とその卵、小動物、昆虫、木の実や塊根や塊茎、そして海や川で採れる生物であった。完全に糖質制限食である。

現代食との大きな違いは、やはり糖質である。おそらく200万年前ぐらい、いつの時代かはわからないが火を使えるようになって、生で食べていた塊根や塊茎などに含まれるでんぷんを、火を通した状態で食べるようになった。

でんぷんは水を加えて加熱すると、でんぷんを構成している糖鎖《とうさ》（ブドウ糖が鎖状に連なった構造）が崩れた糊化《こか》でんぷんとなる。糊化でんぷんは、消化酵素により容易に消化でき、格段に糖質の吸収が良くなったと推測される。それにより、サルのようであった頭部の骨格が変化し、顎が小さくなり、歯も小さくなったのではないかと考えられる。

初期の人類では、もちろん、現在ほどの糖質摂取量は望めるはずもなく、まだ歯列は整い、顎もそこまで小さくなかったが、糖質摂取量の増加とともに顎は小さくなっていったと思われる。現在の糖質過剰摂取の時代では、若い世代で矯正をせずに歯列がしっかり整っている方が珍しいし、下顎も極端に小さな人も多い。

資料58　オーストラリアの先住民の下顎の変化

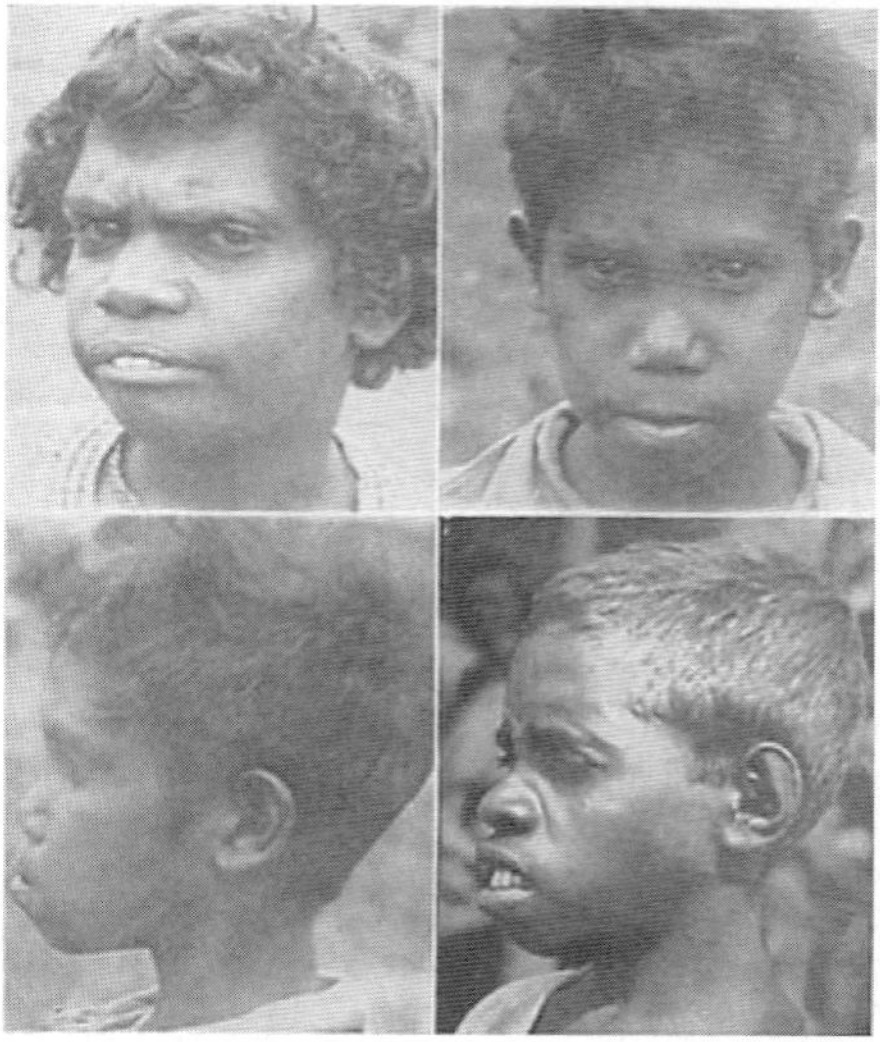

出典：Price, WA. (1939)

下顎の骨はインスリンやＩＧＦ－１の影響を受けやすいのであろう。

下顎など頭部の骨格を変えてしまった糖質であるが、その一方で、脳を大型化したというメリットもあり、トレードオフの関係があったのではないかと考える。

それまでは、体内では、脳のエネルギー源であるブドウ糖もケトン体も合成され、脳などに供給されていた。つまり、供給されるエネルギー量はある程度一定しており、合成できる量には制限があったとも言える。

しかし、でんぷんからの糖質を得られるようになったとき、脳に必要なブドウ糖を確保できる量が大きく増加した。それまでは脳が必要とする分だけのブドウ糖を作っていたのに、必要以上に確保できるようになったのである。そのため、脳の成長に余裕ができ、脳が大型化したのではないかと考えられる。

チンパンジーの胎児は妊娠中期から脳の成長の速度が遅くなるが、人間の胎児は、妊娠後期にも脳の成長は加速し、どんどん大型化する。そして、生まれてからもまだまだ成長を続けるのである。その成長を支えているのは母乳であり、その後の離乳食である。

(Sakai,T. et al. Fetal brain development in chimpanzees versus humans. Curr Biol. 2012,Sep 25;22(18):R791-2.)

でんぷんからの糖質が増加すると、インスリンもそれまでよりも多く分泌される。そして、人類は体に脂肪を溜め込むことを容易にできるようになった。肉からの脂質も体内に蓄積できる量が増加した。様々な面でエネルギー的な余裕ができ、食料が確保できないときでも生き延びることが可能となったのである。

人類が大量の脂肪を体に蓄積していなかったら、安定したエネルギーを確保することは難しく、人間の脳はこれほど大きくはなっていなかったであろうし、母親も子どもに栄養を与える母乳の質を保てなかったであろう。人間は脂質で生きているのである。しかし、その陰で糖質が果たす役割はゼロではなく、十分に影響がある。だからこそ、糖質過剰摂取が問題となるのである。

脳はケトン体でここまで進化した——胎児がケトン体をエネルギーとする理由

脳の細胞は、神経細胞と、その神経細胞の働きを支えるグリア細胞というものでできている。グリア細胞の方が圧倒的に多く、90%以上を占める。しかし、エネルギーのほとんどは神経細胞が消費している。グリア細胞は大切な神経細胞を守っている。

人間の脳の大型化に糖質が関わっており、脂質も非常に重要であることは前項で書いたが、さらに、脂肪酸から合成されるケトン体がなければ、人間の脳はここまで進化できなかったのでは、と考えられている。

産婦人科医の宗田哲男先生の著書『ケトン体が人類を救う――糖質制限でなぜ健康になるのか』(光文社新書)にあるように、胎児や新生児はケトン体をエネルギーにしている。宗田先生の研究によると、臍帯血《さいたいけつ》(胎児と胎盤とをつなぐ血管の血液)、新生児や乳児の血液の平均のケトン体値は、それぞれ254μmol/L、247μmol/L、367μmol/Lであり、成人の基準値の76μmol/L以下と比較するとかなりの高値である。ケトン体は成人の脳ではブドウ糖の代替エネルギーであるが、新生児ではブドウ糖だけでは脳のエネルギー需要を満たすことができないため、必須の脳のエネルギーなのである。

脳によるケトン体の取り込みは、成人に比べて新生児や乳児では4~5倍速い。また、ケトン体は発達中の脳の構造において重要な脂質であるコレステロールおよびいくつかの長鎖脂肪酸(パルミチン酸、ステアリン酸、オレイン酸)を生成するための炭素の主な供給源でもある。これらの脂質は、人間の脳の約45~50%を構成し、神経細胞の膜の重要な成分である。脳でのコレステロール合成の中断は、脳の発生や発達にとって致命的な結果をもたらす。大部分の脳のコレステロールは、主にケトン体から供給される炭素から脳自体の中に作られる。

人間の母乳にはケトン体を生成する短鎖脂肪酸や中鎖脂肪酸を15～17%含んでいるが、人間の赤ちゃんは体脂肪にも中鎖脂肪酸を多く含んでいるのである。

(Cunnane,SC. and Crawford,MA. Energetic and nutritional constraints on infant brain development:Implications for brain expansion during human evolution. J Hum Evol. 2014,Dec;77:88-98.)

ブドウ糖はＡＧＥｓを作り出すように、非常に反応性が高い物質である。子宮の中での胎児の血糖値が低く、ケトン体をエネルギーにしているのには、胎内での発生や成長時にブドウ糖による反応性のリスクを避けるためである可能性が高いと思われる。鶏や鮭などの卵の中に糖質がほとんど含まれていないのも、同じ理由からだと考えられる。

それなのに、母親が糖質を過剰に摂取していれば、胎児に様々な問題が起きたり、母体と胎児をつないでいる胎盤に大きな負担がかかる可能性もある。特に、猛毒の果糖は、母親の血中よりも胎児の臍帯血の方が45%も濃度が高い。

(Hagerman,DD. and Villee,CA. The transport of fructose by human placenta. J Clin Invest. 1952,Oct;31(10):911-3.)

おそらく、進化の過程で、貴重な果実から得られた少量の果糖を胎児に送り、効率良く胎児の脂肪蓄積を行うためのメカニズムを獲得したのであろう。しかし、現在においては果糖は過剰過ぎる。最もさかんにＡＧＥｓを作り出す果糖を大量に胎児に送ることは、非常に問題であろう。

'70年代から下がり始めたＩＱ

それでは、人間の知能指数（ＩＱ）は、どのような推移を示しているのであろう。

ニュージーランドオタゴ大学のジェームズ・フリン教授は、１９８４年の研究論文で、「人間のＩＱは年々上昇し続ける」と示した。この現象は「フリン効果」と呼ばれている。

この研究では、１９７８年のＩＱは、１９３２年（日本では昭和７年であり、第２次世界大戦前）と比較して13・８ポイント高くなっており、ＩＱは１年当たり０・３ポイント、10年ごとに３ポイント上昇していることを示した。

(Flynn,AR, The Mean IQ of Americans: Massive Gains 1932 to 1978. Psychological Bulletin. 1984, 95(1): 29-51.)

１９３０年代前半は世界恐慌のさなかで最悪の状況であり、食事環境も良くなかったと思われる。その後はだんだんと経済が改善し、栄養も良くなったはずである。そのまま行けばＩＱは少しずつでも順調に高くなると考えられた。

しかし、最近ノルウェーの研究者から発表された論文によると、実際にはそうなってはいないようである。上の図（資料59）は、生まれた年とＩＱの関連である。１９７０年代半ばを過ぎると、どんどんＩＱは低下してしまっている。

(Bratsberg,B. and Rogeberg,O. Flynn effect and its reversal are both environmentally caused. PNAS. 2018, Jun;115 (26) :6674-6678.)

もちろん、これには様々な要因があると考えられる。アンセル・キーズが脂質悪玉説を唱えて、雑誌『ＴＩＭＥ』の表紙を飾ったのが１９６１年であり、その後から、脂質は悪

資料59　生まれた年とIQの関係

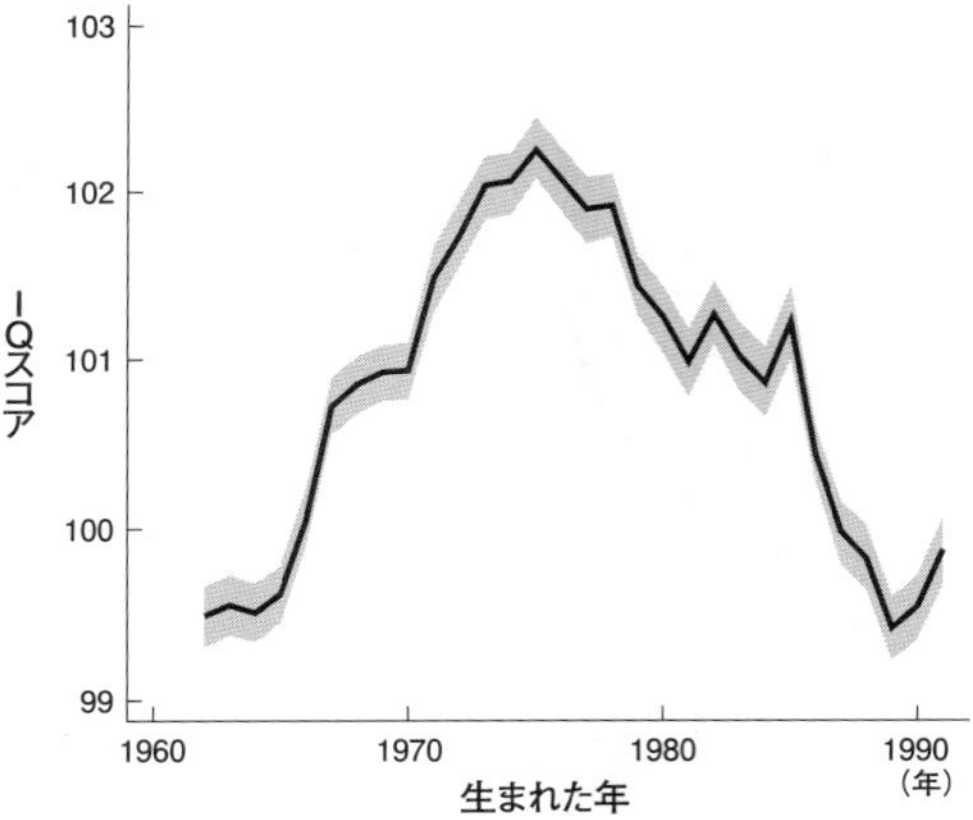

出典：Bratsberg, B. and Rogeberg, O. (2018)

資料60　アメリカ人１人当たりの高果糖コーンシロップ消費量の推移

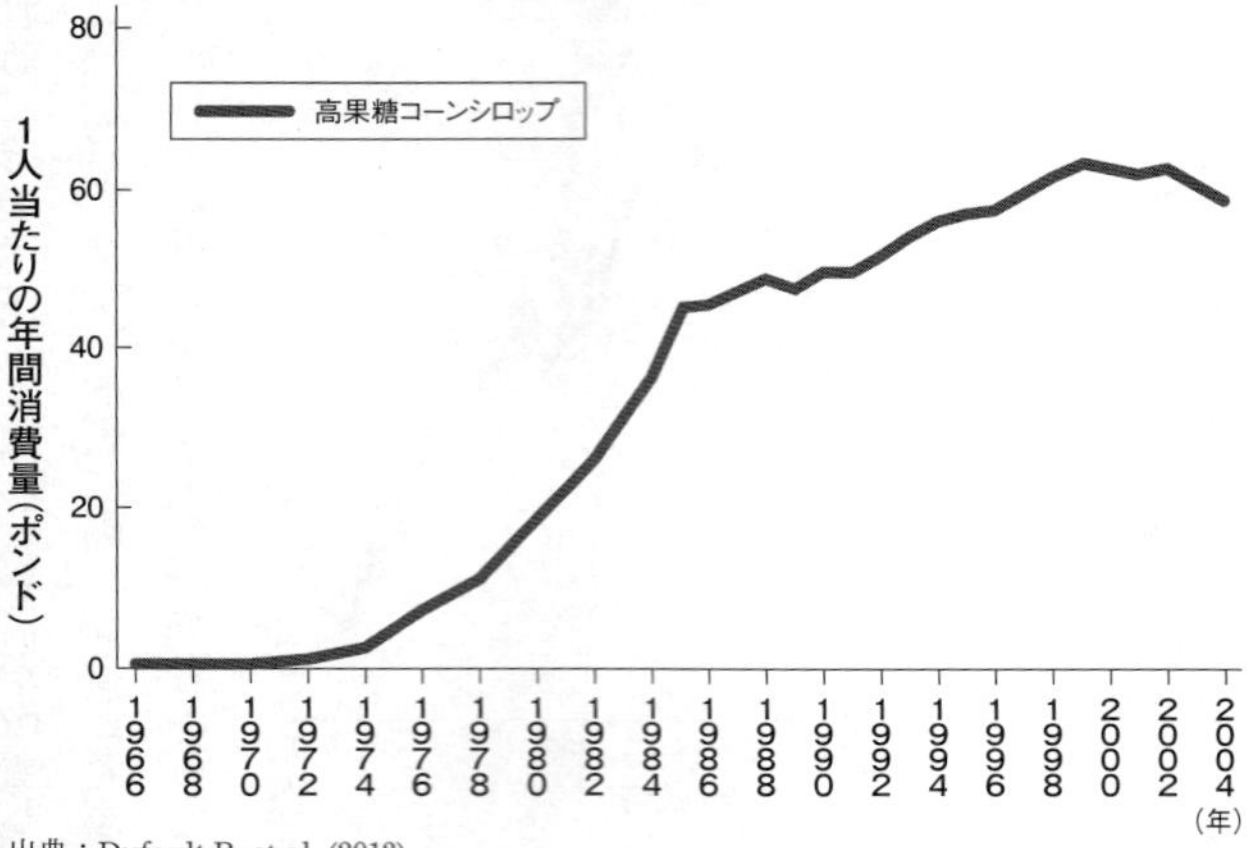

出典：Dufault R. et al. (2012)

者扱いを受け始めた。１９７０年代には低脂肪食が推奨され、１９７７年にまとめられた報告書「米国の食事目標」（いわゆるマクガバン・レポート）でも、摂取カロリーに対する炭水化物の比率を55〜60％に増やし、脂質を40％から30％に減らす、という目標が設定された。脂質の摂取量を減らす代わりに糖質の摂取量を増加させたのである。

　ペプシがアメリカで行った大々的なマーケティング「ペプシチャレンジ」も、１９７５年である。さらに、現在では様々な食品に使用されている、高果糖コーンシロップ（異性化糖）の消費量が急激に増加したのも１９７０年代からである。

　上の図（資料60）は、アメリカの１人当たりの高果糖コーンシロップの年間の消費量の推移である。

(Dufault,R. et al. A macroepigenetic approach to identify factors responsible for the autism epidemic in the United States. Clin Epigenetics. 2012,Apr 10;4(1):6.)

１９７０年代前半から急激に消費量が増加したことがわかる。

ＩＱの低下と、異性化糖や精製した糖質、砂糖を含んだ飲料の消費の増加とが一致して見えるのは、私だけであろうか？

ある程度のでんぷんによる糖質摂取は、脳を大きくし、ＩＱも上昇させた可能性があるが、過剰の糖質は、反対に作用していると考えることもできるのではないだろうか。

母乳は高脂肪、糖質も多い

母乳は生まれたばかりの赤ちゃんにとって唯一とも言うべき食事である。その母乳の組成は次頁の表（資料61）のようである。

この母乳の組成は一例である。生まれた赤ちゃんの性別や状態によって、母乳の組成は変化する可能性がある。アメリカやシンガポールの母親の母乳を分析したところ、赤ちゃんが男の子の場合の方が、母乳のエネルギー量が高かったり、脂質成分が多かったのである。

資料61　母乳の組成

母乳100gあたりの栄養価	
エネルギー	291kJ（70kcal）
炭水化物（糖類）	6.89g（エネルギー量の39%）
脂肪	4.38g（エネルギー量の55%）
コレステロール	14mg
タンパク質	1.03g（エネルギー量の6%）
水分	87.5g

出典：Wikipedia「母乳の栄養素の詳細」
（"Milk, human, mature, fluid" 米国農務省食品成分データベース〔2019〕より）

(Powe,CE. et al. Infant sex predicts breast milk energy content. Am J Hum Biol. 2010,Jan-Feb;22(1):50-4.)

(Thakkar,SK. et al. Dynamics of human milk nutrient composition of women from Singapore with a special focus on lipids. Am J Hum Biol. 2013,Nov-Dec;25(6):770-9.)

さらに、早産で生まれた場合や、満期産でも低体重の赤ちゃんの場合に、母乳の中鎖脂肪酸やDHAなどのオメガ3長鎖多価不飽和脂肪酸が増加するのである。

(Bokor,S. et al. Systematic review of fatty acid composition of human milk from mothers of preterm compared to full-term infants. Ann Nutr Metab. 2007,51(6):550-6.)

(Bobiński,R. et al. Comparison of the fatty acid composition of transitional and mature milk of mothers who delivered healthy full-term babies, preterm babies and full-term small for gestational age infants. Eur J Clin Nutr. 2013,Sep;67(9):966-71.)

先ほど述べたように、人間の脳の発達にはＤＨＡや中鎖脂肪酸は非常に重要である。早産や低体重の場合には、お腹の中で十分に渡せなかった栄養成分を、生後、母乳の形で、できる限り赤ちゃんに与えているのかもしれない。「母は偉大」である。

いずれにしても、母乳はかなりの高脂肪食なのである。これも、人体における脂肪の重要性を物語ると思われる。

母乳には、エネルギー量の50％近い脂質、10％以下のタンパク質が含まれ、また、初乳には数日の間、免疫グロブリンが含まれる。また、消化できないオリゴ糖も含まれるが、オリゴ糖は腸内細菌の善玉菌を育てたり、細菌の囮《おとり》として作用し、オリゴ糖にくっついた細菌は便として排出されてしまう。

さらに、母乳にはラクトフェリンが含まれるが、これは鉄にとても結合しやすいという特徴を持つ。多くの細菌は、生存や増殖のために鉄を必要とする。母乳に含まれる高濃度のラクトフェリンは、細菌から鉄を奪い去ることにより、抗菌作用を示すのである。

さらに、母乳には糖質も多い。ただ、含まれている糖質のほとんどが乳糖である。赤ちゃんは乳糖を分解できるが、これがブドウ糖ではないことには意味がある。

乳糖は乳糖分解酵素でブドウ糖とガラクトースに分解され、ガラクトースは肝臓でブドウ糖になる。しかも、ガラクトースは一度グリコーゲンとなってからブドウ糖になるため、血糖値への影響は比較的弱いと考えられる。母親の乳腺細胞はその逆の反応を起こして乳糖を作り出す。

(酒井仙吉『哺乳類誕生――乳の獲得と進化の謎』講談社ブルーバックス、2015年)

乳糖の一部も、腸の善玉菌を育てることに使われる。

血中のブドウ糖は約0・1%（血糖値が100mg／dℓと考えて）であることを考えると、母乳の乳糖が約7%であるのは、非常に高濃度の糖質を含んでいることになる。7%の糖質を血中のブドウ糖で考えたら、血糖値は約7000mg／dℓにもなってしまう。これは非常に危険である。

しかし、乳糖であれば、全ての細胞は利用することができないので、乳腺細胞そのものも飲んだ赤ちゃんも安全なのである。

資料62　乳児と成人における1日の栄養素摂取量

		体重1kg当たりの摂取量(g)*			
		タンパク質	脂質	糖質(乳糖)	脳重量/肝臓重量
生後3か月		1.3	5.7	9.3	1.94
成人	糖質過剰摂取食	1.3	0.9	5	1.08
	糖質制限食	1.7	2.6	0.8	1.08

*体重1kg当たりの摂取量の概算値

母乳中の果糖に注意

人間の母乳に含まれる乳糖濃度は、全ての哺乳類の中で非常に高い方である。そのことから、糖質は、急速な成長を遂げる赤ちゃんの栄養素として必要なものだと思われる。先ほど脳の大型化について書いたように、とりわけ脳の発達には欠かせないのかもしれない。

そして、母乳に含まれるタンパク質濃度は、哺乳類で最も低い。人間は小さく生まれて、ゆっくり成長するために、母乳のタンパク質が非常に少ないと思われる。早く成長してしまっては脳が大型化しないのであろう。

体重１kg当たりで考えると、１日に摂取するタンパク質は、赤ちゃんも大人も大きな違いはない。大きな違いは脂質と糖質の量であ

資料63　果糖入り飲料摂取後の母乳中の果糖の濃度の変化

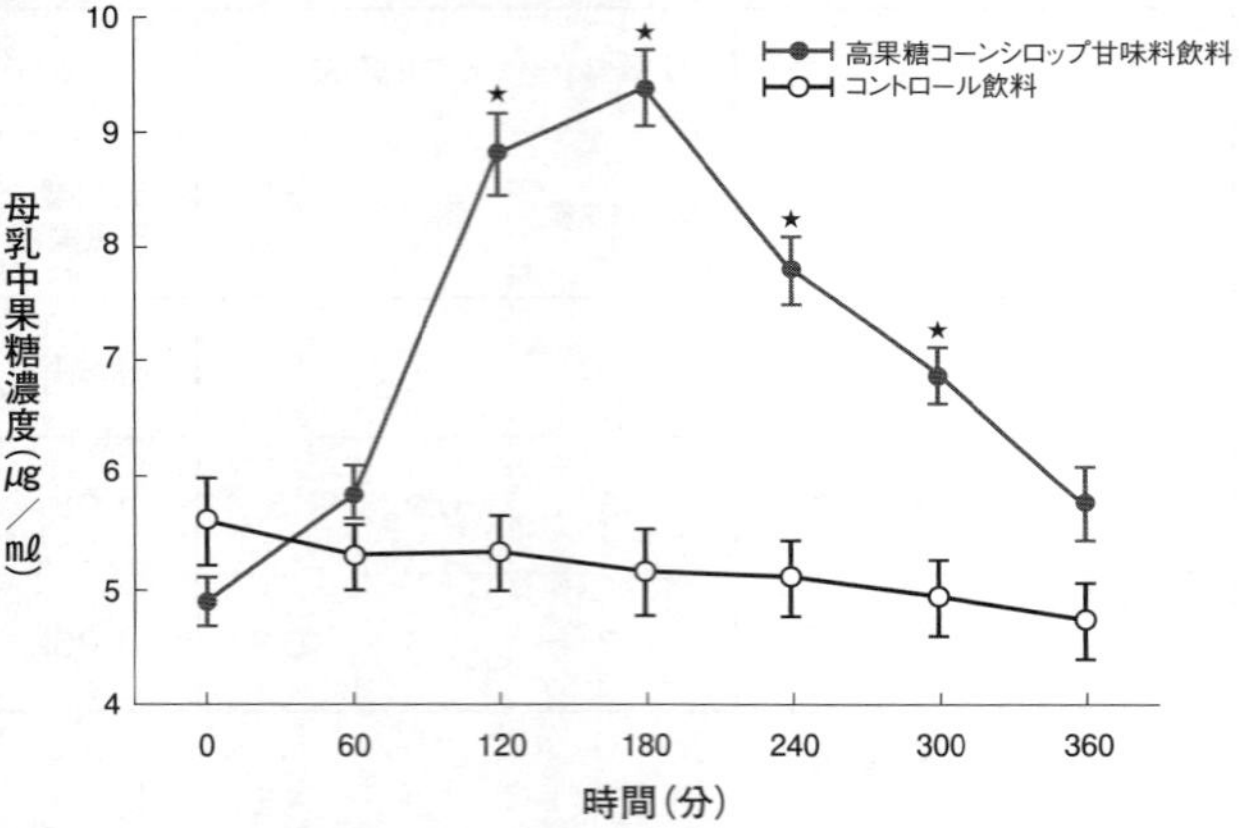

出典：Berger, PK. et al. (2018)

る。脂質は大人の数倍であり、糖質は糖質過剰摂取の食事の2倍程度である（資料62）。糖質制限食の10倍以上にもなる。糖新生やケトン体産生をする肝臓の重さと比べて、脳の重さは大人ではほぼ同じであるが、赤ちゃんではほぼ2倍近くになる。

しかし、乳児期に乳糖以外の他の糖質を与えることは、未熟な腸管の機能に悪影響を与える可能性がある。また、ケトン体は赤ちゃんに必須だと考えられるが、先ほど述べたように、ケトン体は脳のコレステロールの材料ともなるため、ケトン体だけではもちろん脳のエネルギーは十分ではなく、脳の発達も難しい可能性が高い。赤ちゃんにとって、ケトン体を維持しつつ、ブドウ糖も十分脳に供給されるのが、この糖質量なのかもしれない。

しかも、乳糖なら安全だが、例えばブドウ糖だけでこの糖質量を摂ったとすれば、インスリン分泌が非常に多くなるため、母乳以外で糖質を与える場合には、質と量を考える必要があるだろう。赤ちゃんにとっても糖質過剰摂取は危険と考えられる。

ただ、母乳中の糖質の種類も問題である。先ほど、妊娠中の母親の果糖の過剰摂取について述べたが、母乳中の果糖も、問題を起こす可能性がある。果糖たっぷりの飲み物を飲んだ後の母乳の果糖の濃度を調べると、通常の約2倍まで高くなり、しかも、それが5時間以上持続する（資料63）。果糖の量は非常に微量ではあることは確かであるが、発達中の赤ちゃんには影響がある。

（Berger,PK. et al. High-Fructose Corn-Syrup-Sweetened Beverage Intake Increases 5-Hour Breast Milk Fructose Concentrations in Lactating Women. Nutrients. 2018,Jun; 10(6): 669.）

母乳中の乳糖やブドウ糖ではなく、果糖の濃度のみが、6か月後の赤ちゃんの体重増加、体脂肪増加と関連しているのである。次頁の図（資料64）は、母乳の果糖の濃度と生後6か月の乳児の体重や体脂肪量との関連を示している。

資料64　母乳中の果糖の濃度と子（生後6か月）の肥満との関係

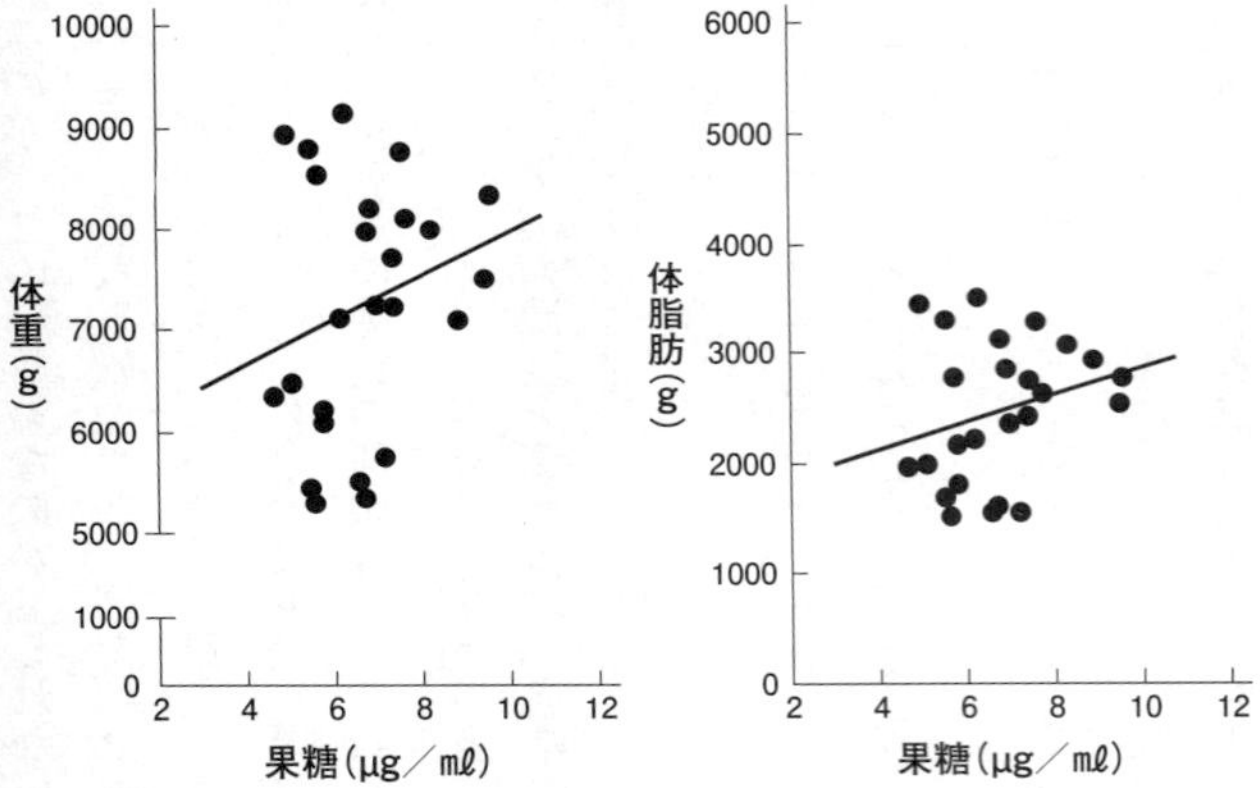

出典：Goran, MI. et al. (2017)

（Goran,MI. et al. Fructose in Breast Milk Is Positively Associated with Infant Body Composition at 6 Months of Age. Nutrients. 2017,Feb; 9(2): 146.）

母親が、果糖たっぷりの食事や飲み物を摂取していれば、それが母乳に移行し、赤ちゃんに肥満などの影響を与えてしまう。母親の食事は妊娠中、そして出産後であっても非常に重要なのである。

そしてまた、妊娠が判明したときには、すでに胎児に何らかの影響を与えている可能性がある。だから、遅くとも子どもを作ろうと考えた瞬間から、食事についてしっかり考え、変更しなければならない。

食事回数の疑問

インスリンの分泌には、主に次の３つがある。空腹時にも微量に分泌されている「基礎分泌」、食後に一時的に分泌される「追加分泌」、そして12～15分ほどの周期で波打つように分泌される「周期的分泌」である。

糖尿病になるとすい臓のβ細胞は疲弊し、インスリンの追加分泌が減少するが、基礎分泌は増加するので、空腹時のインスリン値は上昇する。そして、12～15分ほどの周期的分泌が消失すると言われている。

(O'Rahilly,S. et al. Impaired pulsatile secretion of insulin in relatives of patients with non-insulin-dependent diabetes. N Engl J Med. 1988,May 12;318(19):1225-30.)

インスリンの周期的分泌は、肝臓での糖新生を抑制したり、筋肉などによるブドウ糖の取り込みを促進したりする効果が、基礎分泌よりも強いことが報告されている。

(Bratusch-Marrain,PR. et al. Efficacy of pulsatile versus continuous insulin administration on hepatic glucose production and glucose utilization in type I diabetic humans. Diabetes. 1986,Aug;35(8):922-6.)

逆に考えれば、基礎分泌の役割は血糖値のコントロールではなく、その他の様々な臓器へ

資料65　現代の食生活で考えられるインスリン漬けの状態

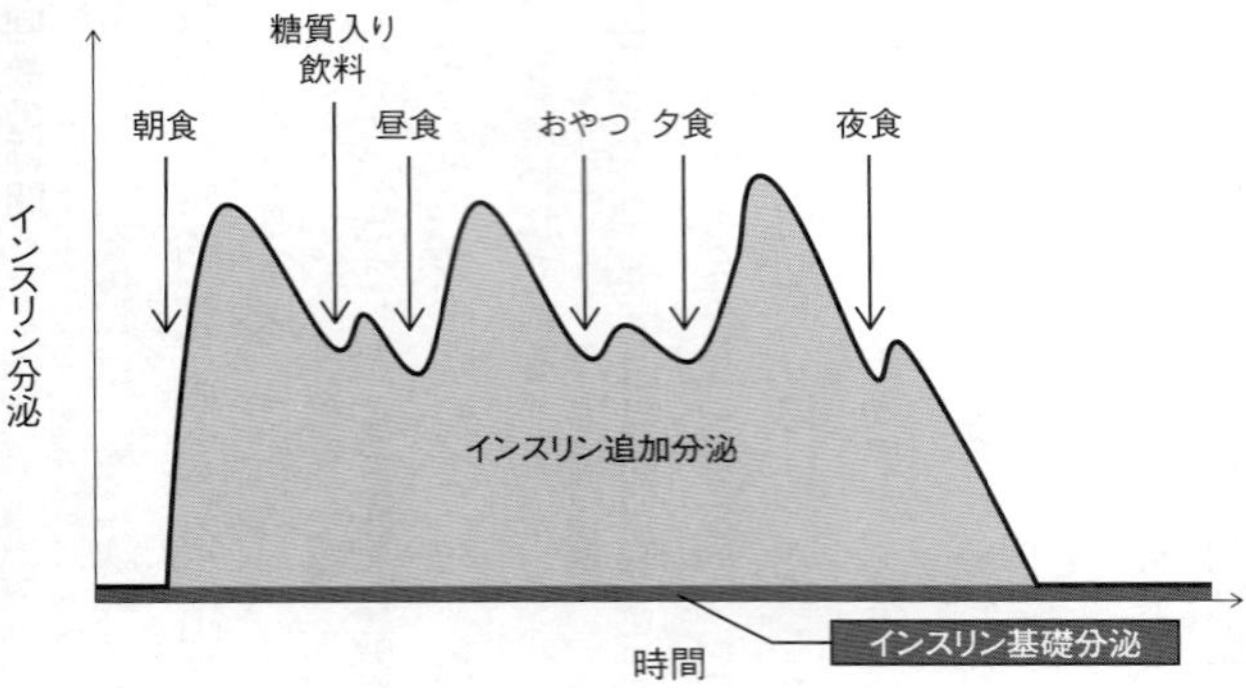

のインスリンの信号伝達にあるのではないかとも考えられる。

インスリンは、これらの3つの分泌の様々な組み合わせにより、様々なインスリンの信号伝達の中で、どの信号を伝えるのかを区別している可能性も考えられている。

（Kubota,H. et al. Temporal coding of insulin action through multiplexing of the AKT pathway. Mol Cell. 2012,Jun 29;46(6):820-32.）

これらの分泌は進化の過程で獲得したものであるが、しかしそもそも人類は、本来、食事を摂る回数は非常に少なかったはずである。

現在では、軽食や、糖質の入った飲料の摂取までを含めると、1日に5食以上食べてい

資料66　昔の人類のインスリン分泌のイメージ

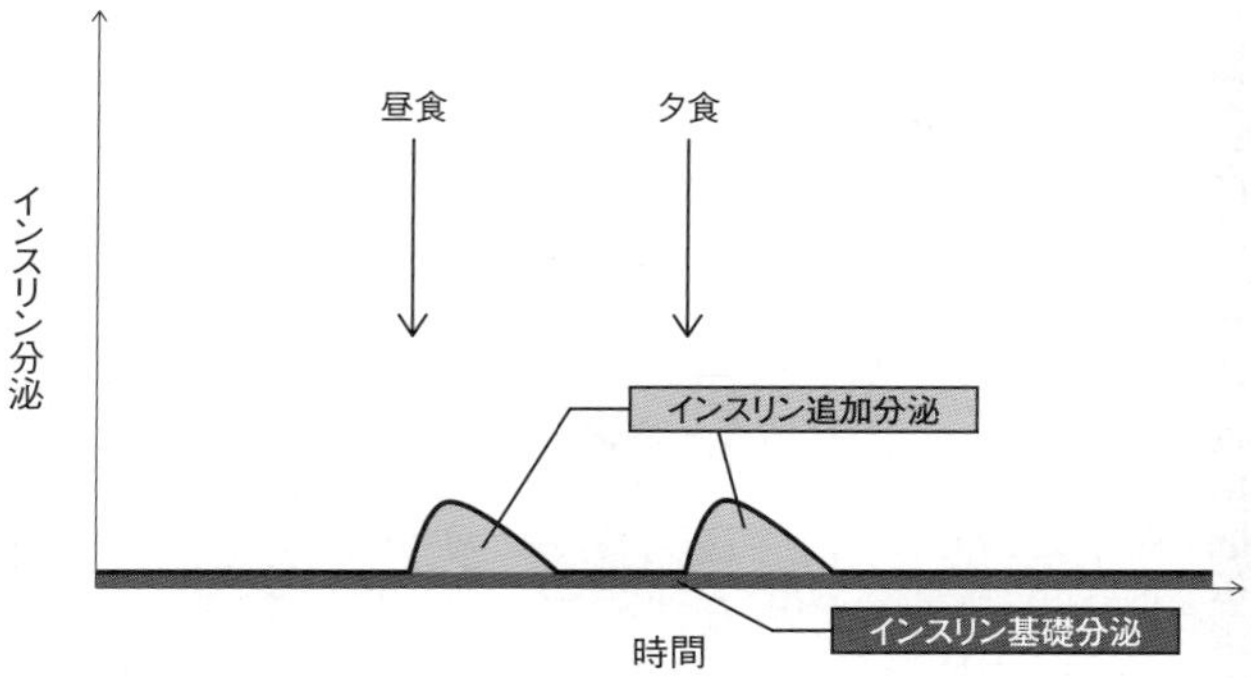

ることも珍しくない。

（Popkin,BM. and Duffey,KJ. Does hunger and satiety drive eating anymore? Increasing eating occasions and decreasing time between eating occasions in the United States. Am J Clin Nutr. 2010,91:1342-7.）

それは大人ばかりではなく、子どもでもそうである。そうすると、体の中では右頁の図のようなことが起きていることになる（資料65）。つまり、起きている時間帯のほとんどの時間で、インスリンの追加分泌がされ続けているのである。毎日の食事で、我々がいかにインスリン漬けになっているかがわかるであろう。

これに対して、昔の食事の場合には、おそらく前頁の図のような感じである（資料66）。糖質摂取量が非常に少なく、食事をしてもインスリン分泌はそれほど多くない。このような状態で人類の体は適応してきたと考えられるのである。

摂取するエネルギー量を同じにして、1日3回の食事と1日1回だけの食事を摂った場合を比較した研究では、1日1回の食事の方が、体重も体脂肪率も低下し、LDLコレステロールもHDLコレステロールも増加した。1日1食の方が空腹感を強く感じたにもかかわらず、ストレスホルモンであるコルチゾールは低下していた。

(Stote,KS. et al. A controlled trial of reduced meal frequency without caloric restriction in healthy, normal-weight, middle-aged adults. Am J Clin Nutr. 2007,Apr;85(4):981-8.)

朝食は糖新生で用意されている

一般的な考え方では、朝食を抜くと体重増加につながると信じられている。しかし、この考え方は科学的研究にほとんど支持されていない。おそらく、多くの人が、朝食を食べることで売り上げが伸びる企業の戦略に乗せられているだけだと考える。

また、朝食を抜くと、昼食摂取による血糖値の上昇が大きいと言う人もいるが、そもそも糖質制限をしていれば血糖値の上昇は少ないのである。

真実は確かめようがないが、おそらくは狩猟採集生活では1日1食であり、多くても2食であったと考えられる。イギリスで1日2食になったのが16世紀であり、しかもそれは裕福な人だけであったそうだ。1日3食の習慣は、欧米では19世紀になってからだと言われている。日本でも江戸時代までは1日2食だ。

人類は進化の過程で、脂質とケトン体をエネルギーにしてきた。副腎皮質ホルモンの中のコルチゾールというホルモンの主な働きの一つは、糖新生の促進であるが、血中コルチゾール値は、早朝に高く、夜に低くなるという日内変動のリズムがある。蓄えたエネルギーを効率よく使うために、ホルモンの日内変動を身につけたのだろう。

人間の体は朝、明るくなる頃に、コルチゾールなどを分泌して糖新生を増加させる。それによって、活動するための血糖値を確保するのである。そう考えると、わざわざ朝食を摂る必要はないはずだ。体の中ですでに朝食が用意され、その朝食を食べた状態で目を覚ますからである。

狩猟採集生活では、朝になってママが温かいご飯と味噌汁、焼きたてのパンと温かいスープなどを用意してくれているわけではなく、何も食べずにその日の食事を確保しに歩き回るのである。それができるように進化してきているのである。

1日に摂る食事の回数を増やせば増やすほど、人間に備わった代謝のメカニズムを狂わし、インスリン分泌量や、インスリンの追加分泌をしている時間を増やしてしまう。体が悲鳴をあげるのも当たり前である。食事は3回でも多いかもしれないのに、間食なんてもってのほかである。

間食をしないと空腹感が辛いと思うのは、糖質過剰摂取の影響でインスリンが大量に分泌され、それにより高血糖から血糖値が低下し、ときに低血糖に移行するからである。

糖質を摂らず、タンパク質と脂質をしっかり摂れば、空腹感は非常に少なくなる。

果物は健康的か？——果糖の代謝の特異性

果物は健康の象徴である。しかし、現代の果物は品種改良が行われ過ぎて、昔の果実とは全く別物になってしまった。

狩猟採集生活では、夏の終わりや雨季の終わりから果実が多く実り、それを食べて体脂肪を増やし、食料の少ない冬に備えていた。食べるものが少ない期間を生き延びるために、特別な代謝を身につけた。果糖の代謝である。

しかし、現代の果物に含まれる果糖は、野生の本来の果実に含まれている果糖の量と比較して、非常に大量になってしまっている。

果糖は代謝の面で、ブドウ糖とは大きく異なると考えられている。果物に豊富に含まれる果糖は、他の糖質とは違い、インスリンとはほぼ独立した形で体内に取り込まれる。腸で吸収された後は速やかに肝臓に運ばれ、そしてほぼ全てが肝臓で代謝され、ブドウ糖やグリコーゲン、中性脂肪に変換される。

血糖値の上昇や、インスリン分泌が少ないので、間違って「健康的な食べ物だ」と思う人がいるのも無理はないが、果糖はブドウ糖よりも危険な内臓脂肪を増加させる。また、血糖値の上昇が少ないことやインスリン分泌を刺激しない分、脳に送られる食欲に関する信号（満腹だという信号）が減少してしまう。

狩猟採集生活で得られたような糖質の少ない果実であれば、こうした問題は起こらず、効率よく体脂肪を溜めることができた。しかし、現在のような大量の果糖が体内に入ってくることは、進化の過程では予想されておらず、体は今でもそれに全く適応できていない。今、流通している果物では、含まれている果糖の量と、食物繊維やビタミンなどの他の栄養素のバランスが著しく偏ってしまい、吸収の面や代謝の面でも問題を起こす。

現代では、美味しさは「甘さ」で評価されることが多いため、果物はどんどん甘くなっている。甘いということは、そこに含まれる糖質量が増加していることに他ならない。祖先が食べていた果実は、ニンジンほどの甘さだったと考えられている。

果物に多く含まれている猛毒の果糖を、健康的といってよいのかは、非常に疑問である。果糖はＡＧＥｓを非常に増加させやすい。もちろん、果物はビタミンや食物繊維を含んでいるので、全く不健康な食材ではないが、少量にとどめておくべきである。

果糖の毒性――酔っ払わないアルコール

果糖は「酔っぱらわないアルコール」だと考えられる。果糖とアルコールは、人間の体内での代謝、その有害性や、体に起きる変化などがそっくりなのである。果糖は人間の体の中で解糖されるが、アルコールは酵母があらかじめ解糖してくれているだけの違いである。

少量のアルコールは、多くの研究で、健康に対しての有益性が認められている。しかし量が増えるにつれ、その有害性が表れる。果糖とアルコールの類似性を考えれば、果糖も量が増加するにつれ、有害性が表れるのは当然である。

現在、健康的なアルコール量として、１日20ｇ程度が推奨されている。もちろん大人の話である。ＷＨＯが現在推奨している糖類の摂取量は、１日25ｇまでである。現在果糖の比率が増加していることも考え、健康を維持するのに最大の果糖の摂取量を１日15ｇまでと考えると、アルコールと合わせて35ｇ程度が上限である。

子どもは、その年齢などにより異なるが、小中学生では大人の50〜70％程度を目安とするとすれば、もちろんアルコールは飲まないので、果糖として17〜24ｇ程度が上限と考えられる。あくまで上限であり、ここまで摂る必要もない。

果糖たっぷりのフルーツジュースを子どもにたくさん飲ませているのは、大人にお酒を何杯も飲ませていることと何ら違いはない。ご主人のお酒の量は気になるのに、子どもの糖質たっぷりのジュースは気にならない母親も多いのではないか。

「果糖ぶどう糖液糖」などの異性化糖を含んでいない100％のフルーツジュースには、多いものでは１リットル当たり70ｇを超える果糖を含んでいるものもある。小さな子どもがこれを２００㎖も飲んでしまえば、相当な量の果糖が一気に体内に流れ込むことになる。

果糖は、フルーツジュースを含めて、果物そのもの以外から摂ることは危険だと考える。さらに、果物そのものの果糖の量も劇的に増加したことを考えると、果物そのものの摂取量も控えめにした方がよい。

現代の食品には、実に多くの糖質が含まれている。その中で最も多い糖質が果糖なのである。原材料名の表示があるものでは、果糖は「果糖ぶどう糖液糖」などの名前で含まれている。生の食材を買わずに、調理した状態のものを買ったり、外食をしたりすると、そこにどれほどの果糖が含まれているのかわからない。注意をしていないとすぐに上限を簡単に突破する。極端に言えば、我々は知らないうちに「毒」を盛られているようなものなのである。

依存物質としての糖質

糖質はただのエネルギー源ではない。脳に強く作用する。合法的に摂取できる麻薬と言ってもいいかもしれないほど、依存性があると考えられている。

脳のイメージング技術が進歩して、様々なことがわかってきた。その脳イメージングを見ると、糖質を摂取したときに表れる脳の変化は、コカインやアルコールなどの薬物を摂取したときの変化とそっくりなのである。

糖質を摂ると、脳のドパミンが大量に分泌されて、報酬系という部分が強く活性化される。報酬系が活性化されると、また繰り返したくなる。そしてまた糖質を摂ると、再びドパミンが出て、脳がまた喜ぶ。

これを繰り返していると、通常の状態ではドパミンは減少し、糖質を摂るとやっと通常の状態まで上がるようになる。その先まで行くと、普通に糖質を摂っただけではドパミン量は通常の状態にまでも上がらず、さらに多くの糖質を摂らないと脳が喜ばなくなる。どんどん深みにはまっていくのである。麻薬と全く同じである。

13歳から18歳の、いつもたくさん糖質の入った飲み物を飲んでいる人を対象にした研究では、たった３日間、その糖質入りの甘い飲み物を中止しただけで、頭痛の増加、意欲の低下、満足感と集中力の欠如、甘い飲み物への渇望、全体的な幸福感の低下が起きてしまった。まさに「禁断症状」である。

(Falbe,J. et al. Potentially addictive properties of sugar-sweetened beverages among adolescents. Appetite. 2019,Feb 1;133:130-137.)

初めの方で書いたが、糖質制限が広まることでケーキ屋さんやおにぎり屋さんがつぶれることはない。それは、この依存性による。糖質は依存性が強いのに、どこでも手に入る。しかも、国も医師も摂取を推奨しているのである。簡単に止められるわけがない。

何人かの芸能人が覚せい剤で逮捕され、その後何年か後にまた逮捕、さらに何回も逮捕されるという事件を知っていると思う。悪いとわかっていても、なかなか依存性の強い物質は止められないのである。

「疲れたときには甘いものがよい」と考える人もいるかもしれない。しかし、実際には体の疲労は回復せず、31の研究から得られた結果によれば、糖質摂取から30分以内で有意に疲労感が増し、60分以内では疲労感が増加する傾向が認められている。糖質はあなたを決して本当の意味では癒してはくれない。

(Mantantzis,K. et al. Sugar Rush or Sugar Crash? A Meta-Analysis of Carbohydrate Effects on Mood. Neurosci Biobehav Rev. 2019,Jun;101:45-67.)

薬を飲むことの意味――代謝のメカニズムに働く

非常に多くの人が安易に薬を飲んでいる。例えば、頭が痛くなったら、原因はわからずとも、とりあえず鎮痛薬を飲んでしまう。そのうち痛みを感じなくなれば、そのままいつもの生活を送り、いつもの食事を摂ってしまう。

また、病院に行っても、どんどん薬が処方される。もちろん、病院では原因を究明しようとするが、本当の原因はわからず、医師の経験や推測で薬が選択されることも珍しくない。もしそれで症状が良くなれば、果たして薬が効いたのか、時間が解決したのかわからないまま、いつもの生活に戻ってしまう。もちろん、根本の原因はわからないままだ。

このように、体に何らかの不調や症状を感じたとき、薬に頼る人も少なくないだろう。薬を使用するということは、人間の体にとってどんな意味があるのだろうか。

薬は、人体に本来から備わっている代謝のメカニズムに働く。そのメカニズムは決して不必要なものではない。人間の体にとって重要なものである。その代謝のメカニズムを阻害したり、弱めたり、強めたりするのが薬である。

不調になった組織の代謝だけに作用すればいいのだが、薬はそんなにピンポイントでは効かない。体全体に効果を及ぼしてしまうのだ。そうすると、不調な部分は良くなることがあっても、その他の体の部分では、薬の影響で逆に代謝のメカニズムが狂ってしまうこともある。それが副作用だ。

つまり、薬を使用するということの意味は、体の多くの正常な代謝を犠牲にして、不調な部分の代謝や異常な反応を改善するものである。

だから、基本的には、薬の長期使用というのはあり得ない。不調だった部分が良くなっても、長く続ければ、その他の多くの部分が薬の犠牲になり、不調になってしまうからである。

生活習慣病に薬を使うリスク

そう考えると、生活習慣病などを薬で改善することは、体に大きな負担を与えることになる。そしてまた、ほとんどの薬には、根本的な治療効果はなく、症状を抑えるだけの対症療法の効果しかない。これを考えると余計に、長期にわたり薬を飲むことが問題だとわかるだろう。体の悪い部分を根本的に治さないまま、症状だけを抑えていれば、薬を飲んでいる間にも、その悪い状態は進行してしまうからである。

「一生の病気だから、薬をずっと飲んで、うまく付き合っていくしかない」などと医師から言われたことがある人もいるかもしれない。しかし、これは本来おかしな話である。もちろん、治すことのできない病気もあるので、全てに当てはまる話ではないが、多くの病気には原因があり、それを改善しなければ、病気は進行し、それを改善すれば、薬は必要なくなる。

現在、合法的に体に取り込むことができるもので、体に大きな害を与える可能性が高いものが二つある。一つはタバコである。そしてもう一つが糖質である。もちろんどちらも体に必須のものではなく、その摂取により依存性をもたらす。だからなかなか止められない。

しかも、糖質に関しては、国が摂取エネルギーの60％もの割合で毎日摂ることを推奨しているので、多くの人は、糖質は必須のもので、健康的な栄養素であると勘違いしている。

生活習慣を変えることの中で、最も大きなことは、食事を変えることである。食事を変えれば、多くの病気は逆転可能である。運動も禁煙も大事だが、最も大事なことは、日々の糖質過剰摂取を止めることである。

また、薬をいくつも併用することの危険性を考えたことがあるだろうか？　それは医師や薬剤師が考えることかもしれないが、実は、いくつもの薬を併用した場合、どのような有害なことが起きるか、誰も知らないのである。

２種類の限られた薬の相互作用は確認されているものもある。しかし、３種類以上となると、全く未知の世界になる。数えきれないほどの薬が存在するので、その全ての相互作用を確かめることは無理な話だ。だから、いくつもの薬が処方された場合、安心して飲める薬などはない。

一部、研究などでわかっている危険性もある。例えば、痛み止めとしてよく使われている非ステロイド性抗炎症薬（ＮＳＡＩＤｓ）は、副作用として胃などの上部消化管出血を起こす。何も薬を飲まない人と比較すると、ＮＳＡＩＤｓでは４・３倍、上部消化管出血を起こしやすい。

同じように、血液をサラサラにする薬であるアスピリンも、２・４倍、上部消化管出血を起こしやすい。さらに抗うつ薬の一つであるＳＳＲＩも、１・７倍、上部消化管出血を起こしやすい。

ではこの３種類全てを飲んでいる場合ではどれほどであろうか？　なんと28倍も上部消化管出血を起こしやすいのである。

(Dall,M. et al. An Association Between Selective Serotonin Reuptake Inhibitor Use and Serious Upper Gastrointestinal Bleeding. Clin Gastroenterol Hepatol. 2009,Dec;7(12):1314-21.)

この３種類の薬を飲むケースは、糖質過剰症候群では十分考えられる。糖質過剰症候群では関節や腰の痛みは珍しくなく、痛み止めを飲み、動脈硬化も進んで脳梗塞になってアスピリンを飲み、同時にうつ状態になって抗うつ薬を飲んでいるようなケースである。おそらくこのような人は、さらに多くの薬を飲んでいるはずであり、もっと危険な状態かもしれない。

薬を使用するということは、このような危険を背負って生きるということである。

医療の細分化が病気の背景を見えなくしている

現代の医療は、非常に多くの知識が必要になり、細かく細分化され、専門性が重要視されている。しかし、それが逆に、医師にとっては、自分の専門以外の部分を見えなくしてしまっていると思われる。

自分のところに来た患者に対しては、自分の専門の知識や医療技術を使って診断し、治療しようと努力する。その知識や医療技術で診断できなければ、自分の領域の疾患ではないと判断し、別の診療科に紹介する。今の医療では、人間そのものを診療する姿勢が消えてしまっている。様々な疾患が互いにつながっていて、普通に考えれば共通の原因があることを推測できるにもかかわらず、専門性が邪魔をして、見えなくしてしまっている。

また患者の方も、大学病院や大きな病院に群がってしまう。大病院の医師の方がより専門的であり、自分の病気を正しく診断、治療できると思い込んでいる。もちろん、全て否定はしない。しかし、近視眼的な診断は、見えている部分だけの治療となり、その背景にある原因まで治療を行わない。だから、再発や別の病気でまた苦しむのである。

言葉は悪いが、古い言い方をすれば、「病気のデパート」のような人がよくいる。「デパート」は古すぎるので、今の言い方では「病気のアマゾン」とでも言うべきか。つまり、ひとりでいくつもの病気を患ってしまうのである。それぞれの病気の治療は、それぞれの専門医が行えば、それなりの効果が得られるが、根本的な原因にたどり着いた治療が行われなければ、デパート（アマゾン）のまま病気が続くのである。

医療から自由を取り戻せ！

糖質を過剰に摂ってしまい、それによって肥満や様々な病気になるのは、誰のせいであろうか。毎日の食事は自分が決めることができるので、自己責任であろうか。しかし、国や医師、栄養士が強く推奨するものが、実は体に悪いなどと考える人の方が少ないだろう。テレビや雑誌などには、糖質をたっぷり使った食べ物や飲み物の情報が溢れかえり、どんどん摂取するように洗脳している。特別に考えもしなければ、糖質の入ったものを手に取ってしまうことは当然なのかもしれない。

しかも、物心ついたときから、周りは糖質だらけだ。白米をモリモリ食べることが健康的だと思っている親も少なくない。お腹を空かせているからと思い、糖質たっぷりのおやつやジュースを与えることも、親心だというのも仕方がない。子どもがスポーツを始めるようになると、体作りやスタミナ増強のために、どんぶり飯をたくさん食べるように指導する指導者も少なくない。

そのように育ってきた人が、糖質を健康にとって悪いものだと思うのは難しいのかもしれない。自分の健康に良いものだと洗脳されているのであれば、それは自己責任と言えるのであろうか。非常に難しい問題である。

しかし、国も医師も栄養士も、糖質を50～60％摂ることが健康に良いという証拠を持っているわけではない。エビデンスは全くないのである。現在のところ、どの栄養素をどれだけ摂ることが最も健康的なのかを決定することはできない。にもかかわらず、大量の糖質を推奨しているのである。しかも、糖質が血糖値を上げることは国も医師も栄養士も知っている。それなのに大量に摂取することを勧めているのは、他の何か大きな力が働いているのかもしれない。

病院では、医師も栄養士も、糖質過剰摂取を推奨し、運動量を増やせと言う。しかし、病気が進行すると、栄養指導を守っていないとか、運動をさぼっていると考えられてしまい、責任は患者に押し付けられる。

間違っている！　元々の栄養指導が間違っているから、何も改善しないのである。そして、患者は医療に縛り付けられる。処方される薬は増えることはあっても、減ることはなかなかない。副作用が起きたら、その副作用を抑えるためにまた薬が増える。

そろそろ、医療から自由を取り戻すときなのではないのか？　つい20年前は、高齢者でもここまでの種類の薬は飲んでいなかった人がほとんどであった。今や10種類以上飲んでいる人は珍しくない。先にも述べたように、薬と薬の相互作用はほとんどわかっていない。2種類の薬でさえ相互作用がわかっていないのに、5種類や10種類の薬の相互作用などわかるはずがない。患者の代謝はめちゃくちゃかもしれない。

全ての人が全ての薬を止められるとは思っていない。しかし、食事を変えれば、医療からかなり自由になれるはずである。早く始めれば早く始めたほど良い結果が出るはずだ。

たかが食事ではない。人間の体を作っているのは食事である。その食事が体の中でどうなっていくのかを考えもせずに適当に食べていたり、宣伝文句につられて、健康よりもビジネスが目的の食品に頼っていては、医療にお世話になるのは目に見えている。

科学的根拠に基づく医療（EBM）の怪しさ

この本では、できる限りエビデンスに基づいた記述をしている。つい20〜30年前の日本の医療において、エビデンスという言葉は聞くこともなく、治療が行われてきた。言葉は悪いが、医師の好きなように、経験と勘などで治療法が選択されてきたと言ってもよい。

しかし、科学的根拠に基づく医療（evidence based medicine＝EBM）という考えが世界的な流れとなり、日本でもＥＢＭによる医療が当たり前になっている。

このＥＢＭのもとになるデータは医学論文に記される。その医学論文は様々な雑誌に投稿され、吟味され、チェックを受けて、問題なければ掲載される。

医学雑誌には「インパクトファクター」というものがある。その雑誌の影響度、引用された頻度を測る指標であり、簡単に言えば、格付けランキングのようなものである。インパクトファクターが高い雑誌に載った論文の方が、重要度が高かったり、影響力があったりすると考えられている。

しかし、インパクトファクターは雑誌そのものの評価であって、論文や研究者の評価ではない。インパクトファクターの高い超一流雑誌として、『ニューイングランド・ジャーナル・オブ・メディスン（ＮＥＪＭ）』『ランセット』『ジャーナル・オブ・ジ・アメリカン・メディカル・アソシエイション（ＪＡＭＡ）』『ブリティッシュ・メディカル・ジャーナル（ＢＭＪ）』などがある。

これらのインパクトファクターの高い超一流雑誌は、チェック機能である査読というものが厳しく、なかなかその雑誌に掲載される論文に採用されない。

しかし、ある事件が医療界や社会に激震を与えた。「ディオバン事件」は知っている人も多いと思う。ディオバンという血圧を下げる薬の臨床試験のデータの改ざんが発覚し、しかも、製薬会社の社員が大学の非常勤講師という肩書で、データ解析など研究に深く関与していたのである。5大学に総額11億円という寄付金も渡っていた。それらの大学が出した論文では、ディオバンが他の薬よりも脳卒中や狭心症を予防する効果があると報告していたのである。

しかも、最初にディオバンの「ウソ」の効果を発表した東京慈恵医科大学の論文は、超一流の医学雑誌の中の『ランセット』に掲載され、多くの医師の処方に影響を与えたと言われている。そして、その論文を宣伝材料にし、製薬会社は更なる販売拡大を行い、ディオバンは大ヒット商品になった。

この事件は氷山の一角であり、現在でも製薬会社は、研究、論文に大きな影響を与えていると考えられる。

医学研究、栄養研究への企業の関与

例えば、インパクトファクターの高い7つの医学雑誌（前出の『NEJM』『ランセット』『JAMA』『BMJ』に加え『アナルズ・オブ・インターナル・メディスン』『JAMAイ

ンターナル・メディスン』『ＰＬｏＳメディスン』）に載ったワクチン、薬剤、および医療機器の治験の第Ⅲ相・第Ⅳ相臨床試験である２００の試験を分析してみると、大きな問題点が浮かび上がった。ちなみに、第Ⅲ相試験とは、それまでに得られた有効性や安全性を多くの患者によって確認する試験で、第Ⅳ相試験とは、市販後に行われ、有効性や安全性に関わるさらなる情報の収集を目的とした試験である。

２００試験中１７３試験（87％）は、資金提供企業の社員が論文の共著者であり、試験デザインには１７３試験（87％）で企業が関与していた。データ解析には、１４６試験（73％）で企業の関与があり、大学などの学術機関の著者の関与はたった79試験（40％）だった。そして、多くのデータ分析では誰が分析したのか非常に曖昧な記述になっていたのである。研究が全ての段階において学術機関の著者のみによって実施されたのはたった8試験（4％）のみであった。

さらに、筆頭著者にアンケートを取り、80人から回答が得られたが、29人（36％）だけが、学術機関の研究者が研究のデザインについて最終的な発言をしたと報告された。しかも、実際に出版された論文には、企業の関与を記載していないことも少なくない。27人（34％）は企業に論文を書く援助を受けたと回答し、５人（６％）はその論文が、公表された論文の共同執筆者であったり名前が記載されている者でもない、企業の従業員によって作成されたと回答した。実際に最終的に誰が論文を書いたのかわからないという人も1人いた。

また、10人（13％）が、名前を隠した企業の従業員がデータ分析や報告に関与していると報告し、さらに7人（9％）が、研究のデザイン、データ分析、または報告に、出版された論文に報告されていない企業の従業員の関与を認めていた。

(Rasmussen,K. et al. Collaboration between academics and industry in clinical trials: cross sectional study of publications and survey of lead academic authors. BMJ. 2018,Oct 3;363:k3654.)

確かに、医学や栄養に関する研究をするには、膨大な資金が必要になることも多い。そのお金は企業から提供されることが非常に多い。そうなると、スポンサーの企業にとって有利な研究結果が出やすくなることは十分に考えられる。

実際に企業から資金が出ている場合と出ていない場合とを比較すると、企業から資金が出ている場合は3・6倍も、その企業の経済的利益に有利な結果を示す可能性が高いことがわかった。栄養に関する研究では、スポンサー企業の経済的利益に有利な結果を示す可能性がおよそ4～8倍高かったのである。

(Bekelman,JE. et al. Scope and impact of financial conflicts of interest in biomedical research: a systematic review. JAMA. 2003,Jan 22-29;289(4):454-65.)
(Lesser,LI. et al. Relationship between Funding Source and Conclusion among Nutrition-Related Scientific Articles. PLoS Med. 2007,Jan;4(1):e5.)

信用できない論文

このようなことは当然のことである。スポンサーは自社に不利になるような研究にお金を出すはずはない。自社製品に有利になるような立場で発表する、または競合他社の製品に不利になるような立場で発表すると思われる研究のみに資金を提供する可能性が高いのは、当たり前である。

また、資金提供を受けている研究者は、彼らのスポンサーの経済的利益と一致する方法で仮説を立て、研究をデザインしたり、データを分析する可能性があるし、企業の人間が研究に加わり、自社に利益になるように研究をデザインしたり、データ分析をする可能性がある。さらにはデータを取捨選択することさえ可能である。

スポンサーまたは研究者は、スポンサーの製品に不利益な影響を与える結果が出た場合、その結果の公表を遅らせるか、公表しないことを選択することだってできる。不利益なデータを隠し、もう一度デザインをし直して、利益が得られる研究だけを公表することも可能である。

そして、あるテーマに関する研究を網羅的にまとめたレビューという論文の著者は、スポンサーの利益と一致する文献を選択的に検索し、それを解釈してまとめることができる。

これが、ＥＢＭの実情である。エビデンスは本当に信用できるかどうかは非常にグレーだ。一流の医学雑誌に載る論文は、医師の治療選択に大きな影響を与え、それらのデータをベースに、それぞれの学会が治療のガイドラインを作成する。だから、元の論文の重要性は非常に大きい。

その論文が信用できないのである。そして、学会の治療ガイドラインを作成するメンバーはその分野の専門家である。しかし、多くのガイドライン作成メンバーには利益相反がある。

これで、本当に正しい治療のガイドラインができるのであろうか？　利益相反がある人がその病気の標準的な治療法を決めていいのであろうか？

また、ある治療を行ったときに、それが有効であった場合には論文になりやすい。しかし、うまく効果が認められなかったり、逆に良くない効果が表れた場合には、論文になりにくいという状況がどうしても生まれる。良い効果の論文が10本出たとして、悪い結果の論文が2本出た場合、それを合わせて統計的な分析をして、果たしてそのデータはエビデンスと言えるのだろうか？　発表されなかった悪いデータがいくつも存在し、それを加えれば、もしかしたら逆の結果が認められる可能性はある。そのような状況で、ある治療法の有効性が統計的な分析で正しく判断できるかは非常に微妙な話である。

「エビデンス」があるとされる治療が、正しい治療というわけではない

また、データというのは通常は数字である。データ分析の際に、都合の悪いデータに何らかの理由を付けて、それを除外して分析すれば、簡単にデータを操作できる。生のデータは隠されている。

さらに、統計的処理で導かれた数字をどのように見せるかで、その論文を読む人の印象も変えることができる。

例えば、ＬＤＬコレステロールを低下させるスタチンという薬がある。このスタチンの中の「リピトール」という薬は、論文で心臓発作を36％低下させると雑誌『ランセット』に発表された。

しかし、実際のデータを見てみると、薬を使った群では１・９％が心臓発作を起こし、プラセボ（偽薬）を使った群では３％が心臓発作を起こした。つまり、その差はたった１・１％の違いしかない。

確かに、「１・１％」÷「３％」を計算すると36％であり、これは相対的なリスク減少である。しかし、絶対的なリスクの減少は１・１％しかない。およそ１００人に１人しか心臓発作を防げない。

さらに薬を使っても使わなくても、全ての原因での死亡率は差がなかったのである。薬を使って心臓発作は少ないながらも防げたのに、死亡率が同じであるということは、その薬によって心臓発作以外の原因の死亡が増加したことになる。

(Sever,PS. et al. Prevention of coronary and stroke events with atorvastatin in hypertensive patients who have average or lower-than-average cholesterol concentrations, in the Anglo-Scandinavian Cardiac Outcomes Trial--Lipid Lowering Arm (ASCOT-LLA): a multicentre randomised controlled trial. Lancet. 2003,Apr 5;361(9364):1149-58.)

「36％」と「１・１％」では、与えるインパクトは大きく異なる。36％リスクを軽減できると見せながら、実際にはたった１・１％しか軽減できていないし、死亡率も低下させないのである。この36％という数字も、企業により宣伝に使われて、売り上げに貢献したのである。

さらに、コレステロールの問題は、コレステロールが健康にとって「悪いもの」という前提で研究が行われているが、「コレステロール悪玉説」はただの仮説であり、間違っている可能性の方が高い。最初の前提が間違っていれば、その結果はエビデンスとして役には立たない。

ちなみに現在では、前にも述べたように、ＬＤＬコレステロール値が低いほど死亡率が高いというエビデンスがいくつも出ている。

つまり、ＥＢＭというものは非常に難しい問題を孕んでいるのである。もちろん、エビデンスの全く存在しない治療には、怪しい治療法が含まれている可能性がある。しかし、どのような治療も、最初は根拠は存在しない。また、多くの論文によりエビデンスが示されたとしても、ここに書いたように、全てが信用できる正しいデータに基づいて得られたかどうかはわからないのである。

エビデンスのある治療が正しい治療とも言えず、エビデンスのない治療が間違った治療とも言えない。

利益相反のある人が論文を書き、利益相反のある人が治療のガイドラインを決めている。EBMのもとになるデータは企業の宣伝に使われ、企業の関与により操作されている可能性は否定できない。このような状態で「科学的」と言えるのであろうか？「商業的」とは言えまいか？

信頼できるエビデンスはどこにある？

また、エビデンスにはレベルがある。

最もレベルが高いとされるものは、システマティックレビューと、ランダム化比較試験のメタアナリシスと呼ばれるものである。

システマティックレビューというのは、ある得たい情報に関する様々な文献をくまなく収集して、後述するランダム化比較試験のような質の高い研究のデータを、様々なバイアス（偏り）を最小限にするように分析を行うものである。

ランダム化比較試験というのは、コインを振って出た表裏の面で治療群と非治療群を決めて比較するようにデザインされた研究である。メタアナリシスとは、複数の研究の結果を統合し、統計的な解析により分析したものである。

その最強のエビデンスを示すと言われている、メタアナリシスとシステマティックレビューについては、２０１４年に９０００件以上のメタアナリシスが公開され、システマティックレビューは2万８０００件を超える数が公開されている。

そのような大量のメタアナリシスの中で、本当にまともで有用なものは数％とも言われている。非常に無駄に量産されているのである。もちろん、非常に有益なものもあるが、いくつかはマーケティングツールと化し、研究者やスポンサーの立場を支持し、反対意見を持つ人を除外するために使われていることもある。

(Ioannidis,JP. The Mass Production of Redundant, Misleading, and Conflicted Systematic Reviews and Meta-analyses. Milbank Q. 2016,Sep;94(3):485-514.)

さらに、２０１８年９月に大きな事件が起きた。「コクラン」という非常に信頼性の高い医療情報を提供してきた国際組織がある。「営利目的や利益相反のある資金の提供を受けず、商業的・金銭的な利益からくる制限を受けることなく自由に活動を展開し、権威と信頼ある情報を生み出すこと」という考えのもとに、様々な医療についての臨床試験のほとんど全てを収集して分析し、質の高いシステマティックレビューのエビデンスを提供してきた機関である。

このコクランが発表する情報は、世界中の医師たちの治療に影響を与えている。そのコクランで、子宮頸がんのワクチンであるＨＰＶワクチンに関するエビデンスが発表されたのであるが、今までと異なり、全ての論文ではなく、約半分の論文の分析により行われたのである。

それに対し、その不完全な内容と企業との利益相反について痛烈に批判したコクランの中心的メンバーが、コクランを追放されたのである。利益相反から独立した形で活動してきたコクランが、暗に利益相反があることを認めてしまった形である。信頼できるエビデンスがどこにあるのか、非常にわかりにくくなっている。

(Jørgensen,L. et al. The Cochrane HPV vaccine review was incomplete and ignored important evidence of bias. BMJ Evid Based Med. 2018,Oct;23(5):165-168.)

因果関係を証明することは難しい

因果関係を示すことは非常に難しいが、因果関係を推定するためには「ヒル（ブラッドフォード＝ヒル）の判定基準」というものを用いて判断する必要があるとされている。

ただし、この判定基準は、因果関係を保証するものではない。つまり、これらの基準を全て満たしたからといって、完全に因果関係があるとは言えないし、これらの基準をいくつか満たさないからといって、全く因果関係がないとも言えない。

しかし、よく用いられる判定基準なので、ここで、糖質過剰摂取と糖質過剰症候群の因果関係を検討してみることとする。

ヒルの判定基準は9つの項目からなる。項目ごとに、見てみよう。

《①強固性》

原因と考えられるものと結果の関連性が強固なものであることで、相関関係、リスク比、オッズ比などの統計学的分析での数値自体が高いことである。しかし、実際には他の原因が関連していることも多く、強固性を示すことは非常に難しい。

ただ、糖質の摂取量増加と食後の血糖値増加、血糖値の増加とインスリン分泌も非常に強く関連する。糖質過剰摂取が糖質過剰症候群を起こしうる病態と非常に強く関連している。

また、糖質制限だけで糖尿病や肥満をはじめ、様々な糖質過剰症候群が著明に改善することを考えると、糖質過剰摂取が糖質過剰症候群と強い関連性を持っていると考えられる。

《②一貫性》

対象者、地域、環境などを変えても同じ効果を認める、ということである。

糖質過剰摂取は世界中で行われていて、世界中で糖質過剰症候群の様々な病気が増加している。成人だけでなく、小児にも糖質過剰症候群の様々な病気が蔓延している。一貫性は認められる。

《③特異性》

原因と結果は1対1であることが特異性を示すことになるが、病気は遺伝や個人の体質など多因子が関係することが多いので、さすがに糖質過剰摂取だけが全ての糖質過剰症候群の病気を引き起こすとは説明できない。

《④時間性》

原因が結果よりも前に起きていることである。当然、先天的な病気でなければ、食事をするようになったらほとんどの人が糖質を摂り始める。糖質過剰摂取は糖質過剰症候群の病気の前に起きていることは明らかである。先天的な病気も母親の糖質過剰摂取が影響することも多いので、先天的な病気でさえ糖質摂取が先にあるとも考えられる。

《⑤生物学的な量・反応性》

暴露の量が増えれば、結果の数が増えるということである。例えばタバコの量が肺がんのリスクを上げるか？　ということである。これも個人の糖質量に対する反応性、インスリンの感受性、個々の組織や臓器での高血糖やインスリンに対する感受性は大きく異なることが考えられるので、これを完全に示すことは無理があるかもしれない。

しかし一般的に、糖質摂取量が増加すれば血糖値の上昇は大きくなり、インスリン分泌量も多くなり、AGEｓも増加する。食後高血糖は酸化ストレスも増加させるし、死亡率も増加させる。

《⑥実現可能性》

現在の医学的、生物学的常識などからみて、もっともらしいということである。ここには主観も入る余地があるので、私はもっともらしいと思うが、そう思わない人もいるだろう。しかし、血糖値を上昇させるのは糖質だけということ、血糖値が高くなればインスリン分泌が増加することは、現在の医学、生物学的な常識である。

インスリン過剰分泌によりインスリン抵抗性を起こすということはまだ仮説ではあるが、インスリンの作用増加が組織増殖などを起こして腫瘍やがんを促進する。インスリン分泌増加やインスリン投与はがんの発症の危険性を高くする。

《⑦整合性》

原因と結果の関連において、過去の知見や生物学的事実と整合性があるということ。

生物学的事実との整合性はあるが、過去の知見では、糖質過剰症候群の多くの病気の根本原因がはっきりとは示されておらず、原因不明の病気も少なくない。

《⑧実験的証拠》

人体実験は無理としても、動物実験など実験的な証拠があるということ。しかし、動物と人間の違いは大きいので、動物実験は参考程度である。人間を対象として、糖質制限の有効性の研究は最近増加しているが、長期に糖質量を完全にコントロールして糖質過剰症候群が起きるかどうかの研究はおそらく無理であろう。無作為化などできるわけがない。

食事の変更によって、血液のデータはすぐに変化が出るものもあるが、病気が起こるかどうかは何年〜何十年という期間がかかるので不可能であろう。現在のところ、1年程度の期間の糖質制限で、血液データや病態、症状の改善を認めた研究は非常に多くなっている。

《⑨類似性》

すでに認められた因果関係でよく似たものがあるということ。

類似性という観点はどう捉えるかは難しいが、タバコと肺がんの因果関係と類似性は認めると思われる。

こうして見てみても、因果関係があるかどうかはやはり判断ができない。これから先もずっと因果関係の証明は難しいと思われる。

糖質過剰摂取での血糖値の上昇とインスリンの過剰分泌は生理学的事実である。高血糖、高インスリン血症、インスリン抵抗性などが様々な病気の発症リスクを増加させるという証拠はあるし、糖質制限で病気の改善、データの改善の証拠はある。つなぎ合わせれば、糖質過剰摂取が原因と考えても何ら矛盾がないものばかりである。

コレステロールの摂り過ぎがアテローム性動脈硬化症の原因という、ウサギを使ったウソの因果関係よりも、糖質過剰症候群には何百倍も説得力のあるエビデンスがあるのである。

理想的な糖質量――自分に適した量の求め方

糖質過剰摂取とずっと書いてきたが、では理想的な糖質摂取量、摂取量の上限はどれくらいなのであろうか？

正直、わからない。糖質制限の一応のコンセンサスは、1日当たりの糖質摂取量は130gが上限である。スーパー糖質制限食（1日の全ての食事を糖質制限食とする方法）では1日30～60gである。

しかし実際には、それぞれで体重も違えば、インスリンの感受性も違う。すでに糖尿病を発症してインスリン分泌量が低下している人もいる。

また、同じものを食べても、人によって血糖値の上がり方は異なる。例えば、クッキーよりもバナナの方が血糖値が上がりやすい人もいれば、その逆の人もいる。食べる時間、一緒に食べるものなどによっても血糖値の反応は変化するのである。

一つのやり方として、食後の血糖値の上限を１４０mg／dℓと考えて、それを目安に、自分自身に適した糖質摂取量を求める、という方法があるかと思う。

実際に、食後1時間後と2時間後に血糖値を測定してみる。そのどちらも１４０mg／dℓを超えないときの糖質摂取量を自分で求めるしかない。

空腹時血糖値を１００mg／dℓとして、食後血糖値上限を１４０mg／dℓとすると、その差は40mg／dℓである。インスリン分泌量やインスリン感受性が低下していなければ、体重60kgの成人の場合、糖質１gの摂取でおおよそ血糖値は１mg／dℓ上昇する。そうすると1回に摂取することができる糖質量は40gまでである。

体重が60kgより軽ければ糖質摂取量はその分少なくなるし、60kgより重ければその分多くなる。ここでの体重は身長から考える標準体重である。しかし、先ほど述べたように様々な条件で血糖値の上がり方は異なるので、何度か測定して、自分なりの目安を決めるしかない。糖尿病の検査である経口ブドウ糖負荷試験（ＯＧＴＴ）を行っている場合は、それを参考にする。空腹時血糖値が１００㎎／$d\ell$で、75ｇのブドウ糖でピークの血糖値が２２０㎎／$d\ell$になったとすれば、（２２０－１００）÷75＝１・６なので、１ｇの糖質を摂ると血糖値は１・６㎎／$d\ell$上昇することとなる。その場合には１回に摂取することができる糖質量は40÷１・６＝25、つまり25ｇまでである。

このように、１ｇの糖質摂取で血糖値がどれくらい上昇するかを、自分なりに把握することが重要である。

すでに糖尿病の人では、糖質１ｇに対して血糖値が３㎎／$d\ell$上昇するとすれば、40÷３＝13、つまり１回当たり13ｇまでしか食べられない。インスリン抵抗性が低下してくれば、そのうち糖質摂取量の上限は増加する可能性はある。

もちろん、血糖値を測定できない場合は、通常のスーパー糖質制限を行えば間違いはない。また、血糖値が１４０㎎／$d\ell$以下に収まっていたとしても、高インスリン血症になっている可能性はあるので、インスリンの追加分泌量を大きく増加させないことを考えれば、やはりスーパー糖質制限食の１回当たりの糖質量10～20ｇが理想的だと考える。

人類がでんぷんに適応しているかどうかには議論がある。しかし、前にも述べたように、進化の過程で適応してきたのは、食物繊維の豊富な少量の塊根などのでんぷんであり、つい1万年ほど前から食べるようになった大量の穀物にはまだ十分には適応していないであろう。ましてや大量の精製されたでんぷんである白米や小麦粉などに、十分に適応しているとは思えない。

つまり、糖質を摂るとしても、野菜からだけにしておいた方が無難であり、精製した炭水化物は避けた方がよい。果物も、品種改良を考慮して、少量にとどめるべきである。砂糖や液体の糖質などは体には毒だと考えることをおすすめする。

子どもと糖質制限

では、子どもではどうか？　これも、正直わからない。指標ははっきりしていない。

敢えて考えるとすれば、一つの目安は、母乳にあるのかもしれない。

母乳の糖質の割合は、総エネルギー量の約40％であり、体重１kg当たりでの糖質の摂取量も、一日当たり９ｇにもなる。狩猟採集の時代では、離乳は現代よりも遅かったであろう。

そして、生まれた後も、特に脳のグリア細胞がどんどん増加して、赤ちゃんの脳はどんどん大きくなる。脳の大型化に糖質が関連していたとすると、極端に糖質を制限するのは良くない可能性もある。

ただ、脳の大きさと知能の関連性ははっきりしていない。アインシュタインの脳の大きさは平均以下と言われている。

狩猟採集生活でも、火が使えるようになった後では、離乳後の子どもに、咀嚼が大変な肉よりも、肝臓などの軟らかい臓器に加えて、軟らかく調理した塊根や塊茎などを優先的に食べさせていた可能性は低くはないであろう。しかも、でんぷんはブドウ糖ほどケトン体濃度を低下させないと考えられる。

脳の大きさの成長がほぼ停止するのは９～12歳頃である。脳の成長速度は徐々に低下することを考えると、離乳が始まって段階的に糖質の割合を下げていき、総エネルギー量の20～30％程度までを糖質で摂るとよいのかもしれない。

ただし、糖質は野菜と少量の果物から摂るべきであり、血糖値が急上昇してインスリンが大量分泌される食品を摂るのは有害であるので、精製した炭水化物はできる限り避け、砂糖や液体の糖質は100％果汁のフルーツジュースであっても絶対にやめるべきである。たっぷりのタンパク質と良質の脂質は重要である。

成長が止まった後は、スーパーまたはスタンダード糖質制限食に移行する。このような食事をしている間に糖質過剰症候群の病気や体の不調を認めた場合には、その人にとっては糖質摂取量が多いと考えられるので、さらに糖質量を減らす必要がある。

もちろん子どもに対するこのような食事に、現在のところエビデンスはないので、自己判断である。

私たちにできること

間違えてもらいたくないことは、二つある。

一つは、ここで書いてきた全ての病気の原因が糖質過剰摂取だけではないことである。糖質過剰摂取だけのものもあるが、多因子性の病気もある。ただ、多因子であっても、原因の中の糖質過剰摂取のウェイトは非常に大きいと思われる。

もう一つは、糖質制限は万病に効くわけではないということである。全てを逆転できるわけではない。それは、糖質過剰摂取により何十年もかかって変化してきた状態が、糖質制限をした途端にすぐに改善するのが難しい状態も多々あるからである。

ただ単に、高血糖や高インスリン血症に反応しているものは改善する。しかし、組織や臓器が変化した後、元の健康な状態に近くなるまでには、もしかしたら同じ年月以上の時間がかかる可能性があるし、戻らないこともある。それはＡＧＥｓの蓄積した組織は非常に排除されにくいからであるし、一度増殖してしまった組織はそのままであるからである。

しかし、早い段階であれば、自己治癒力により元に戻ったり、残りの機能で十分に問題が起きないようにできる場合もある。だが、そのままの食事を続ければ悪化の一途をたどる可能性が高い。

現在、健康であれば、もちろんそのままでよいのかもしれない。しかし、少しずつ気付かないところで病気が進行しているかもしれない。また、もうすでに体調不良を感じたり、病気を発症している人もいると思う。

今、私たちにできることは何であろう。もちろん、人間本来の代謝に近づけることである。そのためには現在推奨されている糖質量は多すぎるのである。人間の進化の過程で、これほど多い糖質には適応していない。

糖質制限食は当初、糖尿病の治療食として始まった。そして、糖尿病ではない人には減量が簡単なダイエット法として受け入れられたかもしれない。しかし、糖質過剰症候群がこれほど蔓延していることを考えれば、ほぼ全ての人類の標準的な食事だと考えた方がよいであろう。だから、糖質制限は必須の食事と考える。もちろん、100%の人に合うわけではない。しかし、大部分の人の体は、むしろ糖質制限に適応している。

とりあえず、最低1か月、スーパー糖質制限食をきっちりと実行してみて欲しい。そうすると、本当に体が変わる。始めてしばらくはちょっと辛いときもあるかもしれない。それは糖質依存から抜け出るまでの期間である。1か月後、自分が健康だと自信のある人は、1日1回少しだけ糖質を摂取するスタンダード糖質制限食に切り替えてもよいし、そのままスーパー糖質制限食を続けてもよい。すでに体調不良があったり、病気になっている人は、そのままスーパー糖質制限食を続けた方がよい。いつまで？　一生である。それが本来の人類の食事に近いものだからである。

初潮の低年齢化とインスリン抵抗性

では、いつから糖質制限を始めればいいか？

どの年齢の人であっても、今から始めた方がよい。

例えば、血中ＩＧＦ-１値は、思春期に急激に上昇し、初潮発来1年前でピークとなるなど、女性の初潮はＩＧＦ-１やエストロゲンと深く関連している。

資料67　初潮年齢と成人後のインスリン感受性の関係

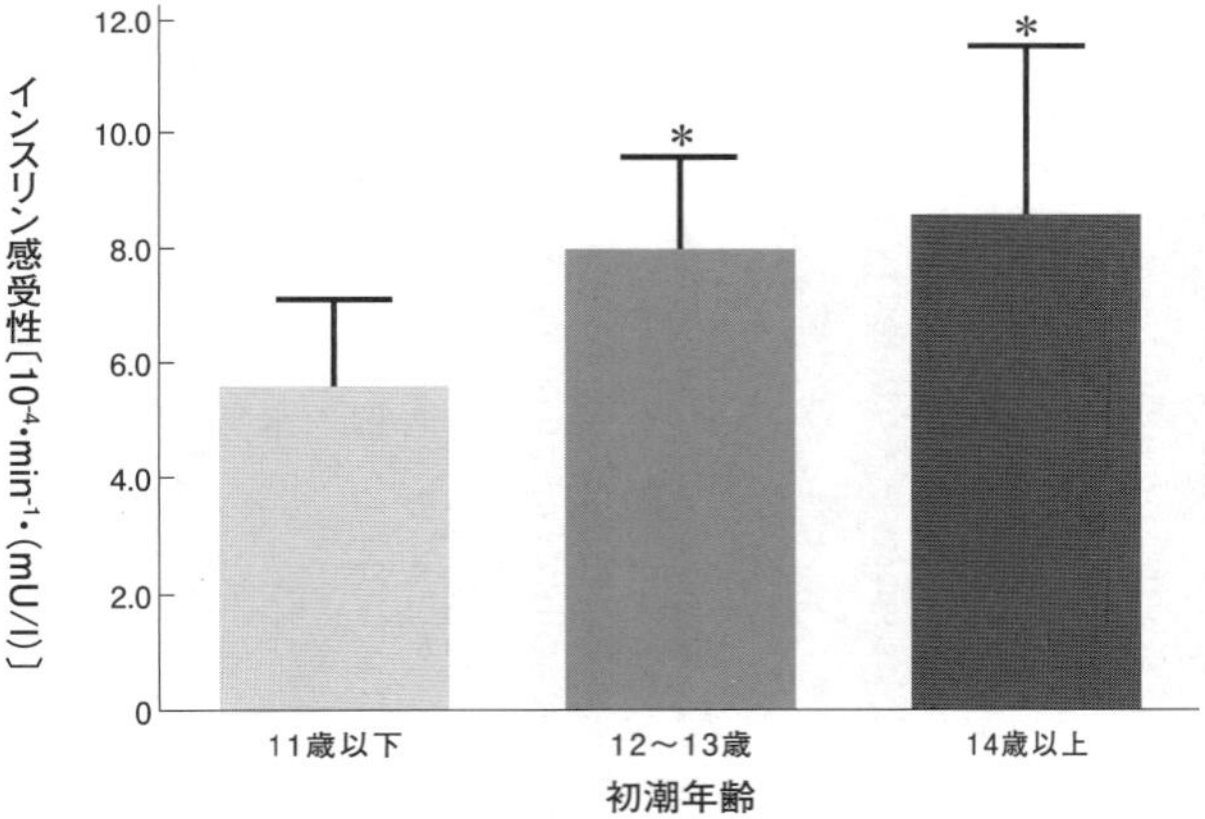

出典：Wilson, DA. et al. (2015)

これを考えると、1900年代初頭では15歳前後だった初潮年齢が、現在は12歳前後と非常に早くなっているのも、糖質過剰摂取によるものだと思われる。

早い初潮は将来のインスリン抵抗性と関連していて、20〜30歳の54人の健康な若い女性を初潮時の年齢別にグループ分けしたところ、初潮年齢が11歳以下のグループでは有意にインスリン感受性が低かった（資料67）。

また、早い初潮は妊娠糖尿病のリスクを増加させ、乳がんのリスクも、初潮が1年早まるごとに、5％ずつ有意にリスクが増加すると報告されている。

（Wilson,DA. et al. Earlier Menarche Is Associated with Lower Insulin Sensitivity and Increased Adiposity in Young Adult Women. PLoS One. 2015,Jun 10;10(6):e0128427)

(Chen,L. et al. Age at Menarche and Risk of Gestational Diabetes Mellitus: A Prospective Cohort Study Among 27,482 Women. Diabetes Care. 2016,Mar; 39(3): 469–471.)

(Collaborative Group on Hormonal Factors in Breast Cancer. Menarche, menopause, and breast cancer risk: individual participant meta-analysis, including 118 964 women with breast cancer from 117 epidemiological studies. Lancet Oncol. 2012,Nov;13(11):1141-51.)

また、小児期に肥満だった人は、大人になってからも肥満であることが多く、２型糖尿病や心血管疾患のリスクを高くする。

(Simmonds,M. et al. Predicting adult obesity from childhood obesity: a systematic review and meta-analysis. Obes Rev. 2016,Feb;17(2):95-107.)

(Llewellyn,A. et al. Childhood obesity as a predictor of morbidity in adulthood: a systematic review and meta-analysis. Obes Rev. 2016,Jan;17(1):56-67.)

糖質過剰症候群は大人だけのものではない。生まれたときから糖質過剰摂取の影響は始まっているのである。インスリン抵抗性のある子どもでは、すでにアテローム性動脈硬化症のリスクを高くするｓｄＬＤＬが優位になる割合が10倍にもなる。

(Stan,S. et al. Distribution of LDL Particle Size in a Population-Based Sample of Children and Adolescents and Relationship with Other Cardiovascular Risk Factors. Clin Chem. 2005,Jul;51(7):1192-200.)

人間の体の細胞は日々入れ替わっているので、糖質過剰摂取の影響を受けた細胞が新しい細胞にとって代わり、問題が解決することもあるが、一度障害が起きたら元に戻らないものもある。

子宮筋腫や脊柱管狭窄症の黄色靱帯など、インスリンやＩＧＦで過増殖した組織も、元に戻らないので、最終的に手術で取り除かなくてはならない場合もある。糖質制限は早く始めれば早いほど良いと考える。

食事に人間の体が合わせてくれるわけではない。何百世代後の遥か未来の人類は適応できているかもしれないが、残念ながら現在の人類は現在の食事に適応できない。だから、人間の体に食事を合わせるほかない。

糖質過剰症候群を少しでも少なくするために、4つの勝手な提言を行う。

1．砂糖税の導入

世界の様々な国で、肥満やメタボリックシンドローム、糖尿病などが大きな問題になっており、メキシコやアメリカやイギリス、アジアではタイやフィリピンなど、いくつかの国ではすでに砂糖税が導入されている。甘味料を加えた飲み物に対する課税がほとんどである。

私は、これでは健康に対する効果が限定的だと考えるので、砂糖、異性化糖を添加した全ての飲食物に税金をかけるべきだと考える。100％フルーツジュースでも糖質過剰症候群の原因になり得ることや、果糖の毒性を考え、飲み物に関しては砂糖などを添加していなくても、100㎖当たり糖質が5グラム以上含まれているものには課税する。

本来であれば「糖質税」としたいところであるが、お米や、パンなどの小麦粉製品に税金をかけることはハードルが高すぎる。まずは「砂糖税」を早急に導入する方が重要である。「ソーダ税」と呼ばれる、甘味料入りの飲み物に対する税金をかけた米・カリフォルニア州バークレーでは、税金の導入前と比較して、そうした飲み物の消費が約半分になった。税金

資料68　ソーダ税導入後の砂糖入り飲料消費の変化

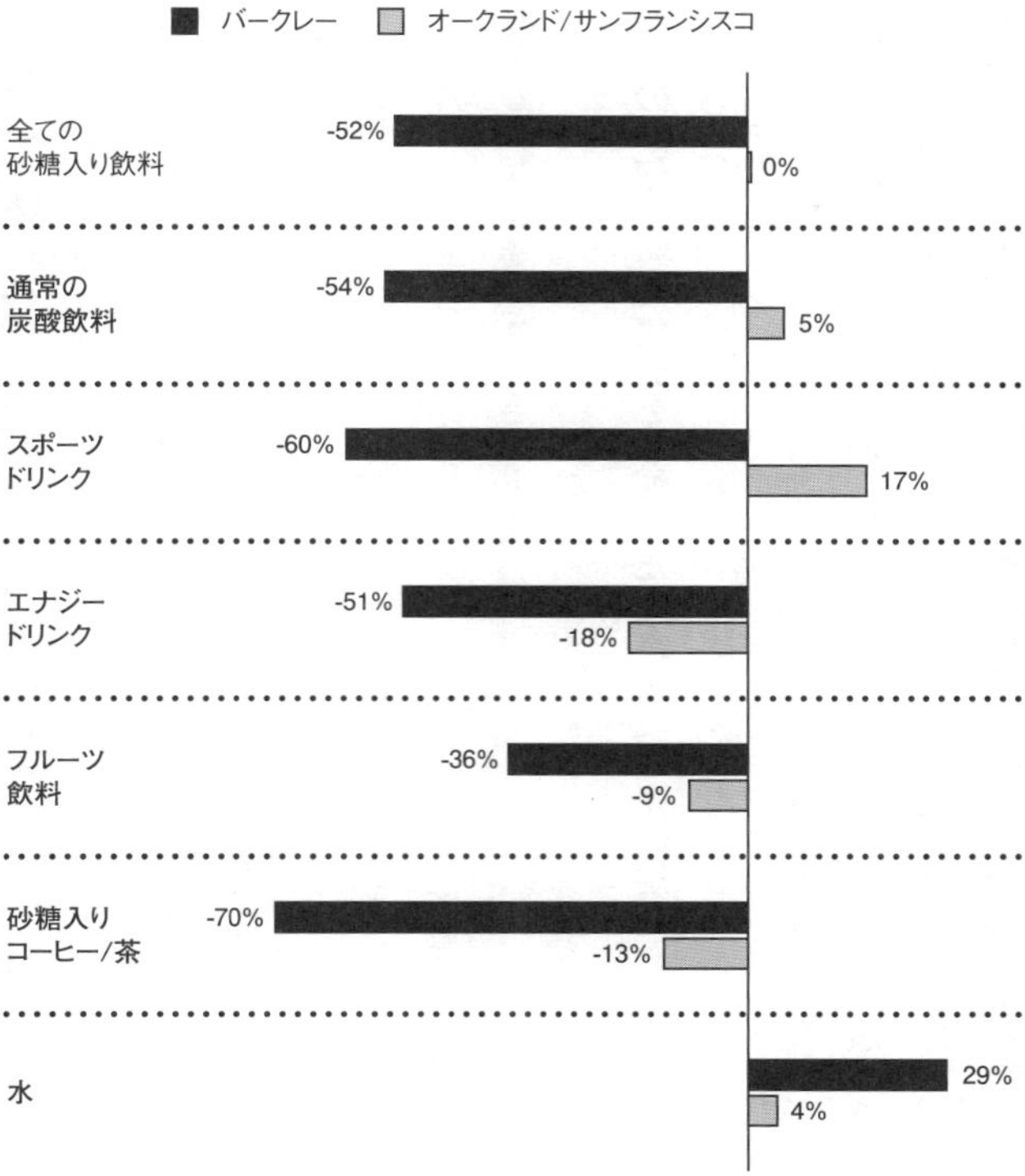

ソーダ税を導入したバークレーと、導入していないオークランド、サンフランシスコとの比較

出典：Lee, MM. et al. (2019)

を導入していない近隣の都市と比較すると、甘味料入りの飲み物全体でも52％減少し、フルーツジュースでさえ36％も減少している。税金を導入していない地域ではスポーツドリンクの消費は増加しているが、税金導入で60％の減少である。スポーツドリンクは不必要な飲み物であり、決して健康的ではない。その代わりに水の消費が29％増と大きく増加している。非常に良い方向に向かっていると思われる（資料68）。

(Lee,MM. et al. Sugar-Sweetened Beverage Consumption 3 Years After the Berkeley, California, Sugar-Sweetened Beverage Tax. Am J Public Health. 2019,Feb 21:e1-e3.)

日本でもぜひ、早く導入すべきである。

2. 子どもへの砂糖、異性化糖を添加した飲食物の販売の規制

子どもたちが自由に砂糖、異性化糖を添加した飲食物を手に入れることができないように、学校はもちろんのこと、子どもが参加するイベント、子どもが入場できるスポーツ施設や映画館などの娯楽施設において、砂糖、異性化糖を添加した飲食物の販売を禁止する。コンビニなどでも、砂糖、異性化糖を添加した飲食物は、保護者同伴でなければ購入できないようにすべきである。ニュージーランドの一部の地域では、すでにスーパーマーケットなどでの

砂糖、異性化糖を添加した飲み物の子どもへの販売を中止しているところもある。チリでは学校でのジャンクフードの販売は禁止され、シリアルなどのパッケージにキャラクターを使用したり、おもちゃ付きのお菓子を販売することを禁止している。さらにジャンクフードをテレビ番組や若者向けのウェブサイトで宣伝することを禁じている

日本でも、タバコなどと同じように、砂糖、異性化糖を添加した飲食物のテレビでの宣伝は、全面禁止または時間規制を設けるべきである。砂糖、異性化糖を添加した子ども向けの飲食物へのキャラクター使用も全面禁止する。もちろん、おもちゃをエサにして子どもを砂糖、異性化糖を添加した飲食物へ誘導することも全面禁止である。

子どもの頃からの、糖質に関する食育は重要である。

3．病院での砂糖、異性化糖を添加した飲食物の販売の禁止

病院の中に入っている売店やコンビニ、レストラン、自動販売機で、タバコやアルコールを提供しているところは皆無だと思われる。しかし、健康に甚大な影響がある糖質に関しては、豪華なラインナップが取り揃えられている。あまりにもおかしい。日本の病院では、病気の人であっても、医師が制限の指示を出していない限り、糖質入りの飲食物を自由に購入

し、摂取することができる。

イギリスのある病院では、砂糖、異性化糖を添加した飲み物の販売を禁止し、患者や家族、さらに医療従事者に提供される食事への、砂糖、異性化糖の添加を中止している。またこの病院のレストランでは、低糖質のメインコースも提供されている。

日本でも全ての病院で、砂糖、異性化糖を添加した飲食物の販売を全面的に禁止し、病院食も糖質を制限すべきである。

ある糖尿病の人がこんなことを言っていた。「入院して病院の食事を摂ったら、いつもよりも血糖値のコントロールが悪くなった」。これが現在の病院食の現状である。カロリーは制限されていても、糖質が制限されていないので、食後高血糖を簡単に起こしてしまうのである。

4．厚生労働省の食事摂取基準からの糖質の摂取目標量の撤廃

厚労省が発表している日本人の食事摂取基準では、２０１９年４月現在、摂取エネルギー全体に対する割合で、タンパク質13～20％、脂質20～30％、炭水化物（糖質）50～65％となっている。また食事バランスガイドでも、主食（ご飯など）を、白米で言えば１日４杯程度

摂取することを推奨している。

しかし、このような摂取エネルギーに対する割合や食事バランスなどは全く根拠がない。だからこうした摂取基準などは撤廃すべきである。わからないことはわからないとはっきり言うべきである。

根拠のないことを国が推奨すると、病院でもそれに従わなければならなくなるので、病院では患者に糖質たっぷりの食事を平気で提供する。学校給食でも糖質たっぷりである。国が率先して方向転換をすべきである。


以上が私からの提言である。どれも難しいものではない。実際に導入されている国や地域があるのだから。しかし、ものすごい反対勢力がいることは確かであるので、実現するには相当な年月が必要かもしれないし、不可能かもしれない。実現を待っているわけにはいかない。だから、自分で考え、自分で行動しなければならない。

おわりに

この2年ほど、ほぼ毎日のように、ブログ『ドクターシミズのひとりごと』(http://promea2014.com/blog/) の記事を書いてきた。そのために手に入れた論文の数は7000を超えた。

本書で書いたことは極論と思う方もいると思うが、全くの私の空想ではない。大胆な仮説もあるが、ほとんどのベースは何らかの研究に基づいたものである。

しかし、本文で書いたように、医学ではほとんどが仮説であるので、研究結果も事実として確定できるものは少ない。エビデンスと呼ばれるものの信頼性も不確かだ。だから、本書で書いたことは仮説でもあり、単なる仮説でもない。信じるか信じないかは読者次第だ。

前著『運動するときスポーツドリンクを飲んではいけない』(廣済堂健康人新書) を書いた後、すぐにこの本の構想が頭にあったが、圧倒的なエビデンスを示さなければ信用してもらえないのではと思っていた。そして、1年半ほどかけてどんどん論文を集めては読んでいった。圧倒的なエビデンスとまではいかないかもしれないが、個人レベルではそこそこの数のエビデンスを示すことができたのではないかと自負している。本書で取り上げた論文は220を超えている。しかし、もっと探せば探すほど、糖質の有害性についての研究は出てくるであろう。

かなりのエビデンスは示したが、その反対にエビデンスに対する不信感も同時に持っている。実に自己矛盾である。しかし、生物学は進化を考慮しなければ何も理解できないし、真実にもたどり着けないと思っている。だから、人間の進化の過程、代謝、現在わかっている生理学的、生化学的事実を十分に考慮してエビデンスを選択したつもりである。

糖質制限に対して賛成派ばかりではないのは当然である。懐疑派もいれば、完全な反対派もいる。懐疑的なのは人間の心理として理解できるが、糖質制限に反対であるなら、それなりのエビデンスを示さないと説得力はない。エビデンスを妄信することは危険であるが、エビデンスを無視もできない。

現在、厚労省が推奨している食事のバランスは全くエビデンスがないし、日本糖尿病学会が唯一推奨する栄養療法であるカロリー制限食に関してもほとんどエビデンスがない。
(Yamada,S. et al. Dietary Approaches for Japanese Patients with Diabetes: A Systematic Review. Nutrients. 2018 Aug 13;10(8).)

しかし、糖質制限の有効性のエビデンスは十分に揃ってきている。

この本では、無駄に不安を煽っているつもりはない。これまでの時間は取り戻せないので、今できる最善のことを考えるための本になることを願って書き上げた。

もちろん糖質制限をしても、すでに起きてしまったことを改善できないものもある。しかし、逆転できることもたくさんある。糖尿病も、初期の認知症も、食事で改善できる可能性が高い。逆転できなくても、現状よりも悪化させないことも非常に重要である。過度の不安も必要ないし、あきらめることも必要ない。

私はペインクリニックという痛み専門の外来をやっている。しかし、糖尿病の患者さんが糖尿病の治療にもやってくるし、単に栄養の相談の人もやってくる。普通のペインクリニック外来とは一味違う、と自分では思っている。

どこに行ってもわからなかった痛みが、糖質制限と、ちょっとした薬で劇的に良くなることもある。当然のことながら、痛みを訴えてくる人は、ほとんどが糖質過剰である。痛みが栄養、特に糖質摂取と関係ないと思っている人は、おそらく私のことを「胡散《うさん》臭い」医者だと思っているに違いない。そのような人がこの本を読んでいただけたら、「胡散臭さ」はなくなって、「オヤジ臭い」医者だけどそれなりに「まとも」と思っていただけるかもしれない。

これだけ多くのインスリン抵抗性やＡＧＥｓなどとの関連を示す証拠がありながら、なぜか医療業界は糖質を摂取することを推奨している。これだけ様々な疾患がつながっているのに、自分の専門の部分しか目がいかない医師が多い。だからいつまでたっても患者は薬が減らないし、病院から離れられないのである。

病気のほとんどは自分が作り出している。だからそれを治すのも自分である。医師や薬ではない。自分が食べているものが悪いから、体が壊れていくのである。あなたの車にサラダ油を入れて走っていたら、すぐに故障する。それと同じである。あなたの体に合ったエネルギー、栄養素が必要である。

糖質制限を始めると、それがよくわかる。糖質制限は、減量のための三流のダイエット法ではない。人類本来の食事に最も近いものである。もちろん、いまさら狩猟採集生活に戻って、動物を捕まえて食べるわけにもいかないので、全く同じようにはできないが、現代の状況にアレンジされた、最も人類が適応した食事である。

ほとんどの人が糖質の依存症になっているので、どうしても糖質を擁護したくなる気持ちはわかる。しかし、食事に関しては、人類は明らかに間違った方向に進んでいる。ただ、遺伝的な差、個人差などにより、糖質を大量に食べても何ともない人もいるかもしれない。そのような人はもしかしたら進化した人類なのかもしれない。糖質過剰摂取に十分に適応した体を持つスーパーヒューマンである。しかし、私をはじめ多くの人は、狩猟採集生活で獲得した体で、進化はあまり進んでいない。

人間は予防が苦手である。病気になって初めて後悔する。時間は戻らないし、壊れた体もすぐには回復しない。

糖質制限をしても何も失うものはない。いや、余分な脂肪を失う。糖質制限をやってみることを強くお勧めするが、実行するのはあなた自身である。判断は自分である。

さあ、今だ！

清水泰行（しみずやすゆき）

1967年愛知県生まれ。北海道大学医学部卒業。医師。日本麻酔科学会専門医。社会医療法人仁陽会 西岡第一病院勤務。麻酔、ペインクリニック（痛み専門の治療）、漢方内科が専門。痛みの治療だけでなく、背景にある栄養不足や糖質過剰を指摘し、患者の食事の相談にも積極的に対応している。自らも糖質制限によりメタボを脱出。それを機に健康や医療に関する定説に疑問を抱き、様々な勉強を重ね、学んだことを一般の人に還元するために、ブログ「ドクターシミズのひとりごと」（https://promea2014.com/blog/）を開設、日々更新中。著書に『運動するときスポーツドリンクを飲んではいけない――パフォーマンスを上げる「糖質制限」食事法』（廣済堂健康人新書）などがある。

「糖質《とうしつ》過剰《かじょう》」症候群《しょうこうぐん》 あらゆる病《やまい》に共通《きょうつう》する原因《げんいん》

2019年5月30日初版1刷発行
2021年11月25日　2刷発行

著　者 ―― 清水泰行
発行者 ―― 田邉浩司
装　幀 ―― アラン・チャン
印刷所 ―― 近代美術
製本所 ―― ナショナル製本
発行所 ―― 株式会社光文社
東京都文京区音羽1-16-6(〒112-8011)
https://www.kobunsha.com/
電　話 ―― 編集部03(5395)8289 書籍販売部03(5395)8116
業務部03(5395)8125
メール ―― sinsyo@kobunsha.com

 ISBN 978-4-334-04414-5

975
自炊力
料理《レシピ》以前の食生活改善スキル
白央篤司
面倒くさい？　時間がない？　料理が嫌い？　そんなものぐさなあなたに朗報！　コンビニパスタ×冷凍野菜など、作らずに「買う」ことから始める、新しい「自宅ご飯」のススメ。
978-4-334-04381-0

976
お金のために働く必要がなくなったら、何をしますか？
エノ・シュミット
山森亮
堅田香緒里
山口純
ベーシックインカム――生活するためのお金は無条件に保障される制度――は、現在、世界各地で導入の議論が盛んになっている。お金・労働・所得・生き方などの価値観を問い直す。
978-4-334-04382-7

977
二軍監督の仕事
育てるためなら負けてもいい
高津臣吾
プロ野球、メジャーリーグでクローザーとして活躍し、韓国、台湾、BCリーグでもプレー経験を持つ現役二軍監督の著者が、定評のある育成・指導方法と、野球の新たな可能性を語りつくす。
978-4-334-04383-4

978
武器になる思想
知の退行に抗う
小林正弥
事実よりも分かりやすさが求められるポピュリズムの中で主体的に生きるには、判断の礎となる「思想」が不可欠だ。サンデル流・対話型講義を展開する学者と共に「知の在り方」を考える。
978-4-334-04384-1

979
残念な英語
間違うのは日本人だけじゃない
デイビッド・セイン
他の非英語圏の人たちも、実はネイティブだってミスをする。人気講師が世界中の「残念例」を紹介。言葉は手段、外国語だから間違って当然という姿勢で、どんどん話して身につけよう！
978-4-334-04385-8

980
残業学
明日からどう働くか、どう働いてもらうのか？
中原淳＋パーソル総合研究所

一体なぜ、日本人は長時間労働をしているのか？　歴史、習慣、システム、働く人の思い——二万人を超える調査データを分析し、あらゆる角度から徹底的に残業の実態を解明。

978-4-334-04386-5

981
認知症の人の心の中はどうなっているのか？
佐藤眞一

日常会話によって認知症の人の心を知り、会話を増やすためのツール「CANDy」とは。認知症の人の孤独、プライド、喜び、苦しみ——最新の研究成果に基づくその心の読み解き方。

978-4-334-04387-2

982
恋愛制度、束縛の2500年史
古代ギリシャ・ローマから現代日本まで
鈴木隆美

西欧の恋愛制度が確立していく歴史を追うとともに、それが日本に輸入され、いかにガラパゴス化したのかを、気鋭のプルースト研究者が軽妙な筆致で綴る。

978-4-334-04388-9

983
ぶれない軸をつくる東洋思想の力
田口佳史　枝廣淳子

西洋中心主義の限界を乗り越え、愉快な人生を過ごす方法とは？　東洋思想の第一人者と環境ジャーナリストがタッグを組んだ、人生一〇〇年時代の新しい生き方の教科書。

978-4-334-04389-6

984
外国人に正しく伝えたい日本の礼儀作法
小笠原敬承斎

食事や公共の場、神社やお寺での作法とは。清潔さや勤勉さを重視する理由は。日本の文化やしきたり、日本人が大切にしている習慣や振る舞いについて、真の意味から説き起こし、学び直す。

978-4-334-04390-2

985
死にゆく人の心に寄りそう
医療と宗教の間のケア
玉置妙憂

死の間際、人の体と心はどう変わるのか？　自宅での看取りに必要なことは？　現役看護師の女性僧侶が語る、平穏で幸福な死を迎える方法と、残される家族に必要な心の準備。

978-4-334-04391-9

986
吃音の世界
菊池良和

言葉に詰まること＝悪いこと？　吃音症の人は一〇〇人に一人の割合で存在し、日本には約一二〇万人いると言われている。自ら吃音に悩んできた医師が綴る、自分と他者を受け入れるヒント。

978-4-334-04392-6

987
世界一のメートル・ドテルが教える
利益を生むサービス思考
宮崎辰

サービスは、おもてなしにあらず。サービスは「商品」であり、お店や企業の営業ツールであり、ブランドの源泉でもある。世界一に輝いた著者が、新時代のサービスを詳らかにする。

978-4-334-04393-3

988
その落語家、住所不定。
タンスはアマゾン、家のない生き方
立川こしら

立川志らく師匠推薦！　身一つで世界中の落語会を飛び回る、家さえ持たない究極のミニマリストである著者が、自らの生き方哲学と実践を初めて明かす。

978-4-334-04394-0

989
宇宙はなぜブラックホールを造ったのか
谷口義明

ほぼすべての銀河の中心には、超大質量ブラックホールがある。それは、いつ生まれ、どのように育ち、どのような運命を辿るのか――。現代天文学が描く、宇宙の過去・現在・未来。

978-4-334-04395-7

990
日本一の給食メシ
栄養満点3ステップ簡単レシピ100
松丸奨

今日から自炊が楽になる！　楽しくなる！　作りやすさを重視した3ステップの工程で、徹底的に時短を追求。給食日本一の小学校栄養士が考えた、今日から使える100のレシピ。

978-4-334-04396-4

991
プログラミング教育はいらない
GAFAで求められる力とは？
岡嶋裕史

ジョブズ、ザッカーバーグ、ペイジ、ベゾスを教育で生み出せるのか？　2020年、プログラミング教育必修化に向けて問う。キモは、プログラミングではなく「プログラミング的思考」。

978-4-334-04397-1

992
子どもが増えた！
明石市　人口増・税収増の自治体経営《まちづくり》
湯浅誠　泉房穂
藻谷浩介　村木厚子
藤山浩　清原慶子
北川正恭　さかなクン

普通の地方都市で人口、税収ともに増え続けているのは、「誰も排除しない」支援策が要因だ。どこでもできる「やさしい社会」のつくり方を、元市長、社会活動家が論客とともに示す。

978-4-334-04398-8

993
日本のものづくりを支えた
ファナックとインテルの戦略
「工作機械産業」50年の革新史
柴田友厚

強いものづくりの背後には、強い工作機械産業が存在する。日本の工作機械産業が「世界最強」であり続けられたのはなぜか。二つの企業を切り口として、創造と革新のプロセスを描く。

978-4-334-04399-5

994
協力と裏切りの生命進化史
市橋伯一

ヒトはなぜ単細胞生物から現在のかたちとなったのか。生命と非生命を分けるものとは。生命はどこへ向かうのか。進化生物学の最新研究でわかった、「私たちの起源」と「複雑化の過程」。

978-4-334-04400-8

光文社新書

995
セイバーメトリクスの落とし穴
マネー・ボールを超える野球論
お股ニキ（@omatacom）

データ分析だけで勝てるほど、野球は甘くない。多くのプロ選手から支持される独学の素人が、未だに言語化、数値化されていない野球界の最先端トレンドを明らかにする。

978-4-334-04401-5

996
仕事選びのアートとサイエンス
不確実な時代の天職探し
山口周

「好き」×「得意」で仕事を選んではいけない——『世界のエリートはなぜ「美意識」を鍛えるのか？』の著者が贈る、幸福になるための仕事選びの方法。『天職は寝て待て』の改訂版。

978-4-334-04403-9

997
0円で会社を買って、死ぬまで年収1000万円
個人でできる「事業買収」入門
奥村聡

127万社が後継者不在で消えていく「大廃業時代」。普通の人が会社を安く買って成長させ、自由な生き方で安定した収入を得る方法を事業承継デザイナーが伝授する。

978-4-334-04404-6

998
大量廃棄社会
アパレルとコンビニの不都合な真実
仲村和代　藤田さつき

たくさん作って、無駄に捨てられる年間10億着の新品の服や、大量の恵方巻き。「無駄」の裏には必ず「無理」が潜んでいる。その実情と解決策を徹底レポートする。**解説・国谷裕子氏**

978-4-334-04405-3

999
12階から飛び降りて一度死んだ私が伝えたいこと
モカ　高野真吾

自殺から生還した経営者、漫画家、元男性のトランスジェンダーであるモカが、壮絶な半生の後に至った「貢献」の境地とは。取材を続ける記者が伝える。本人の描き下ろし漫画も掲載。

978-4-334-04406-0

1000
「%」が分からない大学生
日本の数学教育の致命的欠陥
芳沢光雄
いま、「比と割合の問題」を間違える大学生が目に見えて増えている。この問題の本質とは何か。現在の数学教育に危機感を抱いてきた著者が、これからの時代に必要な「学び」を問う。
978-4-334-04407-7

1001
1964東京五輪ユニフォームの謎
消された歴史と太陽の赤
安城寿子
気鋭の服飾史家が、豊富な史料と取材に基づき、闇に葬り去られようとした赤いブレザー誕生の歴史を発掘。また、なぜ歴史は消されかけたのか、詳細に分析する。
978-4-334-04408-4

1002
辛口評論家、星野リゾートに泊まってみた
瀧澤信秋
年間250泊するホテル評論家が、「星のや」「界」「リゾナーレ」22施設を徹底取材。熱狂的ファンを持つ星野リゾートの強さの秘密に迫る。星野佳路代表の2万字インタビューも収録。
978-4-334-04409-1

1003
ルポ 人は科学が苦手
アメリカ「科学不信」の現場から
三井誠
科学大国・アメリカで科学記者が実感したのは、社会に広がる「科学への不信」だった。その背景に何があるのか。先進各国に共通する「科学と社会を巡る不協和音」という課題を描く。
978-4-334-04410-7

1004
「食べること」の進化史
培養肉・昆虫食・3Dフードプリンタ
石川伸一
人類と食の密接なつながりを科学、技術、社会、宗教などの視座から多面的に描く。サルと分かれてヒトが誕生してから「SF食」が実現する未来までの、壮大な物語。
978-4-334-04411-4

光文社新書

1005
人生100年、長すぎるけどどうせなら健康に生きたい。
病気にならない100の方法
藤田紘一郎
「後期高齢者」で「検査嫌い」の名物医師が、医者や薬に頼らずに免疫力を上げる食事と生活習慣を徹底指南。人生100年、死なないのならば生きるしかない、そんな時代の処方箋。
978-4-334-04412-1

1006
ビジネス・フレームワークの落とし穴
山田英夫
SWOT分析から戦略は出ない?!／作り手の意志満載のPPM。／NPVは、なぜ少しだけプラスになるのか?――意思決定が歪む「危うさ」を理解し、フレームワークを正しく使う。
978-4-334-04413-8

1007
「糖質過剰」症候群
あらゆる病に共通する原因
清水泰行
緑内障、アルツハイマー、関節症、がん、皮膚炎、不妊、狭心症…全身を着々と蝕む糖質の恐怖。七千を超える論文を参照しつつ、現代に増え続ける様々な疾患と、糖質過剰摂取との関係を説く。
978-4-334-04414-5

1008
クジラ博士のフィールド戦記
加藤秀弘
シロナガスクジラの回復にはミンククジラを間引け?!――長年、IWC科学委員会に携わってきた著者による鯨類研究の最前線。科学者の視点でIWC脱退問題も解説。
978-4-334-04402-2

1009
世界の危険思想
悪いやつらの頭の中
丸山ゴンザレス
最も危険な場所はどこか?――それは、人の「頭の中」である。「世界各国の恐ろしい考え方」を「クレイジージャーニー」出演中の危険地帯ジャーナリストが体当たり取材!
978-4-334-04415-2